高等院校医学实验教学纸数融合系列教材

编审委员会主任委员　陈国强
编写委员会总主编　　姜志胜

医学免疫学实验

第 3 版

主　审	胡四海　余　平
主　编	陈超群　曾铁兵　张　艳
副主编	陆春雪　雷爱华　张　冉
编　委	（按汉语拼音排序）

蔡恒玲　陈超群　丁　楠　雷爱华
李冉辉　陆春雪　唐双阳　王　川
王斯倩　姚　玲　曾铁兵　张　冉
张　艳　赵兰华　周秀萍

科学出版社
北　京

内 容 简 介

本教材在第 2 版的基础上,对部分实验内容进行了增删、调整和完善,补充了新的免疫学技术。教材包括"基本实验技能""基础性实验""综合性实验""研究创新性实验"四篇,共 14 章 53 个实验。本教材所选实验项目均是经过多年教学和科研实践证明的、切实可行的实验;编者是常年工作在教学和科研第一线、教学经验丰富、科研功底扎实的中青年骨干教师,保障了新版实验教材的内容与时俱进、方法先进实用。

本教材适合用于医学类专业本科生免疫学实验教学,也可作为相关专业研究生以及临床检验、卫生检验与检疫的实验技术人员的参考书籍。

图书在版编目(CIP)数据

医学免疫学实验 / 陈超群,曾铁兵,张艳主编. 3 版. -- 北京:科学出版社,2024.12. -- (高等院校医学实验教学纸数融合系列教材). -- ISBN 978-7-03-080410-5

Ⅰ. R392-33

中国国家版本馆 CIP 数据核字第 20244JL914 号

责任编辑:周　园/责任校对:宁辉彩
责任印制:张　伟/封面设计:陈　敬

科学出版社 出版
北京东黄城根北街 16 号
邮政编码:100717
http://www.sciencep.com

天津市新科印刷有限公司印刷
科学出版社发行　各地新华书店经销

*

2010 年 7 月第 一 版　开本:787×1092　1/16
2024 年 12 月第 三 版　印张:10 1/2 插页:4
2024 年 12 月第十九次印刷　字数:266 000

定价:49.80 元
(如有印装质量问题,我社负责调换)

高等院校医学实验教学纸数融合系列教材
编审委员会

主任委员 陈国强

副主任委员 姜志胜 夏昆 姜怡邓

委员（以姓氏笔画排序）

王韵 王淑珍 王慷慨 刘贻尧 关亚群
李和 李忠玉 陈熙 罗自强 周洲
屈顺林 姜宏 唐小卿 唐志晗 黄文华
龚永生 谢小冬 管又飞

编写委员会

总主编 姜志胜

副总主编 唐志晗 屈顺林 周洲

编委（以姓氏笔画排序）

王成昆 木兰 尹凯 龙石银 朱咏华
朱翠明 伍代朝 向宇燕 刘俊 刘彦
刘录山 安高 苏泽红 李熠 李国庆
李忠玉 李美香 邹飞燕 张弛 张艳
张志伟 陈熙 陈超群 易岚 易光辉
赵飞骏 桂庆军 凌晖 彭田红 彭翠英
曾铁兵 谭健苗

秘书 谢巍 刘彦 韦星

序　言

《国务院办公厅关于加快医学教育创新发展的指导意见》确立了"以新理念谋划医学发展""以新定位推进医学教育发展""以新内涵强化医学生培养""以新医科统领医学教育创新"的基本原则，提出了培养仁心仁术的医学人才要求。《高等学校课程思政建设指导纲要》要求把思想政治教育贯穿人才培养体系，全面推进高校课程思政建设，发挥好每门课程的育人作用，提高高校人才培养质量。

医学实验教学是深化课程理论知识学习、强化实践创新思维能力和操作能力训练的重要环节，对于培养医德高尚、医术精湛的人民健康守护者具有不可替代的作用。实验教学教材是支撑和保障实验教学质量的重要资源，是彰显学科创新发展成就的重要载体。高等医学院校必须积极更新教学理念，创新医学实验教学体系，整合实验内容，应用新技术新手段；必须全面贯穿思想政治教育，发挥好课程育人作用，促进医学人才知识、技能和素质全面协调发展，培养仁心仁术医学人才。

"高等院校医学实验教学纸数融合系列教材"编审委员会和编写委员会与时俱进，致力深化实验教学改革，组织相关学科专业的专家教授，在第2版基础上，着力提升课程的高阶性、创新性和挑战度，修订并拓展了这套实验教学系列教材。一是吸收了南华大学等多所高校近年来在医学实验教学方面的改革新成果，注重知识更新，反映学科前沿动态，融入思想政治教育；二是借鉴国内外同类实验教材的编写模式，紧扣知识传授、能力培养、价值塑造的教学目标，打破现行课程框架，依据医学实验体系，重组实验内容，更好体现医学实验教学的逻辑性和规律性。

本系列教材共14册，包括：《系统解剖学实验》《局部解剖学实验》《显微形态学实验（组织学与胚胎学分册）》《显微形态学实验（病理学分册）》《医学微生物学实验》《人体寄生虫学实验》《医学免疫学实验》《机能实验学》《临床基本技能学（诊断技能分册）》《临床基本技能学（外科基本技能分册）》《生物化学实验与技术》《分子生物学实验》《医学细胞生物学实验》《医学遗传学实验》。

本系列教材适用对象以本科临床医学类专业为主，兼顾口腔医学、护理学、预防医学、医学检验技术、卫生检验、药学、药物制剂、生物科学、生物技术等专业实验教学需求，各层次各专业学生可按照其专业培养特点和要求，选用相应的实验项目进行教与学。

本系列教材的编写出版，得到了科学出版社和南华大学以及有关兄弟院校的大力支持，凝聚了全体编写、编审人员的心血和智慧，还得到了有关技术和管理人员的大力支持，在此一并表示衷心感谢。

由于医学实验教学模式尚存差异，加上我们的水平有限，本系列教材难免存在缺点和不当之处，敬请读者批评指正。

总主编 姜志胜
2024年12月

前 言

医学免疫学是临床医学、预防医学、口腔医学、护理学等医学专业的重要主干桥梁课程，具有很强的实践性。为满足实验教学需要，我们曾先后出版了《医学免疫学实验》第1版和第2版。遵循"以培养高素质、创新人才为终极目标，坚持理论与实践并重"的实验教学改革的基本理念和原则，我们对《医学免疫学实验》第2版进行了修订。

本版教材分为"基本实验技能""基础性实验""综合性实验""研究创新性实验"四篇，共14章53个实验。前两篇的实验项目主要用于培养学生免疫学实验基本技能；后两篇的实验项目侧重培养学生的综合分析解决问题能力、科学思维和创新精神，此类实验大多不能在单元教学时间内完成，适宜作为学生的选修实验。实验内容编排体例基本按照实验目的、实验原理、实验器材、实验方法、实验结果、注意事项和思考题排序，体现实验设计的完整性，便于学生理解和巩固理论知识。

本版教材秉承系统性、完整性、新颖性和实用性等特点，在上述框架基础上，结合免疫学理论教学，对实验项目的归类进行了较大的调整，使其在逻辑性、系统性和完整性上更趋完善，如基本实验技能按抗原—抗体—免疫细胞的制备排序；将上版的免疫标记技术实验与经典的抗原抗体检测技术归为基础性实验。同时结合当今免疫学技术的临床应用和发展趋势，增加了部分实验内容（如检测B细胞功能与细胞因子分泌水平的ELISPOT、检测胞内细胞因子的流式细胞术），使教材更具新颖性和实用性。本版教材另一个特点是编写者选择临床上人们普遍关注的某些重大/重要疾病，将自己的科研成果与实验教学改革成果融入实验教学内容，开设可行的检测实验（如乙型肝炎ELISA、梅毒TRUST、衣原体效应蛋白的IFA分析），增加学生的学习兴趣及对此类疾病的防范意识，也为医学微生物学的学习奠定基础。

本实验教材适合于医学类本科各专业的实验教学使用，也可作为相关专业研究生以及临床检验、卫生检验与检疫的实验技术人员的参考书籍。参与本版教材的编者为长期从事免疫学一线教学和科研工作、教学经验丰富的中青年骨干教师，分别来自南华大学、中南大学、湖南师范大学、长沙卫生职业学院和常德市第一人民医院等单位。本教材的再版，是全体编委、编审共同努力、通力合作的结果，在此表示衷心感谢。

限于编者水平，本教材不可避免存在不足，恳请读者在使用过程中提出宝贵意见和建议，便于及时修订。

陈超群　曾铁兵　张　艳
2024年12月

前言

目 录

第一篇 基本实验技能

第1章 免疫原及佐剂的制备 ... 1
- 实验一 颗粒性抗原的制备 ... 1
- 实验二 可溶性抗原的制备 ... 2
- 实验三 用半抗原制备免疫原 ... 4
- 实验四 佐剂的制备 ... 5

第2章 抗体的制备与纯化 ... 7
- 实验五 抗血清（多克隆抗体）的制备 ... 7
- 实验六 单克隆抗体的制备与鉴定 ... 11
- 实验七 抗体的纯化 ... 18

第3章 免疫细胞分离与制备技术 ... 26
- 实验八 血液标本的采集 ... 26
- 实验九 外周血单个核细胞的分离 ... 30
- 实验十 细胞计数与细胞活力测定 ... 32
- 实验十一 T、B 淋巴细胞的分离 ... 35
- 实验十二 NK 细胞的分离 ... 38
- 实验十三 小鼠脾细胞的制备 ... 39
- 实验十四 小鼠腹腔吞噬细胞的制备 ... 41
- 实验十五 免疫磁珠法分离免疫细胞及亚群 ... 43
- 实验十六 流式细胞术分选免疫细胞 ... 46

第二篇 基础性实验

第4章 凝集反应 ... 49
- 实验十七 直接凝集反应 ... 49
- 实验十八 间接凝集反应 ... 54

第5章 沉淀反应 ... 59
- 实验十九 单向琼脂扩散试验 ... 59
- 实验二十 双向琼脂扩散试验 ... 60
- 实验二十一 免疫电泳技术 ... 61
- 实验二十二 免疫透射比浊试验 ... 65

第 6 章 补体参与的免疫反应 ... 67
实验二十三 溶血试验 ... 67
实验二十四 补体活性测定 ... 67
实验二十五 补体依赖的细胞毒性试验 ... 70

第 7 章 免疫标记技术 ... 72
实验二十六 免疫酶技术 ... 72
实验二十七 免疫荧光分析技术 ... 76
实验二十八 发光免疫分析 ... 79
实验二十九 胶体金免疫分析 ... 81
实验三十 生物素-亲和素技术 ... 84
实验三十一 免疫印迹技术 ... 85

第三篇 综合性实验

第 8 章 免疫细胞检测技术 ... 91
实验三十二 T 淋巴细胞增殖试验 ... 91
实验三十三 E 花环形成试验 ... 96
实验三十四 CTL 杀伤功能测定（^{51}Cr 释放法） ... 99
实验三十五 B 细胞溶血空斑试验 ... 101
实验三十六 ELISPOT 检测特异性抗体形成细胞 ... 102
实验三十七 吞噬细胞吞噬杀菌作用及溶菌酶的溶菌作用 ... 103
实验三十八 NK 细胞杀伤活性检测 ... 109

第 9 章 细胞因子及其受体的检测 ... 112
实验三十九 肿瘤坏死因子的生物学活性测定 ... 112
实验四十 白细胞介素-2 的免疫学检测 ... 113
实验四十一 白细胞介素-2 受体的检测 ... 118

第 10 章 细胞凋亡检测 ... 121
实验四十二 凋亡细胞的形态学检测 ... 121
实验四十三 凋亡细胞的生化特征检测 ... 122
实验四十四 凋亡细胞的流式细胞术检测 ... 124

第 11 章 HLA 分型技术 ... 127
实验四十五 HLA 的血清学分型法 ... 127
实验四十六 HLA 的细胞学分型法 ... 129
实验四十七 HLA 的 DNA 分型法 ... 131

第 12 章 超敏反应试验 ... 135
实验四十八 Ⅰ型超敏反应检测 ... 135
实验四十九 Ⅱ型超敏反应检测 ... 138

  实验五十　Ⅲ型超敏反应检测 …………………………………………………………… 141
  实验五十一　Ⅳ型超敏反应检测 …………………………………………………………… 143

第四篇　研究创新性实验

第 13 章　树突状细胞的诱生与鉴定 ………………………………………………………… 145
  实验五十二　树突状细胞的诱生与鉴定 …………………………………………………… 145
第 14 章　骨髓移植的 HLA 配型 …………………………………………………………… 147
  实验五十三　骨髓移植的 HLA 配型 ……………………………………………………… 147

参考文献 ………………………………………………………………………………………… 149
附录　免疫学实验常用试剂及配制方法 …………………………………………………… 150
彩图

第一篇 基本实验技能

第1章 免疫原及佐剂的制备

免疫原（immunogen），即完全抗原，也就是通常所称的抗原。免疫原能诱导机体产生抗体和致敏淋巴细胞，并能与抗体或致敏淋巴细胞在体内外发生特异性结合，即免疫原同时具有免疫原性和免疫反应性。仅具备免疫反应性的物质称为半抗原（hapten）。半抗原不具有免疫原性，必须与大分子蛋白质或非抗原性的多聚赖氨酸等载体交联或结合后才具有免疫原性。

制备合格的免疫原是制备合格抗体的前提条件。免疫学实验中所谓的合格抗原是指单一成分的、较纯的抗原。许多物质可成为免疫原，但极少是单一成分，所以必须将某一抗原从复杂的组分中分离提取出来，即进行纯化后才可作为免疫原，以制备相应的抗体。颗粒性抗原和可溶性大分子抗原均具有免疫原性，经纯化后可直接用作免疫原。佐剂预先或与抗原同时注入机体，可增强机体对该抗原的免疫应答或改变免疫应答的类型。

实验一 颗粒性抗原的制备

颗粒性抗原主要是指细胞抗原、细菌抗原和寄生虫虫体抗原等。可溶性抗原与载体颗粒（红细胞、胶乳颗粒等）结合，也可形成颗粒性抗原。颗粒性抗原悬液呈浑浊状或乳浊状，免疫时多采用静脉内免疫法，较少使用佐剂做皮内注射。

【实验目的】 了解常用颗粒性抗原的种类及制备方法。

【实验材料】
（1）细胞：绵羊红细胞（SRBC）。
（2）菌种：伤寒沙门菌 H_{901} 标准菌株、伤寒沙门菌 O_{901} 标准菌株、志贺菌标准株湿菌。
（3）虫卵：日本血吸虫虫卵。
（4）培养基：普通琼脂平板、普通琼脂斜面培养基、肉汤培养基。
（5）试剂：生理盐水、0.4%甲醛生理盐水、苯酚、蔗糖溶液、甲醛、蒸馏水等。
（6）仪器：水浴箱、恒温培养箱、无菌三角瓶、试管、刻度吸管、离心机、接种管、接种环、Brown 氏标准比浊管、真空冷冻干燥机等。

【实验方法】

1. 细胞抗原的制备 最常用的细胞抗原为制备溶血素用的 SRBC，这种抗原制备比较简单：直接取新鲜 SRBC，以无菌生理盐水洗涤 3 次（每次 2000r/min 离心 10min），最后配成 $1×10^6$/ml 浓度的细胞混悬液，即可直接进行免疫。

2. 细菌抗原的制备 细菌抗原包括菌体抗原（O 抗原）、鞭毛抗原（H 抗原）、菌毛抗原等，多用细菌培养后的菌液或固体培养物经集菌处理后获得。

（1）伤寒沙门菌 O 抗原的制备

1）接种经鉴定的伤寒沙门菌 O_{901} 标准菌株至普通琼脂平板内，37℃培养 18～24h，挑选典型光滑型菌落转种至普通琼脂斜面，37℃培养 18～24h。

2）加 5ml 无菌肉汤至接种有细菌的普通琼脂斜面上，静置 5～10min，搓动试管，制成细菌悬液。

3）将细菌悬液种于15cm琼脂平板内，尽量铺平于培养基表面（可用涂布棒涂布），37℃培养18～24h。

4）用适量无菌生理盐水冲洗刮取菌苔，移入无菌三角瓶内，100℃水浴2h，杀菌及破坏H抗原。

5）将菌液移入离心管，5000r/min离心10min，弃上清液；用无菌生理盐水洗涤沉淀，5000r/min离心10min，弃上清液。

6）无菌检验合格后，用生理盐水稀释至$(8.0～10.0)×10^8$菌/ml（用Brown氏标准比浊管测定），加入苯酚至终浓度为0.5%，即为O抗原，4℃保存备用。

（2）伤寒沙门菌H抗原的制备：采用经鉴定的伤寒沙门菌H_{901}标准菌株，培养方法同上。收获细菌时，取出大平皿，用适量无菌0.4%甲醛生理盐水冲洗刮取菌苔，移入无菌三角瓶内，置37℃水浴24h，固定杀菌。取少许经甲醛生理盐水处理的菌液接种肉汤培养基做无菌检验。无菌生长者用无菌生理盐水稀释至$(8.0～10.0)×10^8$菌/ml，即获得伤寒沙门菌H抗原，4℃保存备用。

（3）菌毛抗原的制备：将经过20h培养的志贺菌标准株湿菌1g，置于30ml 30%的蔗糖溶液中，剧烈振荡（620次/分）或搅拌30min后，10 000r/min离心15min。取出含有菌毛的上清液，于4℃ 50 000r/min离心6h，即可分离出菌毛，经甲醛固定后即成菌毛抗原。

3. 虫卵抗原的制备 日本血吸虫虫卵抗原可制备成悬液供免疫用。

冻干虫卵的制备：取纯净新鲜虫卵1份，加1.5%甲醛10～20份，作用15min，其间搅拌2次，自然沉淀后弃去上清液。虫卵用10～20倍蒸馏水洗涤2次，每次5min。将沉淀的虫卵移入菌种管中，置−70℃速冻，拿出后进行冷冻真空干燥，封口后保存于室温或4℃冰箱中备用。

【思考题】

1. 伤寒沙门菌既有鞭毛H抗原，又有菌体O抗原，怎样保证所制备的O抗原不会受到H抗原的影响、所制备的H抗原不会受到O抗原的影响？

2. H抗原和O抗原的化学成分是什么？

3. 为什么制备H抗原的伤寒沙门菌液要用0.4%甲醛生理盐水处理？

实验二　可溶性抗原的制备

蛋白质、糖蛋白、脂蛋白、细菌毒素、酶、补体、核酸等均为良好的可溶性抗原，这些抗原大多来源于人和动物的组织细胞，或来源于培养的组织或细胞，通常需要将这些组织或细胞机械破碎，或通过酶消化，再经一定的方法提取和纯化，才能获得所需的可溶性抗原。

【实验目的】　了解不同类别可溶性抗原的制备方法。

【实验材料】　略。可根据选用的实验方法进行具体选择。

【实验方法】

1. 组织和细胞粗抗原的制备　这类抗原多来源于人类和动物的组织或细胞，所用组织必须是新鲜或低温（<−40℃）保存的。这些材料在获得可溶性蛋白质抗原之前，必须先进行处理，以便于进一步纯化。

（1）立即去除器官或组织的包膜、结缔组织和大血管。

（2）用生理盐水灌洗脏器，除去血管内残留的血液。

（3）在冰浴中将洗净的组织剪成小块后粉碎（匀浆）。粉碎的方法有两种：①高速组织捣碎机法：在组织中加生理盐水（约1/2）后装入捣碎机筒内捣碎（约1000r/min），用生理盐水以 10 000r/min 离心洗涤，间断进行 3～4 次，每次不超过 1min（防止时间过长会产热）。②研磨法：用玻璃匀浆器或乳钵研磨，经过旋转、压挤将组织粉碎。研磨法可用于韧性较大的组织，如皮肤、空腔器官等。为了更有效地磨碎组织，有时在研磨时加入淘洗过的海砂。

（4）将上述组织匀浆液经过 3000r/min 离心 10min 后留取上清液。

（5）上清液通过 10 000～20 000r/min 离心 30min，以除去细胞碎片，作为提取可溶性抗原的材料（此时上清液应澄清）。

例如，血吸虫虫卵粗抗原的制备：取出冻干虫卵，用匀浆器充分研磨后，用生理盐水配成 1：100（V/V）的虫卵悬液，于 –70℃ 冰箱反复冻融 5 次或 4℃ 48h 超声粉碎，然后在 4℃ 以 10 000～12 000r/min 离心 30min，上清液即为虫卵粗抗原。

2. 组织或培养细胞可溶性抗原的制备　组织细胞粗抗原一般通过上述机械破碎后取得；也可通过酶消化获得，所用的酶大多为胃蛋白酶或胰酶，通过酶解将细胞间质蛋白消化，获得游离的单个细胞。细胞抗原一般分为三种：膜蛋白抗原、细胞质抗原（主要细胞器）和细胞核及核膜抗原。三种抗原的制备都需将细胞破碎，方法有如下几种：

（1）冻融法：将待破碎的细胞置 –20～–15℃ 冰箱内完全冻结，然后在 30～37℃ 缓慢融化，如此反复 2 次，大部分组织细胞及细胞内的颗粒可被融破。此法适用于组织细胞，对微生物细胞的作用较差。

（2）冷热交替法：在细菌或病毒中提取蛋白质及核酸时采用。将含细菌或病毒的材料投入沸水浴中，90℃ 左右维持数分钟，立即置冰浴中迅速冷却，绝大部分细胞被破碎。

（3）超声破碎法：利用超声波的机械振动而使细胞破碎，所使用的超声波频率从 1～20kHz 不等。超声破碎需间歇进行，以免超声时间过长，因产热而导致抗原的破坏。一般一次超声 1～2min，总时长 10～15min。此法适用于微生物和组织细胞的破碎。

（4）酶处理法：溶菌酶在碱性条件（pH8.0）时能破坏革兰氏阳性菌（G^+ 菌）细胞壁的 β-1,4 糖苷键而溶解 G^+ 菌的细胞壁。纤维素酶主要溶解真菌的细胞壁；蜗牛酶能溶解酵母菌和植物的细胞壁。

（5）表面活性剂处理法：表面活性剂在适当的温度、pH 和低离子强度的条件下，能与脂蛋白形成微泡，改变细胞膜的通透性而导致细胞溶解。常用的有十二烷基磺酸钠（阴离子型）、吐温（非离子型）、Triton X-100、去氧胆酸钠等。

3. 免疫球蛋白片段的制备　免疫球蛋白本身具有免疫原性，免疫动物后可制备相应的抗体，这种抗体称为抗抗体（第二抗体，简称二抗），常用于免疫球蛋白的检测。五类免疫球蛋白可用亲和层析法等纯化方法提取出来。若将这些免疫球蛋白分解成片段，如 Fc 段、Fab 段、轻链等作为免疫原制备抗血清，则可制得相应的特异性抗体。制备方法如下。

（1）非共价键解离法：免疫球蛋白肽链亚单位之间以氢键、静电引力等非共价键结合，这些键结合力较弱，可经两种方法将其断开制备片段。第一种方法是改变 pH：一般调 pH 3～4（羧基滴定范围）和 pH 9～10（赖氨酸-酪氨酸滴定范围），当加入酸或碱使 pH 低于 3 或高于 10 时，肽链亚单位就会解离。第二种方法就是利用强变性剂，如 8mol/L 脲或 6mol/L 盐酸胍，可使肽链亚单位解离。

（2）二硫键解离法：连接免疫球蛋白轻链与重链、重链与重链的共价键是二硫键，解离二硫键可将轻链与重链、重链与重链分开。解离的方法多采用氧化法和还原法。氧化法的优点是二硫键被切开后，肽链不能重新形成二硫键，便于肽链纯化；缺点是甲硫氨酸被氧化成亚砜，色氨酸侧链被破坏。还原法是将二硫键还原成巯基，但这个巯基极不稳定，易再重新结合成二硫键，必须及时用碘乙酸或碘代乙酰胺进行羧甲基化以封闭巯基。还原法目前较常用。

(3) 溴化氰裂解法：溴化氰与蛋白质中的蛋氨酸（甲硫氨酸）侧链的硫醚基起反应，生成溴化亚氨内酯，此产物与水反应，将肽链断裂。

(4) 酶裂解法：酶裂解法有极好的专一性，不同的免疫球蛋白片段可用不同的酶进行裂解。如木瓜蛋白酶将 IgG 裂解可获得 1 个 Fc 段和 2 个相同的 Fab 段；胃蛋白酶将 IgG 裂解可获得 1 个 F(ab′)$_2$ 片段和数个小片段。用木瓜蛋白酶水解得到的 Fc 段可作为抗原，制备抗重链血清；用胃蛋白酶水解获得的 F(ab′)$_2$ 片段常作为抗体试剂应用。

【思考题】
1. 颗粒性抗原和可溶性抗原的主要区别是什么？
2. 把可溶性抗原转变为颗粒性抗原有哪些方法？
3. 抗抗体（第二抗体）在临床上有哪些应用？
4. 免疫球蛋白的酶解片段有哪些实际应用？

实验三　用半抗原制备免疫原

半抗原（hapten）又称不完全抗原，指只有免疫反应性而无免疫原性的物质，如多糖、多肽、甾体激素、核苷、脂肪胺、类脂质、某些药物（如抗生素）和化学物品等小分子物质。这些小分子物质（通常指分子量小于 4kDa 的物质）本身无免疫原性，当与载体（carrier）结合后可获得免疫原性。半抗原与载体结合形成的免疫原，既可诱导动物产生针对半抗原的抗体，也可诱导产生针对载体的抗体。

常用载体的种类有蛋白质、多肽聚合物、大分子聚合物和某些颗粒等。

(1) 蛋白质：蛋白质载体是目前应用较多的载体，常用的有牛血清白蛋白（bovine serum albumin，BSA）、人血清白蛋白、兔血清白蛋白、牛甲状腺球蛋白和血蓝蛋白等；这些蛋白质载体免疫原性较强，其中 BSA 因其溶解度大、免疫活性强和容易获得而最为常用。蛋白质和半抗原结合是通过游离氨基、羧基、酚基、巯基、咪唑基、吲哚基和胍基等活性基团的缩合。

(2) 多肽聚合物：为人工合成的多肽聚合物，常用的是多聚赖氨酸（polylysine）。多聚赖氨酸的分子量高达十几万到几十万，与半抗原结合免疫动物后，可诱导动物产生高效价、高亲和力的抗体。

(3) 大分子聚合物：聚乙烯吡咯烷酮（PVP）、羧甲基纤维素和活性炭等大分子聚合物，均可与半抗原结合，加入弗氏完全佐剂可有效诱导动物产生抗体。

因半抗原种类、动物类别、载体种类及结合方法的不同，制得的免疫原对动物免疫所产生的免疫效果也不尽相同。实际应用时，应尝试多采用几种载体或方法，以获得最佳效果。

【实验目的】　了解常用载体的种类及用半抗原制备免疫原的方法。
【实验材料】　略。可根据选用的实验方法进行具体选择。
【实验方法】　半抗原与载体的连接方法有物理法和化学法。

1. 物理法　通过电荷和微孔吸附半抗原。物理吸附的载体有淀粉、PVP、硫酸葡聚糖、羧甲基纤维素等。

2. 化学法　利用某些功能基团把半抗原连接到载体上。

(1) 带有游离氨基或游离羧基以及两种基团都有的半抗原：如多肽激素类（脑啡肽、胃泌素、促肾上腺皮质激素、前列腺素等），可直接与载体连接。连接方法有以下几种：

1) 碳化二亚胺法：碳化二亚胺是一种化学性质非常活泼的双功能试剂，既可与半抗原的羧基结合，也可与半抗原的氨基结合。连接方法非常简便，只需将半抗原和载体蛋白按一定比例混合在适当的溶液中，然后加入水溶性碳化二亚胺，搅拌 1～2h，置室温反应 24h，最后经透析除去未反应的半抗原即可。

2）戊二醛法：戊二醛也是常用的带有两个活性基团的双功能交联剂，它借两端的醛基与载体和半抗原的氨基以共价键连接。

3）氯甲酸异丁酯法：又称为混合酸酐法，是利用半抗原上的羧基和载体蛋白上的氨基将二者连接起来，方法简便，多用于类固醇半抗原的制备。

（2）无羧基和氨基的半抗原：带有羟基、酮基、醛基的半抗原，如醇、酚、糖、多糖、核苷以及甾族激素等，它们因无羧基和氨基，不能直接与载体连接，需要用化学方法使其转变为带有游离羧基的衍生物，再经碳化二亚胺法或氯甲酸异丁酯法与载体连接，获得载体-半抗原。依据半抗原的性质有如下 4 种方法：

1）琥珀酸酐法：琥珀酸酐是琥珀酸的脱水产物，遇水即可恢复。将带有羟基的半抗原和琥珀酸酐在无水的吡啶中反应，就可得到带有羧基的半抗原琥珀酸衍生物。

2）重氮化的对氨基苯甲酸法：先将对氨基苯甲酸与亚硝酸钠反应，反应产物再作用于带有酚基的半抗原，制得带有羧基的半抗原衍生物。

3）一氯醋酸钠法：带有酚基的半抗原可用一氯醋酸钠法，生成带有羧基的半抗原衍生物。

4）（羧甲基）羧胺法：带有酮基的半抗原与 O-（羧甲基）羟胺反应，转变为带有羧基的半抗原衍生物。

【思考题】

1. 什么是半抗原？什么是完全抗原？二者有什么区别和联系？
2. 有什么办法可以把半抗原转变为完全抗原？
3. 上述实验中提到的免疫原是半抗原还是完全抗原？
4. 具有免疫原性的物质一般都是完全抗原，你认为这种说法对吗？为什么？

实验四　佐剂的制备

佐剂（adjuvant）是指预先或与抗原同时注入体内，可增强机体对抗原的免疫应答或改变免疫应答类型的非特异性免疫增强性物质。常用的佐剂有：①生物性佐剂，如卡介苗（BCG）、短小棒状杆菌（CP）、脂多糖（LPS）和细胞因子（如 GM-CSF）等；②无机化合物，如氢氧化铝 $[Al(OH)_3]$；③人工合成物，如多聚肌苷酸-胞苷酸（poly I：C）、人工合成的多聚腺苷酸-尿苷酸（poly A：U）等；④有机物，如矿物油等；⑤脂质体；⑥其他，新型佐剂如纳米佐剂，纳米佐剂指粒径为 0.1～100nm 的聚合物胶体。将纳米颗粒应用于疫苗制备，可赋予疫苗某些新的性质：如靶向性，更有效地提呈抗原；缓释性，使进入体内的疫苗抗原缓慢释放，提高抗原的生物利用度。

目前动物实验中最常用的佐剂是弗氏佐剂，弗氏佐剂分为弗氏完全佐剂（Freund's complete adjuvant，FCA）和弗氏不完全佐剂（Freund's incomplete adjuvant，FIA）两种。弗氏佐剂是一种对大多数抗原都有效的佐剂，FCA 用于首次免疫注射，而 FIA 用于加强免疫（以避免分枝杆菌蛋白引起的过敏反应）；但由于弗氏佐剂的一些副作用限制了它在实验动物上的使用，例如在注射部位形成肉芽肿和无菌性脓肿，腹腔注射引起腹膜炎等。由于这些严重的副作用，弗氏佐剂绝对不允许用于人的疫苗接种免疫，也不提倡用于动物的免疫接种。

【实验目的】　了解佐剂的种类及常用佐剂的制备方法。

【实验材料】　略。可根据不同的佐剂进行具体选择。

【实验方法】 以下为几种常用佐剂的制备方法。

1. 弗氏佐剂 弗氏不完全佐剂（FIA）：将油剂（石蜡油或植物油，一般用石蜡油）与乳化剂（无水羊毛脂或吐温-80，常用羊毛脂）混合而成，组分比可为1:1、2:1、3:1、4:1或5:1，可根据需要而定，一般为2:1。弗氏完全佐剂（FCA）：在FIA中加活卡介苗（终浓度为2～20mg/ml）或死的结核分枝杆菌，即为FCA。制备的佐剂经高压蒸汽灭菌后低温保存备用。

免疫动物前，先将弗氏佐剂与抗原按一定比例混合，制备成油包水乳剂。佐剂和抗原体积比一般为1:1；蛋白质抗原浓度为1～100mg/ml，血清做1:2或1:4的稀释。

抗原与佐剂混合的过程称为乳化。抗原乳化可按下面方法进行。

（1）研磨法：先将佐剂加热并取适量放入无菌的玻璃研钵内，待冷却后再缓缓滴入等体积的抗原溶液，边滴边按同一方向研磨，滴加抗原的速度要慢。待抗原全部加入后，继续研磨一段时间，使之成为乳白色黏稠的油包水乳剂。本法适于制备大量的佐剂抗原，缺点是研钵壁上易黏附大量乳剂，抗原损失较大。

（2）注射器混合法：将等量的弗氏佐剂和抗原溶液分别吸入两个注射器内，两注射器之间以一细胶管相连（注意排净空气），然后交替推动针管，直至形成黏稠的乳剂为止。本法优点是容易做到无菌操作，适用于制备少量的抗原乳剂。

（3）超声乳化法：将抗原和佐剂按所需量加入离心管中，离心管放置于冰上，超声波细胞破碎仪探头浸入离心管液面下，离管底0.5cm左右。每次乳化10～15s，停顿1min，反复乳化3～4次即可乳化完全。将管内已乳化的悬液吸入一容器，管内残余悬液经800r/min离心5～10min后，收集到同一容器内备用。此法简便、快速，节省材料。

乳化效果鉴定：制备好的乳剂经鉴定后才能使用。鉴定方法是将乳剂滴入冷水中，若保持完整不分散，成滴状浮于水面，即乳化完全，为合格的油包水乳剂（注：现在有商品化的FCA和FIA供应）。

2. 氢氧化铝佐剂 取5%硫酸铝溶液250ml，在强烈搅拌下加入5% NaOH溶液100ml，用生理盐水离心洗涤沉淀2次，再悬入生理盐水中至250ml。取该佐剂适量，与等体积抗原（蛋白质抗原含量为25mg/ml，血清做1:2稀释）混合后免疫动物。

3. 明矾佐剂 硫酸铝钾在一定pH条件下产生氢氧化铝胶体吸附抗原而产生佐剂效应。制备方法是用生理盐水溶解蛋白质抗原，在搅拌下缓慢滴入一定量10%硫酸铝钾溶液，用NaOH溶液调pH到6.5，此时溶液变成乳状悬液，以4000r/min离心15min，弃上清液，沉淀用生理盐水洗涤2次，加入硫柳汞防腐，4℃保存备用。明矾佐剂一般用于肌内注射，皮下注射容易引起肉芽肿和脓肿。

4. 脂质体 脂质体包封抗原后，可使抗原延缓释放，并且脂质体颗粒有免疫刺激作用，可提高抗原免疫动物的效果。

【思考题】
1. 免疫佐剂的作用机制主要有哪些方面？
2. 弗氏佐剂是否能用于人体？请说明理由。
3. 目前能用于人体的佐剂有哪些？

（丁　楠　陈超群　张　冉）

第2章 抗体的制备与纯化

抗体（antibody，Ab）是指机体 B 细胞接受抗原刺激后增殖分化为浆细胞所产生的特异性免疫球蛋白，是体液免疫应答的重要效应分子。机体初次接触抗原后，激发机体产生的特异性抗体亲和力低、持续时间短；而当同一抗原再次刺激机体后，则能产生高亲和力、高效价、持续时间长的抗体。由于抗体能与相应的抗原发生特异性结合反应，因此特异性抗体是免疫学实验中常用的试剂，不仅对于抗原的分析鉴定和定量检测极为重要，而且广泛应用于临床疾病的诊断、治疗和预防。人工制备抗体是大量获得抗体的有效途径。根据抗体制备方法，可将抗体分为多克隆抗体、单克隆抗体、基因工程抗体和纳米抗体等，本章主要介绍多克隆抗体和单克隆抗体的制备方法。

实验五 抗血清（多克隆抗体）的制备

针对某种抗原制备特异性抗血清是免疫学的基本技术之一，在免疫血清制备过程中，由于抗原分子具有多种抗原表位，可分别激活具有不同抗原识别受体的 B 细胞产生相应的抗体，即多克隆抗体（polyclonal antibody）。免疫血清的效价高低取决于抗原的免疫原性。如以免疫原性强的抗原刺激高应答性的机体，常可获得高效价的免疫血清。而使用免疫原性弱的抗原免疫时，则需同时加用佐剂以增强抗原的免疫原性。此外，免疫血清效价亦与抗原的纯度、剂量、免疫次数、进入机体的途径及两次免疫的间隔时间等密切相关。

（一）免疫动物的选择

选择合适的动物进行免疫极为重要，除要求动物健康外，还应考虑以下两个因素：

（1）抗原与免疫动物的种属差异：越远越好，亲缘关系太近（如兔—大鼠之间，鸡—鸭之间）不易产生免疫应答。

（2）抗血清量的需要：大动物如马、骡等可获得大量血清（一头成年马反复采血可获得 10 000ml 以上的抗血清）；如需抗体量较小可选用家兔、豚鼠或小鼠。

（二）免疫程序

抗原注射途径可根据不同抗原及实验要求，选择不同的动物，采用皮内、皮下、肌内、静脉、腹腔等不同途径进行免疫。颗粒性抗原免疫原性较强，可不加佐剂直接免疫，而可溶性抗原免疫原性弱，常需与佐剂混合后注射。一般在第一次免疫后间隔 2~3 周进行第二次免疫及重复加强免疫。完成免疫程序后，先取少量血清测试抗体效价，达到要求后收集动物血液并分离血清。

（三）佐剂

颗粒性抗原（如细菌、细胞）因具有较强的免疫原性，一般情况下不使用佐剂即可取得较好的免疫效果；对于可溶性大分子量的蛋白质免疫原、人工抗原，初次免疫时必须使用佐剂才能取得较好的免疫效果。佐剂的作用机制为：①改变抗原物理性状，延缓抗原降解，延长抗原在体内滞留时间；②刺激抗原提呈细胞，增强其对抗原的加工和提呈；③刺激淋巴细胞的增殖分化，增强和扩大免疫应答。弗氏完全佐剂（FCA）和弗氏不完全佐剂（FIA）是目前动物实验中最常用的佐剂，一般首次注射时用等体积 FCA 加上等体积的抗原进行乳化，抗原乳化可用注射器、研钵、组织捣碎器或超声等手段进行；第二次或第三次注射时用 FIA

或不用佐剂。

下面分别以伤寒沙门菌 H 抗原和 O 抗原、SRBC 和人全血清为免疫原,以家兔为免疫动物,制备兔抗伤寒沙门菌、兔抗 SRBC 和兔抗人血清的免疫血清。

一、伤寒沙门菌抗血清的制备

【实验目的】 熟悉免疫原和佐剂的制作及免疫血清制备的基本方法,了解其意义和应用;熟悉动物实验的基本知识。

【实验原理】 伤寒沙门菌 H 抗原,属鞭毛蛋白质,不耐热,可经甲醛固定;菌体 O 抗原,属细胞壁脂多糖,性质稳定、耐热,可用加热的方法获得。将制备好的 H、O 抗原分别免疫健康家兔,家兔体内可产生高效价的抗 H 抗体和抗 O 抗体,并主要存在于兔血清中。

【实验材料】
（1）抗原：伤寒沙门菌 O 抗原、伤寒沙门菌 H 抗原。
（2）实验动物：健康家兔（体重为 2~2.5kg）。
（3）无菌注射器（2ml）、5 号针头、试管、络合碘、无菌棉签、生理盐水、防腐剂、80% 甘油、离心机、冰箱等。

【实验方法】

1. 伤寒沙门菌 O 抗原和 H 抗原的制备 见实验一。

2. 动物选择 本实验选用家兔较合适。选好动物后,检测其体内是否含有天然抗体（取兔耳缘静脉血,分离血清,分别与伤寒沙门菌 H 抗原和 O 抗原做试管凝集反应）,只选择不含伤寒沙门菌 H 抗原和 O 抗原天然抗体的家兔进行免疫。最后,将家兔随机分为 2 组,做好标记。

3. 免疫方法 免疫前,用生理盐水将伤寒沙门菌 H 抗原和 O 抗原洗涤 3 遍,然后稀释至 9×10^8/ml。兔耳缘经络合碘消毒后,从耳缘静脉注射抗原（分 H 抗原和 O 抗原 2 组）,按表 2-1 进行。

4. 检测血清效价 末次注射后 7~10 天,抽兔耳缘静脉血 1ml,分离血清与相应的抗原做试管凝集反应,若血清效价大于 1:1280,即可收获血清。若效价偏低,再用相应抗原 3ml 加强免疫 1~2 次,可使抗体效价明显升高。

表 2-1 制备伤寒诊断血清的免疫程序

免疫日程（d）	1	2	3	4	5	6
注射剂量（ml）	0.1	0.2	0.5	1.0	2.0	2.0

5. 收集血清 试血合格后,经颈动脉或心脏采血,置于干燥无菌的三角瓶内,37℃放置 1h,再置 4℃冰箱过夜,使血清析出,吸出血清,以 2000r/min 离心 20min,取上清液;检测凝集效价后,加入防腐剂（终浓度 0.01% 硫柳汞或 0.02% 叠氮化钠）,或加入等体积 80% 甘油,分装后置 -20℃或 -80℃冰箱保存备用。

【注意事项】

1. 选择动物时,动物种系与抗原来源的差异越远越好;动物应健康,处于青壮年时期,无特殊要求时最好为雄性。因有个体差异,故每种抗原最好免疫 2~3 只动物。

2. 本实验每个步骤都必须严格无菌操作,防止抗原的污染。

3. 无论是纯化抗体,还是免疫血清,保存条件和方法对其效价影响极大。常用于抗体保存的防腐剂有：叠氮化钠（终浓度 0.01%~0.02%）和硫柳汞（终浓度 0.01%）。

【思考题】
1. 免疫血清制备的原理是什么？
2. 试述免疫血清的应用。

二、溶血素的制备方法

【实验目的】 熟悉细胞类抗原制备多克隆抗体的原理和方法。

【实验原理】 SRBC 对家兔、小鼠等动物属于异种抗原。用 SRBC 悬液免疫家兔，家兔可针对 SRBC 的刺激产生体液免疫应答，合成和分泌大量抗 SRBC 抗体，主要存在于被免疫家兔的血清中。

在试管内抗 SRBC 抗体与 SRBC 可发生结合，加入补体后，在一定条件下，经一定时间会导致 SRBC 溶解，故抗 SRBC 抗体又称为溶血素。

【实验材料】
（1）健康绵羊与健康家兔。
（2）无菌注射器（50ml 或 100ml）、16 号针头、剪刀、止血带、酒精灯、无菌棉球、络合碘等。
（3）无菌三角瓶（内装阿氏红细胞保存液）、无菌离心管和吸管、橡皮乳头、试管、血细胞计数板等。
（4）无菌生理盐水、0.01% 叠氮化钠、离心机等。

【实验方法】

1. 制备 SRBC 悬液

（1）用带子交叉捆住绵羊四肢，使其侧卧于地。剪去颈部部分毛，用止血带扎住颈部，确定颈静脉。
（2）用络合碘消毒绵羊皮肤及采血者手指，持注射器，与颈静脉呈 30°，从头部向躯干方向进针，缓慢抽动针芯，观察是否进入静脉。一旦抽出血液，即固定注射器，抽取 50～80ml 血液，迅速注入含阿氏红细胞保存液的三角瓶内，立即混匀，4℃保存备用。
（3）取适量脱纤维羊血于离心管内，2000r/min 离心 5min，吸弃上清液及红细胞沉积物表面的白膜，加适量无菌生理盐水，毛细吸管吹吸几次以混匀，再离心弃上清液，重复 3 次。
（4）最后一次 2000r/min 离心 10min，根据血细胞比容，用生理盐水配成 10% SRBC 悬液。
（5）取少许 10%SRBC 悬液再稀释 200 倍，血细胞计数板计数后，配成 2.0×10^8/ml。

2. 免疫方法 健康家兔体内注射 10% SRBC 悬液，免疫程序见表 2-2。

表 2-2 兔抗 SRBC 抗体制备免疫程序

免疫日程（d）	1	3	5	7	9	12	15	20
注射剂量（ml）	0.5	1.0	1.5	2.0	2.5	2.0	2.0	—
注射途径	皮下	皮下	皮下	皮下	皮下	静脉	静脉	试血

3. 收获溶血素 免疫注射第 20 天试血，溶血效价达 1∶2000 以上时，收获血清，用 0.01% 叠氮化钠防腐，4℃保存备用。

【注意事项】
1. 制备压积红细胞时，严格无菌操作，避免剧烈振荡；试管应洗涤洁净，充分干燥，以免发生溶血。

2. 在大量收集溶血素之前，应少量采血测定效价，溶血效价达 1：2000 以上时才收获血清。

【思考题】

1. 制备 SRBC 悬液过程中，为何离心后要吸弃红细胞沉积物表面的白膜？

2. 溶血素制备的原理是什么？

三、兔抗人血清的制备方法

【实验目的】 熟悉蛋白质类可溶性抗原制备多克隆抗体的原理和方法，了解佐剂的制备方法。

【实验原理】 以混合人血清免疫家兔，可获得兔抗人血清抗体。为使混合人血清能诱导家兔产生高效价特异性抗体，需添加佐剂。本试验采用 FCA，它可使抗原在体内缓慢释放，延长抗原在体内的停留时间，以获得较佳的免疫效果。

【实验材料】

（1）健康家兔（体重 2~2.5kg）。

（2）混合人血清，FCA。

（3）研钵、滴管、注射器、9号针头、络合碘、生理盐水、低温冰箱、琼脂平板、无菌棉签等。

【实验方法】

（1）混合人血清抗原的制备：选健康志愿者（学生）或献血员，静脉采血 5ml；放试管中置室温下使其自然凝固，离心取上清液约 2.5ml。将多人（至少 2 人，最好 10 人以上）的血清混合，即为可用的人全血清。将人全血清用生理盐水做 1：(2~5) 稀释。

（2）抗原的乳化：在 FCA 中逐滴加入等体积的混合人血清，充分乳化，直到形成油包水乳剂（将乳剂滴加于水中完全不散开时为合格）。

（3）按表 2-3 所示免疫程序对家兔进行免疫注射。

表 2-3　兔抗人血清制备的免疫程序

免疫日程（d）	1	7	14	21	28
注射剂量（ml）	0.5	0.5	1.2	2.4	—
注射途径	后肢足蹼	淋巴结	背中皮内 6 点	背部皮下 6 点	试血

（4）末次注射后 7~10d 采血。用免疫兔耳缘静脉血血清为抗体，用生理盐水进行倍比稀释；用稀释的混合人血清为抗原，按照沉淀反应要求做双向琼脂扩散试验，以测定抗体效价。效价达 1：32 以上，即可心脏采血，分离并收获抗血清。

（5）作好标记，适量分装，-20℃ 或 -80℃ 冰箱保存备用。

【注意事项】

1. 全血清作抗原时要用混合血清，以避免个体差异带来的误差。

2. 血清为可溶性抗原在进行免疫时需要加入佐剂，充分乳化，否则不易免疫成功。

3. 免疫时采用皮内多点注射易诱导免疫应答，可提高血清的抗体效价。

【思考题】

1. 为什么要采用多份人血清混合来制备人血清抗原？

2. 佐剂有哪些种类？有何用途？

3. 人用疫苗是否可采用弗氏佐剂来增强其免疫原性？为什么？
4. 检测血清抗体效价的方法有哪些？

实验六　单克隆抗体的制备与鉴定

由单一 B 细胞克隆所产生的、只作用于某一特定抗原表位的均一抗体称为单克隆抗体（monoclonal antibody，mAb）。采用细胞融合技术，使免疫的小鼠脾细胞与小鼠骨髓瘤细胞融合，形成杂交瘤细胞，后者即可产生只针对某一特定抗原表位的 mAb。mAb 以高特异性、高度的均一性和可重复性等优点而得到了广泛的应用。

【实验目的】　熟悉 mAb 的制备原理，了解 mAb 的制备过程及鉴定方法。

【实验原理】　B 细胞在抗原的刺激下，能够分化、增殖形成具有针对这种抗原分泌特异性抗体的能力。B 细胞不能持续分化增殖下去，因此产生免疫球蛋白的能力是有限的。骨髓瘤细胞（纯系小鼠腹水瘤型浆细胞，如 X63、SP2/0 等）能够长期生长，但无抗体产生能力，将这种免疫 B 细胞与非分泌型的骨髓瘤细胞融合形成杂交瘤细胞，再进一步克隆化，这种克隆化的杂交瘤细胞继承了两个亲代细胞的特性，既可在体外连续传代生长，又可合成、分泌特异性抗体。经 HAT 培养基，即含有次黄嘌呤（H）、氨基蝶呤（A）和胸腺嘧啶核苷（T）的培养基选择性培养，未融合的脾细胞因不能在体外长期存活而死亡；未融合的骨髓瘤细胞合成 DNA 的从头合成途径被培养基中的氨基蝶呤（A）阻断，又因缺乏次黄嘌呤-鸟嘌呤磷酸核糖基转移酶（HGPRT），不能利用培养基中的次黄嘌呤完成 DNA 的补救合成途径而死亡。只有融合后形成的杂交瘤细胞由于从脾细胞获得了 HGPRT，因此能在 HAT 培养基中存活和增殖。经过克隆选择，可筛选出能产生特异性 mAb 的杂交瘤细胞，将这种杂交瘤细胞体内或体外培养即可获得大量的高效价、单一特异性的 mAb。

一、动物的选择与免疫

【实验材料】
（1）特异性抗原、FCA、FIA。
（2）动物：根据选用的骨髓瘤细胞来源选择实验动物。常用的瘤细胞从 BALB/c 小鼠系诱导出来，因此选用 6~10 周龄、健康、发育良好的纯系 BALB/c 小鼠进行免疫。
（3）其他：注射器、络合碘、生理盐水、无菌棉签等。

【实验方法】　选择合适的免疫方案对于细胞融合杂交成功及获得高质量的 mAb 极为重要。一般根据抗原性质、免疫原性和小鼠的免疫反应性决定注射途径、免疫次数、间隔时间和持续时间。

1. 可溶性抗原　因其免疫原性较弱，一般要加佐剂。常用的佐剂是 FCA、FIA。取 50~100μg 抗原与等量 FCA 充分乳化后腹腔或皮下多点注射。之后间隔 2 周以同样剂量抗原加等量 FIA 腹腔或皮下注射，共免疫 3~5 次。在融合前 3 天腹腔或静脉注射无佐剂抗原 50~100μg 进行加强免疫。具体程序如下：

初次免疫：抗原 50~100μg 加 FCA 行腹腔注射（ip）$\xrightarrow{2周后}$ 第 2 次免疫：剂量同上，加 FIA，ip $\xrightarrow{2周后}$ 第 3 次免疫：剂量同上，加 FIA 或不加佐剂，ip $\xrightarrow{7~10天后}$ 采血测其效价，检测免疫效果 $\xrightarrow{2~3周后}$ 加强免疫：不加佐剂，剂量 50~100μg，ip 或静脉注射（iv）$\xrightarrow{3天后}$ 无菌取脾脏，分离脾细胞。

2. 颗粒性抗原　颗粒性抗原免疫原性强，不加佐剂直接进行免疫就可获得较好的免疫效果。以细胞类抗原为例，按每只小鼠 $1\times10^6 \sim 1\times10^7$ 细胞数重悬在 0.5ml 生理盐水（或磷酸盐缓冲液）中，腹腔或尾静脉注射，间隔 2～3 周重复注射 1～2 次，融合前 3 天用同样剂量腹腔或静脉注射加强免疫 1 次。

【实验结果】 通过血清学实验可在免疫鼠血清中检测到所需的特异性抗体。

【注意事项】

1. 免疫动物时应注意无菌操作，避免感染。

2. 在使用可溶性抗原作为免疫原制备 mAb 时，宜与佐剂混合充分乳化后进行免疫，但在最后加强免疫时不得使用佐剂。

3. 在加强免疫之前，最好采血测定效价，检测免疫效果，根据抗体效价确定免疫次数，如抗体效价低，则要重复免疫。

【思考题】

1. 为什么不同抗原免疫动物的途径和程序不同？

2. 制备 mAb 时选择动物的基本原则是什么？

二、单克隆抗体的产生

【实验材料】

（1）试剂：小牛血清（fetal bovine serum，FBS）、RPMI-1640 培养基、0.87% NH_4Cl 溶液、HAT 选择性培养基、聚乙二醇 4000（PEG-4000）、75% 乙醇、锥虫蓝染液等。

（2）实验动物：6～8 周龄 BALB/c 小鼠。

（3）细胞：小鼠骨髓瘤细胞（SP2/0 细胞）。

（4）免疫原：病毒、细胞或可溶性抗原。

（5）CO_2 培养箱、生物安全柜、细胞培养板、离心机、动物手术器械、筛网、注射器、离心管等。

【实验方法】 参见图 2-1。

1. 杂交瘤细胞株的建立

（1）免疫 BALB/c 小鼠：颗粒性抗原或可溶性抗原与佐剂充分混匀以上述方式免疫 BALB/c 小鼠，最后一次加强免疫后 3 天，无菌取小鼠脾脏。

（2）饲养细胞的制备（融合前 1 天）：常用的饲养细胞有小鼠腹腔巨噬细胞、小鼠脾脏细胞或小鼠胸腺细胞。以小鼠腹腔巨噬细胞最为常用。小鼠腹腔巨噬细胞的制备方法：取正常 BALB/c 小鼠 1～2 只，拉颈脱臼处死，消毒后用剪刀剪开小鼠腹部皮肤，暴露出腹部。然后将 5ml RPMI-1640 培养基注入腹腔，用原来的注射器将注入的液体回收，置于 50ml 离心管中，1000r/min 离心 10min，弃上清液，加 RPMI-1640 完全培养液（约 5×10^6/ml 细胞数），按每孔 0.1ml 分装到 96 孔培养板。置 37℃含 5%CO_2 培养箱过夜使用。具体流程如下：6～10 周龄 BALB/c 小鼠→拉颈处死，于 75% 乙醇浸泡 5min→用无菌剪刀剪开皮肤，暴露腹膜→用无菌注射器注入 4～5ml 培养液→反复冲洗，吸出冲洗液→放入 10ml 离心管，1200r/min 离心 5～6min→用含 10%FBS 的培养液混悬，调整细胞数 1×10^5/ml→加入 96 孔板，100μl/孔→放入 37℃ CO_2 培养箱中培养。

（3）骨髓瘤细胞悬液的制备：用含 20%FBS 的 RPMI-1640 培养基扩大培养 SP2/0 细胞。离心收集对数生长期的骨髓瘤细胞，用 RPMI-1640 培养基悬浮细胞沉淀。锥虫蓝染色检查活细胞数应大于 95%，置 37℃备用。

（4）免疫小鼠脾细胞悬液的制备（融合当天）：取加强免疫 3d 后的 BALB/c 小鼠 1

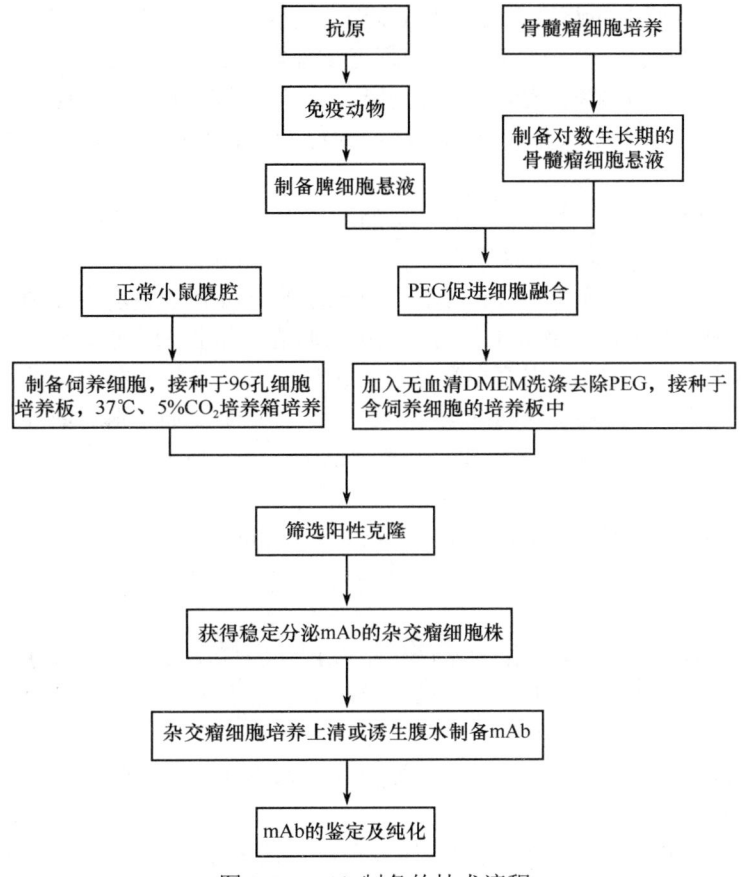

图 2-1　mAb 制备的技术流程

只,拉颈脱臼处死,消毒后无菌取出脾脏,放入平皿内的 200 目筛网上,加入 10ml RPMI-1640 培养基,用注射器针芯将脾细胞轻轻挤压过网,制备脾细胞悬液,然后 1000r/min 离心 10min,弃上清液,RPMI-1640 培养基悬浮沉淀。细胞计数后冰浴备用。脾细胞悬液的制备流程如下:免疫小鼠颈椎脱臼处死,浸泡于 75% 乙醇 5min→用无菌剪刀剪开皮肤,暴露腹腔→取出脾脏,置于预冷的 RPMI-1640 培养基中洗涤→将脾脏转移于平皿中,用注射器针芯研磨过筛→细胞悬液转入 15ml 离心管,4℃、1000r/min 离心 10min→弃上清液,加 0.87% NH_4Cl 溶液以破坏红细胞→4℃、1000r/min 离心 10min,收集脾细胞→RPMI-1640 培养基重悬细胞沉淀,细胞计数后置冰上备用。

（5）细胞融合:将骨髓瘤细胞（1×10^7 个细胞）与脾细胞（1×10^8 个细胞）按 1∶10 的比例混合于 50ml 离心管中,1000r/min 离心 10min,弃上清液,轻弹管壁,使沉淀物混匀;在 37℃水浴中加入 0.7ml 50%PEG-4000 促进融合,边加边旋转,1min 内加完;90s 后,1min 内加完 37℃预温的无血清培养基 1ml,缓慢加入 20ml 无血清的 RPMI-1640 培养基以终止反应。室温 800~1000r/min 离心 10min,弃上清液,于融合细胞沉淀管内加入含 HAT 的 RPMI-1640 完全培养基 20ml;小心吸出已添加饲养细胞的 96 孔培养板中的液体,按每孔 100μl 加入 96 孔细胞培养板内。置 37℃、5%CO_2 培养箱中培养。

融合后应该每天观察细胞生长情况。骨髓瘤细胞多在融合后 2~3 天内明显退化,细胞缩小,核浓缩碎裂。巨噬细胞增生、肥大,并吞噬细胞碎片。第 4~5 天可见克隆状的小堆杂交瘤细胞生长。

（6）阳性杂交瘤细胞的筛选、鉴定与克隆：杂交瘤细胞的筛选及鉴定可根据抗原的性质和需要的灵敏度来选择。如免疫荧光、酶标记免疫实验、放免测定、血凝试验、溶血空斑试验等。筛选到的阳性杂交瘤细胞应及时克隆化获得单克隆细胞系，防止竞争淘汰和外来干扰。杂交瘤细胞克隆化方法有显微挑选法、软琼脂法、有限稀释法、荧光激活细胞分选法等。

2. mAb 的大规模制备　获得稳定的杂交瘤细胞系后，即可根据需要大量生产 mAb。目前大量制备 mAb 的方法主要有动物体内生产法及体外培养法。

（1）动物体内生产法：在小鼠体内接种杂交瘤细胞，可制备腹水型 mAb 和血清型 mAb。将杂交瘤细胞接种于 BALB/c 小鼠腹腔内，在小鼠腹腔内生长杂交瘤，并产生腹水，因而可得到大量的腹水型 mAb 且抗体浓度很高。该法操作简便、经济；但是，腹水中常混有小鼠的其他蛋白（包括 Ig），因此需要提纯后才能使用。若将杂交瘤细胞接种于小鼠背部皮下多点注射，约 10~20d 后，收集小鼠血液，分离血清即可制备血清型 mAb。

腹水型 mAb 的制备方法如下：

1）腹腔接种降植烷或液体石蜡，每只小鼠 0.3~0.5ml。

2）7~10d 后腹腔接种用 PBS 或无血清培养基稀释的杂交瘤细胞，每只小鼠接种 0.2ml（含 $5×10^5$ 细胞）。

3）间隔 5 天后，每天观察小鼠腹水产生情况，如腹部明显膨大，以手触摸时，皮肤有紧张感，即可用 16 号针头采集腹水，一般可连续采 2~3 次，通常每只小鼠可采 5~10ml 腹水。

4）将腹水 2000r/min 离心 5min，除去细胞成分和其他的沉淀物，收集上清液，测定抗体效价，-80℃或冻干保存。

（2）体外培养法：将杂交瘤细胞加入培养瓶中，用含 15% FBS 的培养基培养，然后收集培养上清液，即可获得相应的 mAb。要想在体外大量制备 mAb，就必须进行杂交瘤细胞的大量培养。单位体积内细胞数量越多，细胞存活时间越长，mAb 的浓度就越高，产量也就越高。在培养中若采用无血清培养基培养杂交瘤细胞制备 mAb，有利于 mAb 的纯化，可减少细胞污染的机会；但无血清培养细胞的生产率低、细胞密度小，影响了 mAb 的产量；同时无血清培养基还缺少血清中保护细胞免受环境中蛋白酶损伤的抑制因子等。

【实验结果】　可制备针对抗原某一抗原表位的特异性 mAb。

【注意事项】

1. 为防止无关克隆的过度生长，染色体丢失或变异，获得能稳定增殖并大量分泌特异性 mAb 的杂交瘤细胞，在筛选得到阳性杂交瘤细胞时应及时克隆化，并及时冻存细胞。

2. 整个制备过程中应严格无菌操作，防止污染。

3. 对于原分泌抗体的杂交瘤细胞变为阴性时，应考虑可能是支原体污染，或非抗体分泌细胞克隆竞争性生长，从而抑制了抗体分泌细胞的生长。也可能发生染色体丢失。

4. PEG 有毒性，因此在细胞融合时作用时间不宜过长。

5. 制备饲养细胞时，注入和抽取腹腔液时应避开网膜，动作要轻，以免损伤肝、脾。

【思考题】

1. mAb 制备的基本原理是什么？大量制备 mAb 的方法有哪些？
2. 杂交瘤细胞培养过程中有哪些注意事项？
3. mAb 和多克隆抗体有何异同？
4. 怎样筛选融合的杂交瘤细胞？

三、单克隆抗体的性质鉴定

mAb 的性质鉴定包括杂交瘤细胞的染色体分析、mAb 类和亚类鉴定、mAb 亲和力测定、mAb 特异性鉴定等。

（一）杂交瘤细胞的染色体分析

对杂交瘤细胞进行染色体分析是判断其是否是真正的杂交瘤细胞的客观指标之一，杂交瘤细胞的染色体数目应接近两种亲本细胞染色体数目的总和，正常小鼠脾细胞的染色体数目为 40 条，小鼠骨髓瘤细胞 SP2/0 为 62~68 条；同时骨髓瘤细胞的染色体结构上反映两种亲本细胞的特点。另外，杂交瘤细胞的染色体分析对了解杂交瘤分泌 mAb 的能力有一定的意义，一般来说，杂交瘤细胞染色体数目较多且较集中，其分泌 mAb 能力则高，反之，其分泌 mAb 能力则低。

检查杂交瘤细胞染色体的方法最常用秋水仙碱法，其原理是应用秋水仙碱特异地破坏纺锤丝而获得中期分裂象细胞；再用 0.075mol/L KCl 溶液等低渗处理，使细胞膨胀，体积增大，染色体松散；经甲醇-冰醋酸溶液固定，即可观察检查。

【实验材料】
（1）杂交瘤细胞。
（2）秋水仙碱、KCl、甲醇、吉姆萨染液、冰醋酸等。
（3）细胞培养瓶、培养箱、载玻片、显微镜、离心机等。

【实验方法】
（1）取 24~36h 培养的杂交瘤细胞，加入秋水仙碱（100μg/ml，除菌，−20℃保存），终浓度为 0.1~0.4μg/ml；继续培养 4~6h，然后吹打细胞，移入离心管中，1000r/min 离心 10min，弃上清液。
（2）加入 37℃预温的 75mmol/L KCl 溶液 5ml，将沉淀细胞悬浮并混匀，37℃水浴 15~20min。
（3）向悬液中加入新配制的固定液（甲醇与冰醋酸 3∶1 混合）10ml，固定 20min，1000r/min 离心 10min，弃上清液，将细胞悬浮并混匀后，吸取细胞悬液 1~2 滴，滴在载玻片上，吹散使细胞平铺于玻片上，自然干燥。
（4）用新配制的 10% 吉姆萨染液染色 10~20min，自来水洗去染液，自然干燥。
（5）镜检：每份标本应计数 100 个完整的中期核细胞，并注意观察是否有标志染色体。

【实验结果】 杂交瘤细胞的染色体数目大约有 100 条，杂交瘤细胞的核型分析结果如图 2-2 所示。

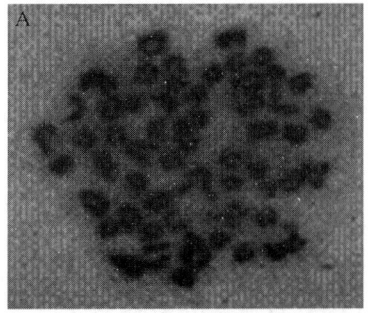 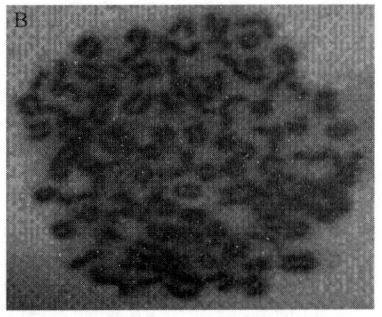

图 2-2 杂交瘤细胞的染色体分析

A. SP2/0 骨髓瘤细胞染色体；B. 杂交瘤细胞染色体

【注意事项】
1. 取对数生长期的杂交瘤细胞进行染色体分析。
2. 在进行镜检结果观察时宜选择染色体分散好，无重叠的细胞进行观察分析。

【思考题】
1. 分泌 mAb 的杂交瘤细胞在培养的过程中其染色体会不会丢失？杂交瘤细胞染色体丢失后是否影响其抗体分泌能力？
2. 秋水仙碱法进行杂交瘤细胞的染色体分析的原理是什么？

（二）mAb 类和亚类鉴定

鉴定 mAb 类和亚类的方法主要有两种：一种是免疫扩散，该法以分泌抗体的杂交瘤细胞培养上清液为抗原，与羊抗鼠 Ig 及 Ig 亚类分别做琼脂双扩散，观察有无沉淀线出现。另一种是酶联免疫吸附分析（enzyme-linked immunosorbent assay，ELISA），这种方法简便、准确，最常用，而且比免疫扩散法更快地得到结果。以下介绍 ELISA 鉴定 mAb 类和亚类。

【实验材料】
（1）酶标反应板。
（2）山羊抗鼠 Ig；兔抗小鼠 Ig 类及亚类特异性血清；HRP 标记的山羊抗兔 Ig 等。
（3）杂交瘤细胞培养上清液；阴性、阳性对照样品。
（4）5% BSA、洗涤液、底物（邻苯二胺、过氧化氢）、终止液（2mol/L H_2SO_4）、恒温培养箱、酶标仪、移液器等。

【实验方法】
（1）以适宜浓度的特异性抗原包被酶标反应板，100μl/孔，4℃过夜后洗涤液洗涤 3 次，3～5min/次。
（2）加入 5% BSA 室温封闭 1h 后，吸弃孔内液体，加入待检的 mAb 样品，100μl/孔，37℃ 1h；设阴性、阳性对照孔。
（3）同上述方法洗涤后，加入 HRP 标记的抗小鼠类及亚类 Ig 的抗体试剂，100μl/孔，37℃孵育 1h 后，洗涤酶标反应板。
（4）加入底物，37℃避光显色 15min；用 2mol/L H_2SO_4 终止反应后，酶标仪测定各孔的 A_{490} 值。

【实验结果】 可确定 mAb 的类和亚类。

【注意事项】
1. 底物邻苯二胺应避光保存。
2. Ig 类及亚类采用间接 ELISA 法进行鉴定。鉴定 Ig 类和亚类时，所用二抗为 HRP 标记的羊抗鼠 HRP-IgM、HRP-IgG1、IgG2a、IgG2b 和 IgG3。

【思考题】
1. 鉴定 mAb 类和亚类的方法主要有哪些？其特点是什么？
2. ELISA 鉴定 mAb 类和亚类时应注意哪些问题？

（三）mAb 亲和力测定

抗体亲和力是指抗体与抗原或半抗原结合的强度，其高低主要是由抗体和抗原分子的大小、抗体和抗原表位之间的立体构型的合适程度决定的。常用的方法有免疫沉淀、免疫荧光、ELISA、竞争抑制实验等，以下以竞争性 ELISA 为例介绍 mAb 亲和常数的测定方法。其步骤是：

（1）取适宜浓度的纯化抗原包被酶标反应板，100μl/孔，4℃过夜。洗涤后，加入封闭液（5% BSA）100μl/孔，室温静置 1h。

（2）取一定浓度的 mAb，与系列倍比稀释的抗原混合，4℃过夜，使反应达到平衡；必须注意所用抗原浓度至少要比抗体浓度高 10 倍。将平衡后的抗原抗体复合物加入酶标反应板孔中，100μl/孔，37℃孵育 1h。

（3）洗涤酶标反应板，加入适宜稀释度的 HRP 标记抗小鼠 IgG 抗体，100μl/孔，37℃孵育 1h。

（4）洗涤酶标反应板，加入底物（OPD）溶液，100μl/孔，37℃显色 15min；2mol/L H_2SO_4 终止反应后，测定 A_{492} 值。

（5）按下列公式计算各 mAb 的亲和常数（K_0）：

$$\frac{A_0}{A - A_0} = \frac{1 + K_0}{a_0}$$

式中 A_0 为无抗原时 A_{492} 值；A 为采用不同浓度抗原时的 A_{492} 值；a_0 为抗原总量；K_0 为亲和常数。

（四）mAb 特异性鉴定

mAb 的特异性可用 ELISA、免疫印迹法、间接血凝试验、补体结合反应等方法鉴定。选择何种方法依据不同的 mAb 特性和实验目的而定。特异性的 mAb 只能与特异性的抗原发生反应，而与无关抗原不会发生交叉反应。

（五）mAb 识别抗原表位的测定

一个抗原分子表面往往存在多个抗原表位，用该抗原免疫动物制备的 mAb，有的是抗同一表位的，有的是抗不同表位的。确定 mAb 针对的表位在抗原结构上的位置，是 mAb 特异性鉴定的关键环节，同时，进一步分析这类表位的差别，可正确评价 mAb 的特异性和交叉反应性。

（六）mAb 的效价测定

mAb 效价的测定方法较多，应根据抗原的性质不同，选择合适的检测方法，如颗粒性抗原可选择凝集反应，可溶性抗原可采用 ELISA 等方法。将不同稀释度的腹水或细胞培养上清液与特异性免疫原发生反应，确定 mAb 效价。

四、单克隆抗体的特性

（1）高特异性和专一性：由于 mAb 只针对一个抗原表位，而一个抗原表位又很小，故 mAb 发生交叉反应的机会很少，即其特异性高。

（2）高度的均一性和可重复性：由于 mAb 是由单个细胞克隆产生的，所以其分泌的抗体是均一的，而且只要长期地保持杂交瘤细胞的稳定性，不发生突变，就可以长期获得同质的 mAb。

（3）mAb 纯度高、易于大量制备：杂交瘤细胞经筛选、克隆化后可获得稳定的杂交瘤细胞系，采用动物体内生产法及体外培养法可大量制备 mAb。

（4）mAb 与抗原反应时一般不呈现沉淀反应。这是由于抗单一表位不易形成三维晶格结构（除非抗原上有较多的同一表位）。

（5）mAb 对环境敏感。mAb 易受环境的 pH、温度和盐类浓度的影响，使其活性降低甚至丧失，但 mAb 遇热后的聚合作用很低。mAb 受 pH 的影响较多克隆抗体明显，其最佳的 pH 为 6~8。

（6）mAb 用于免疫酶染色、免疫荧光分析、放射免疫分析以及 ELISA 时，其反应强度不如多克隆抗体，但其特异性较多克隆抗体好。此外，应用 mAb 时，对抗原的保存要求也更加严格。如某些固定方法可使抗原的特定表位失去抗原性，就会产生阴性结果。

五、单克隆抗体的应用

mAb 具有纯度高、特异性高、少或无血清交叉反应等特点，已广泛应用于生命科学的各个领域。

（1）检验医学的诊断试剂

1）用于传染病病原微生物的检测：诊断各类病原体是 mAb 应用最多的领域，已有大量的商品诊断试剂供选择。如用于诊断乙型肝炎病毒、疱疹病毒、巨细胞病毒、EB 病毒及其他各种微生物感染的试剂等。mAb 具有灵敏度高、特异性强的特点，尤其在鉴别菌种型及亚型、病毒的变异株以及寄生虫不同生活周期的抗原性等方面更具独特优势。

2）用于肿瘤抗原的检测：肿瘤特异性抗原和肿瘤相关抗原的检测用于肿瘤的诊断、分型及定位。利用单克隆抗体进行肿瘤分型，对制定治疗方案和判断预后也有帮助。用抗肿瘤单抗检查病理学标本，可协助确定转移肿瘤的原发部位。

3）用于各种细胞因子、激素、神经递质、细胞膜分子、受体的检测。

（2）用于淋巴细胞分类、鉴定、结构与功能的检测：例如检测 CD 系列标志有助于了解细胞的分化和 T 细胞亚群的数量和质量变化，对多种疾病诊断具有参考意义。

（3）蛋白质的提纯：利用 mAb 与相应抗原结合的高度特异性，采用亲和层析方法可用于蛋白质的提纯。如用 HBV 的 HBsAg-mAb 与活化琼脂糖结合制备亲和层析柱，用于分离提纯 HBsAg。

（4）肿瘤的导向治疗及放射免疫显像技术：将 mAb 与抗癌药物或毒素偶联，可形成"生物导弹"。把这种抗体"导弹"注射到癌症患者的血液中，定位到癌细胞上，然后与抗体结合的抗癌药物或毒素杀伤、破坏癌细胞，且很少损伤正常组织细胞。以放射性核素标记 mAb 用于体内诊断，结合 X 射线计算机断层成像技术可对肿瘤的大小及其转移灶做出定位诊断。

（5）应用抗 T 细胞 mAb 可防止器官移植排斥反应和治疗某些自身免疫病。

实验七 抗体的纯化

一、多克隆抗体的纯化

收集的免疫血清是成分复杂的混合物，除含有针对目的抗原的特异性抗体外，还含有非特异性抗体和其他血清成分。因此，免疫血清应用前需进行纯化，尽量去除与目标抗体不相关的成分。

（一）特异性抗体的纯化

当免疫原不纯，含有微量杂抗原时，会导致制备的免疫血清中出现相应的杂抗体。为了得到特异性抗体，可采用亲和层析法和吸附法去除无关抗体。

1. 亲和层析法 将杂抗原交联到琼脂糖凝胶 4B（Sepharose-4B）上，如去除抗白蛋白体，则交联上白蛋白，装柱后将待纯化的抗血清通过亲和层析柱，杂抗体即与柱上的杂抗原结合吸附在柱上，经洗脱液洗脱后即可得到特异性抗体。

2. 吸附法 用双功能试剂（如戊二醛或丙酮醛）将不含特异性抗原的杂抗原（如血清、组织液或已知的某种杂抗原）混合液交联，制备成固相吸附剂。将此吸附剂加到免疫血清中，使杂抗体与相应的杂抗原吸附而去除。

（二）IgG 类抗体的纯化

IgG 是人体血浆免疫球蛋白的主要成分，占人体血清抗体的 70%～80%，是人体重要的抗感染抗体，因此在免疫学检测技术中纯化特异性 IgG 极为重要。血浆蛋白质成分多样，要提纯 IgG，首先要进行粗分离程序，尽可能除去其他蛋白质成分；即必须利用化学方法除去血清中的白蛋白，沉淀出 β 球蛋白，进而用透析和过滤的方法去掉血清 γ 球蛋白中的盐类物质，使 IgG 在样品中比例显著提高。经脱盐的纯净 γ 球蛋白中含有各种免疫球蛋白，可根据这些蛋白质的分子量和其物理、化学性质上的差异采用盐析法、离子交换层析法等获得较纯的 IgG。

盐 析 法

盐析法是粗分离蛋白质的重要方法之一，可用于从大量粗制剂中浓缩和部分纯化蛋白质。蛋白质分子凝聚从溶液中析出称为蛋白质沉淀。蛋白质溶液中高浓度的盐离子可与蛋白质竞争水分子，破坏其表面的水化膜，降低其溶解度，使蛋白质沉淀析出。各种蛋白质的溶解度不同，因而可利用不同浓度的盐溶液来沉淀不同的蛋白质。盐析所需的最小盐量称为盐析浓度。因硫酸铵溶解度大、温度系数小且不易使蛋白质变性等特点，利用其进行盐析可使蛋白质的纯度大幅提高，且可除去 DNA 和 RNA 等。

【实验目的】 掌握兔抗人 IgG 硫酸铵盐析法的原理；熟悉硫酸铵盐析法的操作过程。

【实验原理】 由于抗体分子为亲水胶体，带有羧基解离的负电荷或氨基解离的正电荷，其极性基团分子间相互排斥，与水分子可形成水膜，使之呈溶于水的溶胶状态。许多蛋白质在纯水或低盐溶液中溶解度较低，若稍加一些无机盐则溶解度增加，这种现象称为"盐溶"；但当盐浓度继续增加到某一浓度时，蛋白质又变得不溶而自动析出，这种现象称为"盐析"。因此，当加入少量盐时，增加了蛋白质分子上的极性基团，因而增大了蛋白质在水中的溶解度出现"盐溶"现象。但当盐浓度增加到一定浓度时，一方面大量的水与盐分子结合，使得蛋白质没有足够的水维持溶解状态，破坏了维持蛋白质亲水胶体的水膜，使之容易沉淀出来；另一方面加入的盐离子可中和蛋白质分子的相互碰撞，使之发生相互聚集而沉淀出现"盐析"现象。由于各种蛋白质"盐析"出来所需的盐浓度各异，所以盐析法是通过控制盐的浓度，使蛋白质混合溶液中的各个成分分步"盐析"出来，以达到分离目的蛋白质的目的。各种不同的免疫球蛋白盐析所需硫酸铵的饱和度不完全相同，通常用来分离抗体的硫酸铵饱和度为 33%～50%。

【实验材料】

（1）标本：免疫兔血清。

（2）试剂：硫酸铵、PBS、生理盐水、5mol/L $BaCl_2$ 溶液、萘氏试剂、28% 氨水、H_2SO_4（1∶2）稀释液、蒸馏水等。

（3）器材：透析袋、滤纸、烧杯、玻璃棒、离心机、pH 计、冰箱等。

【实验方法】

1. 饱和硫酸铵溶液（SAS） 将 760g 硫酸铵加到 1000ml 蒸馏水中，加热溶解，此时液面可成薄膜，用 28% 氨水调整 pH 为 8～9，出现褐色沉淀，趁热经 125μm 滤纸过滤得透明液体。室温冷却，用 1∶2 的 H_2SO_4 调整 pH 至 7.0～7.2，此时瓶底有大量的硫酸铵晶体析出，室温保存。使用时吸出所需的量，用 28% 氨水对 pH 进行校正。

2. 50%硫酸铵提取 取2Xml免疫血清（血清Xml+生理盐水Xml），加等体积饱和硫酸铵。逐滴加入，并不断搅拌血清，最终总量为4Xml。室温放置至少20min，冰箱放置40min或1d；然后以4000r/min离心30~40min，上清液为白蛋白，沉淀物为球蛋白，弃上清液，加冷生理盐水2Xml，充分溶解。

3. 33%硫酸铵提取 向2Xml沉淀物中加入Xml饱和硫酸铵溶液，边搅拌边逐滴加，最终总量达3Xml。室温放置30min后放入冰箱过夜，而后4000r/min离心30~40min，弃上清液（主要为β、γ球蛋白），沉淀物基本属于γ球蛋白。此步可重复两次以进一步提纯γ球蛋白。

4. 透析脱盐 以少量预冷生理盐水溶解沉淀物，再将沉淀管中残留的γ球蛋白都洗下来，装到透析袋内，扎好上口，悬于流水中，透析5~10min后，放在冰箱中用PBS透析。透析3~4h后取少量外液加1滴0.5% $BaCl_2$，如呈白色浑浊说明有 SO_4^{2-} 存在，若加萘氏试剂呈褐色说明有 NH_4^+ 存在。此时应更换新鲜外液继续透析，直到外液检不出上述离子为止。也可采用Sephadex G-25层析除盐，该法除盐较为快速彻底，但抗体浓度将被稀释。

【注意事项】

1. 加盐的速度不宜过快，否则局部共沉淀作用加强，影响纯化抗体的纯度。

2. 沉淀时间要把握好，注意溶液的pH。

3. 若蛋白浓度过高，纯化时会出现其他蛋白与抗体蛋白共沉淀现象，因此蛋白含量应以2.5%~3%为宜，过高时需用生理盐水稀释。

4. 抗体对温度比较敏感，长时间暴露在室温可使其活性降低甚至失活。因此全部实验应在20℃以下环境中进行，而离心和透析过程等需在4℃进行。

【思考题】

1. 简述兔抗人IgG硫酸铵盐析法的原理。

2. 硫酸铵盐析法在IgG纯化中常使用的盐浓度是多少？

离子交换层析法

用硫酸铵沉淀法提取的IgG中，尚有转铁蛋白。为得到纯的IgG，必须通过离子交换层析法去除其他的蛋白成分。常用的离子交换剂有二乙氨基乙基纤维素（DEAE-Cellulose）或QAE-Sephadex。离子交换剂是借酯化、醚化或氧化等化学反应，在纤维素等的分子中引入碱性或酸性离子基团而制成的。离子交换剂与蛋白质等大分子间的交换作用，主要依靠在不同pH条件与离子强度的溶液中可逆性的吸附与解脱作用。各种蛋白质的等电点不同，电荷不同，分子大小不同，与交换剂结合强度不同，因此可利用不同的置换条件，将它们分离。该方法是采用离子交换剂进行层析的一种方法。在此简介DEAE-Cellulose层析法。

【实验目的】 熟悉DEAE-Cellulose层析法提取IgG的原理和操作过程。

【实验原理】 DEAE-Cellulose是阴离子交换剂。在离子交换层析中，基质是由带有电荷的纤维素或树脂组成的。由于蛋白质也有等电点，当蛋白质处于不同的pH条件下，其带电状况也不同。阴离子交换基质结合带有负电荷的蛋白质，所以这类蛋白质被留在柱子上，然后通过提高洗脱液中的盐浓度等措施，将吸附在柱子上的蛋白质洗脱下来。结合较弱的蛋白质首先被洗脱下来。反之阳离子交换基质结合带有正电荷的蛋白质，结合的蛋白可以通过逐步增加洗脱液中的盐浓度或提高洗脱液的pH洗脱下来。

【实验材料】

（1）标本：硫酸铵提取的IgG蛋白液。

（2）试剂：15～20g DEAE-Cellulose、0.5mol/L NaOH、0.5mol/L HCl、PBS、20%氨基水杨酸、蒸馏水等。

（3）器材：pH试纸、试管、层析柱、吸管、透析袋、冰箱、烧瓶等。

【实验方法】

1. DEAE-Cellulose的活化

（1）取一定量的DEAE-Cellulose加入到50倍的蒸馏水充分浸泡，室温静置30min，轻轻将上1/3倒掉以去除浮于上清液中的细小微粒。

（2）加入到20倍体积的0.5mol/L NaOH中，充分搅拌20min，静置于冰箱中浸泡1h，弃上清液，用蒸馏水冲洗至中性。

（3）以0.5mol/L HCl充分浸泡1h，仍用蒸馏水冲洗至中性。

（4）用PBS在冰箱中充分平衡至少24h。

2. 装柱 一般用柱口径为2cm，高50cm，将上述平衡好的纤维素用吸管一次性加入柱内，使柱内上下均匀一致，打开下口调节流速以每分钟20滴为宜。

3. 上样 装好柱后，以PBS充分洗脱，打开下口调节流速，当柱面液体存留大约0.5cm高度时，关闭下口，将样品用吸管沿柱壁周围缓缓加入，加完后打开下口，样品进入柱内后用PBS洗脱。

4. 样品收集 样品进入柱内开始洗脱并收集。收集时根据需要准备若干试管，每支收集2ml。收集时，不断用20%氨基水杨酸检查。凡含有蛋白的各管立即放入冰箱中，全部收集完毕后，将蛋白部分放入透析袋浓缩，此即纯化的IgG。

5. IgG的鉴定。

【注意事项】

1. 洗涤好的纤维素使用前必须平衡至所需的pH和离子强度。

2. 已平衡的交换剂在装柱前还要减压除气泡。

3. 柱子装好后再用起始缓冲液淋洗，直至达到充分平衡方可使用。

【思考题】 简述离子交换层析法的主要作用和用途。

亲和层析法

亲和层析法是利用抗体与固定在胶基质上的特定配体的特异、可逆结合，将抗体与溶液中其他物质分开，从而获得纯净抗体较理想的方法。亲和配体若是与某种抗体同种型结合的Protein A和Protein G，得到的抗体即为某种同种型抗体，如IgG、IgM和IgA；若亲和配体为特定抗原，得到的抗体即为抗原特异性抗体。因此亲和层析是蛋白质分离纯化最有效的方法之一。另外，如果配体与蛋白质的亲和能力很强，也可同时进行样品的浓缩。

【实验目的】 熟悉亲和层析法纯化抗体的原理和操作步骤。

【实验原理】 Protein A亲和层析是一种非常有效的分离纯化抗体的方法。Protein A是从金黄色葡萄球菌中获得的，可与抗体重链的Fc片段相结合。现在已知Protein A可与多种哺乳动物的IgG相结合，也可与某些IgM和IgA相结合。将Protein A预先固定于层析柱（如Sepharose CL-4B）上，然后将含有目标抗体的溶液过柱，其中易与Protein A结合的抗体被截留在柱上（非共价可逆结合），其他物质则流出，再经洗脱液洗脱即可获得目标抗体。

【实验材料】

（1）未经纯化的自制兔抗血清及经硫酸铵法粗提的IgG。

（2）TBS缓冲溶液：6.06g Tris（50mmol/L）、8.78g NaCl（150mmol/L）、0.5g叠氮化钠（0.05%）溶于1L蒸馏水中，并用HCl调节pH至7.4。

（3）中和缓冲溶液：121.2g Tris（1mol/L）、87.8g NaCl（1.5mol/L）、0.37g EDTA（1mmol/L）、5g 叠氮化钠（0.5%）溶于 1L 蒸馏水中，并用 HCl 调节 pH 至 8.0。

（4）洗脱缓冲溶液（pH2.7，pH1.9）：将 3.75g 甘氨酸（50mmol/L）溶解于 1L 蒸馏水中，用 HCl 调节 pH 至 2.7 及 1.9。

（5）器材：Protein A Sepharose CL-4B 层析柱、真空泵、EP 管、离心机、pH 试纸、过滤器、紫外-可见分光光度计等。

【实验方法】

1. 亲和层析柱的准备 通常准备 5ml 或 10ml Protein A Sepharose CL-4B 填料，在真空瓶中将等体积的填料与 TBS 缓冲溶液混合，搅拌。抽真空约 15min 以除去填料中的气泡。将 Protein A Sepharose CL-4B 填料缓慢加入玻璃柱中，利用泵控制填充速度为 1～2ml/min，避免柱干，利用 10 倍于柱体积预冷的 TBS 缓冲溶液平衡层析柱。

2. 抗血清的准备 将抗血清放入冰水或 4℃冰箱中缓慢解冻以避免蛋白质的聚集。若出现聚集可于 37℃预热溶解。加入固体叠氮化钠至浓度为 0.05%，在 4℃下以 15 000r/min 离心 5min，移出澄清的抗血清再经过滤器过滤除去多余的脂肪。

3. 亲和层析 将抗血清用 TBS 缓冲液以 1：5 的比例稀释，再行过滤。以 0.5ml/min 的速度将抗血清上柱，为保证抗血清与填料的结合，需连续上柱 2 次并保留上样的流出液。用 TBS 缓冲液清洗柱子至 A_{280}＜0.008 后加 pH2.7 洗脱缓冲溶液，以 0.5ml/min 的速度洗脱至所有蛋白均流下来。用加有 100μl 中和缓冲溶液的 1.5ml EP 管分管收集洗脱液，混匀后用 pH 试纸检查洗脱液的 pH，如果 pH＜7 可利用中和缓冲液调 pH 约 7.4，以防止抗体的变性。

在柱中加入 10ml，pH1.9 洗脱缓冲溶液，按上述方法收集洗脱液至 A_{280}＜0.008。

4. 蛋白质的含量测定 利用紫外-可见分光光度计测定各管中蛋白质的含量。若蛋白质浓度低于 0.5mg/ml 可加入 10% 甘油以便保存，将纯化的抗体分装后在 2～8℃保存。

【实验结果】 可利用 SDS-PAGE 法检查洗脱获得的蛋白质纯度，并利用免疫电泳技术检查纯化后抗体的滴度。

【注意事项】

1. 在纯化过程中，预冷的 TBS 缓冲溶液可减少蛋白质的非特异性结合和微生物的代谢。

2. 叠氮化钠有毒，应戴手套并小心操作。

3. 用亲和层析法纯化抗体时需要对结合和洗脱条件进行优化，以便尽可能多地获得高纯度的抗体。

【思考题】

1. 简述亲和层析法纯化抗体的原理。

2. 简述 TBS 缓冲液的配制方法。

二、单克隆抗体的纯化

从培养液或腹水中获得的 mAb，不需要纯化即可应用于日常诊断或定性研究；但由于其中含有大量来自培养基、宿主或克隆细胞本身的一些无关蛋白，如果应用于免疫标记测定，则必须进一步分离和纯化。mAb 纯化的方法有多种，应根据具体 mAb 的特性和实验条件选择适宜的方法，一般采用盐析、凝胶过滤和离子交换层析等步骤达到纯化目的，也有采用较简单的酸沉淀方法。以下以纯化腹水型 mAb 为例介绍饱和硫酸铵溶液沉淀法纯化 mAb 的方法。

【实验材料】

（1）小鼠腹水。

（2）饱和硫酸铵溶液：500g 硫酸铵加入 500ml 蒸馏水中，加热至完全溶解，室温过夜，析出的结晶任其留在瓶中。临用前取所需的量，用 2mol/L NaOH 调 pH 至 7.8。

（3）奈氏试剂：碘化汞 11.5g，碘化钾 8g，加蒸馏水 50ml，待溶解后，再加 20% NaOH 50ml。

（4）2% $NaHCO_3$、1mmol/L EDTA、PBS、Tris-HCl 缓冲液等。

（5）低温离心机、电磁搅拌器、紫外-可见分光光度计、天平、Sephadex G-50 层析柱、透析袋、塑料夹、精密 pH 试纸、烧杯、吸管、滴管等。

【实验方法】

（1）腹水预处理：小鼠腹水 4℃、12 000r/min 离心 15min，轻轻倒出上清液，弃去含膜和细胞碎片的沉淀。

（2）盐析：取 10ml 处理后的腹水移入烧杯中，边搅拌边滴加饱和硫酸铵溶液 5ml（饱和硫酸铵的体积比终浓度为 33%）；继续缓慢搅拌 0.5～1h，保证使目的蛋白沉淀；10 000r/min 离心 15min；弃去上清液，沉淀物用饱和硫酸铵溶液悬浮，搅拌 30min，同法离心；重复前一步 1～2 次；沉淀物溶于 1.5ml PBS 或 Tris-HCl 缓冲液中。

（3）脱盐：常用柱层析法或透析法。

1）柱层析法：将盐析样品过 Sephadex G-50 层析柱，以 PBS 或 Tris-HCl 缓冲液作为平衡液和洗脱液，流速 1ml/min。第 1 个蛋白峰即为脱盐的抗体溶液。

2）透析法：将透析袋于 2% $NaHCO_3$、1mmol/L EDTA 溶液中煮 10min，用蒸馏水清洗透析袋内外表面，再用蒸馏水煮透析袋 10min，冷至室温即可使用。将盐析样品装入透析袋中，对 50～100 倍体积的 PBS 或 Tris-HCl 缓冲液透析（4℃）12～24h，其间更换 5 次透析液，用奈氏试剂检测，直至透析外液无黄色物形成为止。

（4）取少量透析后样品适当稀释后，测定蛋白浓度，SDS-PAGE 检测抗体纯度。

（5）分装抗体，置于 -20℃ 或 -80℃ 保存。

【实验结果】 获得纯化的 mAb。

【注意事项】

1. 影响盐析的因素很多，如蛋白质的浓度、盐的浓度、饱和度、pH 和温度等都可影响盐析的结果，操作时要充分注意。

2. 无论是含有 mAb 的腹水还是细胞培养上清液，均含有脂蛋白、脂质、细胞碎片等杂质，必须预先去除。通常采用过滤的方法去除脂质和大的颗粒，用离心的方法去除细胞碎片和大的蛋白聚合物；如果材料里含有大量脂质，还必须用二氧化硅粉或玻璃纤维吸附等将其去除。

3. 蛋白质经硫酸铵沉淀分离后，沉淀中含有硫酸铵，在此状态下冷冻保存，蛋白质比较稳定。若需进一步处理，首先需要进行脱盐处理。

【思考题】

1. mAb 为什么要进行纯化？纯化的方法有哪些？
2. mAb 在纯化之前为什么要进行预处理？

三、SDS-PAGE 法检测抗体纯度

【实验目的】 熟悉 SDS-PAGE 法检测抗体纯度的原理和方法。

【实验原理】 聚丙烯酰胺凝胶是由丙烯酰胺与交联剂亚甲基双丙烯酰胺在催化剂作用下，经过聚合交联形成的三维网状结构的凝胶，具有浓缩效应、电荷效应、分子筛效应，适

用于不同分子量物质的分离。SDS 聚丙烯酰胺凝胶电泳（SDS-PAGE）是通过电泳技术将不同分子量的蛋白质在聚丙烯酰胺凝胶中分离的技术。SDS-PAGE 将阴离子去污剂 SDS 和还原剂 β-巯基乙醇（β-mercaptoethanol）或二硫苏糖醇（dithiothreitol，DTT）并用，SDS 能破坏蛋白质中的氢键和疏水键，按一定比例与蛋白质分子结合形成 SDS-蛋白质复合物，使蛋白质带负电荷的量远远超过蛋白质分子本身原有的电荷量，掩盖了各种蛋白质间原有的电荷差异；β-巯基乙醇使电泳的迁移率不再受原有分子形状的影响。因此蛋白质在聚丙烯酰胺凝胶电泳中的迁移主要取决于它的相对分子质量。

在非还原的 SDS-PAGE 中，纯化的 IgG 电泳条带出现在分子量为 150kDa 位置；在还原的 SDS-PAGE 中，纯化的 IgG 有两条不同的电泳条带：重链约在分子量为 50kDa 处，轻链约在 25kDa 处。若出现多条电泳条带则表明制备的抗体混有杂蛋白，需进一步纯化。

【实验材料】

（1）样品：未纯化的兔免疫血清、纯化的兔 IgG。

（2）试剂：5×SDS 上样缓冲液、30% 丙烯酰胺溶液、70% 乙醇、双蒸水、1.5mol/L Tris-HCl 缓冲液（pH 8.8）、0.5mol/L Tris-HCl 缓冲液（pH6.8）、四甲基乙二胺（TEMED）、10% 过硫酸铵溶液、Tris-甘氨酸电泳缓冲液（pH8.3）、考马斯亮蓝染色液、脱色液、预染蛋白质分子量标准。

（3）器材：垂直电泳槽、凝胶成像仪、电泳仪、移液器、摇床、烧杯、恒温水浴箱、滤纸、玻璃棒、微量加样注射器等。

【实验方法】

（1）安装垂直板型电泳装置：用洗洁精、清水和 70% 乙醇清洗玻璃板，晾干，玻璃板对齐后放入制胶夹中卡紧，然后垂直卡在灌胶支架上准备灌胶（操作前先往玻璃板间灌水，检查是否漏）。

（2）制备凝胶

1）分离胶的制备：配制 10% 分离胶。用移液器吸取分离胶溶液加至长、短玻璃板之间的间隙中，加胶至胶面距离短玻璃顶端约 2cm 处。然后在胶液上面加一层 70% 乙醇或双蒸水，静置，待凝胶与水的界面清晰时，说明丙烯酰胺聚合完成（约 30min），倒掉凝胶上的覆盖液，用滤纸吸干残留的液体。

2）浓缩胶的制备：配制 5% 浓缩胶，向分离胶的上方注入浓缩胶混合液，立即将梳子插入浓缩胶液中，静置 20~30min。待浓缩胶聚合后备用。

3）将凝胶装入电泳槽中，短玻璃板面向内，长玻璃板面向外，向电泳槽的内槽和外槽中加入 Tris-甘氨酸电泳缓冲液，缓冲液没过短玻璃板；小心拔出浓缩胶中梳子，用缓冲液冲洗加样孔，以去除未聚合的丙烯酰胺。

（3）样品预处理：取样品 0.4ml、5×SDS 上样缓冲液 0.1ml，混匀，在 100℃ 水浴中加热 5~10min 使蛋白变性。

（4）上样：用微量加样注射器吸取 15μl 样品，加到加样孔底部（每加完一个样品需清洗微量加样注射器），同时将预染蛋白质分子量标准上一道或数道。如有空置的加样孔，应加上等体积的 1×SDS 上样缓冲液。

（5）电泳：开始电泳时，电压 60~80V，待样品进入分离胶后，将电压调到 150V，继续电泳至溴酚蓝线迁移至凝胶底部时即停止电泳。

（6）剥胶、染色、脱色：电泳结束后，取出玻璃板，卸下夹子，撬去短玻璃板后将浓缩胶轻轻刮去，小心剥下分离胶。将凝胶放入一器皿内，倒入考马斯亮蓝染色液，放于水平摇床上于室温染色 40min，弃去染色液或回收染色液，加入脱色液，平缓摇动，20~30min 换一次脱色液，2~3 次后可初步观察电泳条带。

（7）凝胶成像：将已脱色的凝胶置于凝胶成像仪上拍照。

【注意事项】

1. 未聚合的丙烯酰胺具有神经毒性，操作时应戴手套防护。
2. 电泳液应在内槽加满，外槽加至 1/4 处。
3. 考马斯亮蓝染色程度和脱色程度应把握好，尽量使更多的条带出现在凝胶上。

【思考题】

1. 简述 SDS-PAGE 法检测抗体纯度的主要步骤。
2. 为达到实验要求，制胶和上样应注意什么？

（丁　楠　蔡恒玲　陈超群）

第3章 免疫细胞分离与制备技术

免疫细胞（immunocyte）的分离是进行免疫学检测的前提条件，特别是免疫细胞功能的体外检测，往往需要从人或动物外周血或组织中分离出有活性的免疫细胞。免疫细胞指所有与免疫有关的细胞，主要包括淋巴细胞（T淋巴细胞、B淋巴细胞）、树突状细胞、NK细胞、单核/巨噬细胞、中性粒细胞等。本章重点介绍人外周血单个核细胞的分离、T/B淋巴细胞的分离、NK细胞的分离、小鼠脾细胞的制备、小鼠腹腔巨噬细胞的制备、免疫磁珠法及流式细胞术分选免疫细胞。

实验八 血液标本的采集

一、人血液标本的采集

【实验目的】 掌握静脉采血法，熟悉皮肤采血法。

【血液标本的类型】 血液标本主要分为全血、血浆及血清等。

1. 全血 保留血液的全部成分，由血细胞和血浆组成。血液经抗凝处理后的全部血液称为抗凝全血，常用于免疫细胞的分离和血细胞的检查等。

2. 血浆 全血抗凝之后经离心除去血细胞后的成分，为淡黄色液体，用于血浆生理性和病理性化学成分的测定。血浆除钙离子外，含有其他全部凝血因子，特别适合于血栓与止血的检查。

3. 血清 血液离体后不经抗凝处理、自然凝固后析出的液体部分，除纤维蛋白原等凝血因子在凝血时被消耗外，其他成分与血浆基本相同，更适用于多数临床化学和临床免疫学检查。

4. 分离或浓集的细胞成分 有些临床试验特别是近年来新出现的一些医学检验项目，要求采集特定的细胞成分，如相对浓集的粒细胞、纯化的淋巴细胞、分离的单个核细胞、富集的血小板、浓集的白血病细胞等。

【实验材料】 真空采血管（普通血清管、枸橼酸钠或肝素抗凝管）、一次性使用静脉采血针、一次性专用采血针、止血带、络合碘、无菌干棉签、无菌干棉球等。

【实验方法】 血液标本的采集分为静脉采血法、皮肤采血法和动脉采血法。动脉采血法因其风险性较高，在临床上一般很少使用。

1. 静脉采血法（venipuncture for blood collection） 当检查项目使用血量较多时通常采用静脉采血法。静脉血能准确反映全身血液的真实情况，且不易受气温和末梢循环的干扰，更具代表性。位于体表的浅静脉均可作为采血部位，通常采用肘部静脉。如果肘部静脉不明显，还可用手背静脉或内踝静脉。婴幼儿由于肘部静脉较细和配合性差，可从股静脉或颈外静脉采血，但要准备充分，注意其风险性。

负压采血法：又称封闭式采血法，是近年来在传统的静脉采血法基础上进一步发展和完善的一种新的、简便易行的静脉采血法。其原理是封闭的试管内有定量的负压，使血液定量进入试管内（图3-1，图3-2，彩图1，彩图2）。

常选择肘正中静脉或贵要静脉处采集静脉血，在穿刺点上方约6cm处系止血带，消毒，嘱被采血者握拳使静脉充盈。将一次性采血针一头胶套取下，以15°～30°刺入血管，见回血后，固定针柄；将双向采血针另一端针头刺入真空采血管的管盖，使血液顺着压力差流入

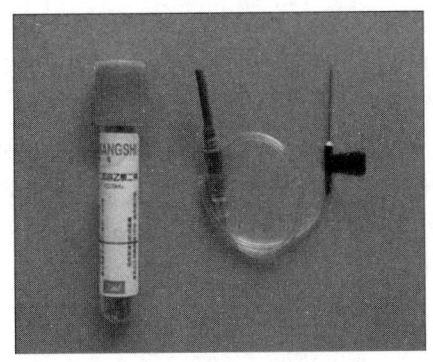
图 3-1　负压采血法器具

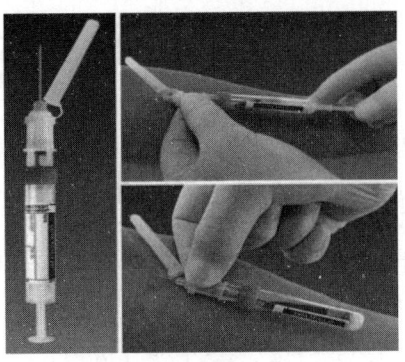
图 3-2　负压采血法

真空采血管内。待血液停止流动后，固定针头不动，取下该真空采血管，将其余备好的真空采血管依次推入、取出，完毕松止血带，最后拔出穿刺针，用无菌干棉签按压针眼处片刻以止血。

负压采血法的优点：

（1）血样无容器之间的转移，减少了溶血现象，有效保护了血液有形成分。

（2）减少了二次污染机会，保证待检血液标本原始性状的完整性，使检验结果更为真实。

（3）如果使用血量或检查项目较多时，只要更换封闭的负压试管就可连续采血。

（4）采集的血液标本转运方便，特别适用于病房和野外流动采血，能避免医护人员的感染和患者血液标本间的交叉污染。

2. 皮肤采血法（skin puncture for blood collection）　主要用于需血量微小的检查项目，所得到的末梢血不单纯是毛细血管血，实际是微动脉、微静脉和毛细血管的混合血，并依采血时挤压的力度不同含有少量细胞间质和细胞内液。

采血部位：成人常用手指。手指采血操作方便，可获相对较多血量，检查结果也比较恒定。世界卫生组织（WHO）推荐必要时可用左手环指指端内侧血做血液一般检验。婴幼儿因手指太小可用脚大趾或足跟部位采血。严重烧伤患者，应选择皮肤完整处采血。

采血器：采用特制三棱针或专用"采血针"，特别是后者有利于采血技术的质量控制，严禁用注射针头代替采血针。为避免交叉感染，必须严格实行一人一针一管（毛细吸管）。

采血方法：轻轻按摩采血部位，使局部组织自然充血，消毒皮肤。干燥后，紧捏采血部位两侧，右手持一次性消毒采血针迅速刺入，深度以 2～3mm 为宜，稍加挤压血液自动流出。第 1 滴血液因混入组织液相对较多，常弃去不用。用微量吸管吸取血液至所要求的刻度，然后用无菌干棉球压住针刺点以止血。

【注意事项】

1. 采血前患者应保持平静，一般应在清晨空腹取血。

2. 静脉采血时，止血带压迫时间应小于 1min。压迫时间过长（超过 2min），大静脉血流受阻而使毛细血管内压上升，可能会使血管内液与组织液交流，致使分子量小于 5kDa 的物质逸入组织液；而且随着压迫时间延长，局部组织可能发生缺氧而引起血液成分的较大变化。

3. 负压采血时，若遇到血液不能顺畅地流入真空管，可能是因为真空管的真空度不够，更换真空管即可解决这一问题。

4. 如遇患者采血后发生晕厥，可让其迅速平卧休息片刻，一般可很快恢复。必要时可针刺或指掐人中、合谷等穴位以帮助其恢复。

5. 皮肤采血应避开有炎症、化脓、冻伤等皮肤损害部位。皮肤出汗应先用干棉球擦干，以免稀释血液。采血时切忌用力挤压，以免混入组织液，影响检验结果。

6. 采集血浆或血清标本时要注意防止溶血。注射器和容器必须保持干燥，静脉采血完毕应先拔针头，然后将血液徐徐注入标本容器，避免冲击力过大而致溶血。发生溶血的主要原因有容器不清洁、接触水或化学溶剂、强力振荡和分离血细胞时操作不慎等。一旦由于某种原因发生了溶血，应重新采血，以免影响检验结果。

【思考题】
1. 负压采血法的主要优点有哪些？
2. 静脉采血法和皮肤采血法各适合于什么情况？

二、动物血液标本的采集

动物经免疫 3~5 次后，可取血测定抗体效价，若鉴定合格，应在末次免疫后 5~7d 及时采血；若抗体效价不理想，可追加免疫 1~2 次后再行采血。

【实验目的】 熟悉免疫学实验中常用动物的血液采集方法。

【实验材料】

1. 器材 兔箱、兔固定台、犬固定台、鼠固定器、剪刀、手术刀、注射器、注射针头、动脉插管、动脉夹、玻璃毛细管、血红蛋白吸管、止血带、棉球、试管等。

2. 试剂 1% 肝素生理盐水溶液、饱和草酸钾溶液、3.8% 枸橼酸钠溶液、医用酒精、生理盐水等。

【实验方法】 实验动物的采血方法较多，按采血部位不同可分为：穿刺采血法（含剪、割法）、断头采血法、心脏采血法、颈动（静）脉采血法、腹主动脉采血法、股动脉采血法、耳缘静脉采血法、尾静脉采血法等。

常用实验动物：小鼠、大鼠、家兔和犬。

1. 大鼠与小鼠的采血方法

（1）尾静脉采血法：适用于所需采血量很少时。固定动物并露出鼠尾，将尾部浸入 45~50℃温水中数分钟，使尾部血管充盈，擦干，再用医用酒精棉球消毒。用锐器剪掉尾尖（约 0.2~0.3cm），拭去第一滴血。然后用血红蛋白吸管定量吸取尾血。采血完毕用干棉球压迫止血。亦可不剪尾，用 7~8 号注射针头连上注射器直接刺入尾静脉采血（图 3-3）。若反复采血，可由鼠尾远心端向近心端逐步穿刺（或剪断尾部）。

（2）眼眶静脉丛采血法：当需血量中等而又要避免动物死亡时采用。左手拇指及食指紧紧握住大鼠或小鼠颈部，压迫颈部两侧使眶后静脉丛充血，但用力要恰当，防止动物窒息死亡。右手持 7 号针头（连接 1ml 的注射器）或者玻璃毛细管，从右（左）眼内眦部以 45°刺入（图 3-4）。大鼠刺入深度为 4~5mm，小鼠为 2~3mm，当刺入后感到有阻力时停止推进，同时退针 0.1~0.5mm，边抽边退。采完后拔出针头或毛细管，同时除去加于颈部的压力，用干棉球压迫止血。小鼠一次可采血 0.2~0.3ml，大鼠一次可采血 0.5~1ml。

（3）断头采血法：当需血量较大而又不需继续保存动物生命时采用。该法是用利器（剪刀或手术刀）断离头颈部一次性采血，适用于大鼠和小鼠。采血时操作者左手拇、食指握住鼠颈部，头部朝下，用利剪在鼠颈头间 1/2 处剪断，让血液自由滴入容器中，小鼠可采血 1ml 左右，大鼠可采血 10ml 左右。断头采血法所获血液中混有少量组织液，有时还混有断毛，极易被污染，故采血时应注意防止污染。

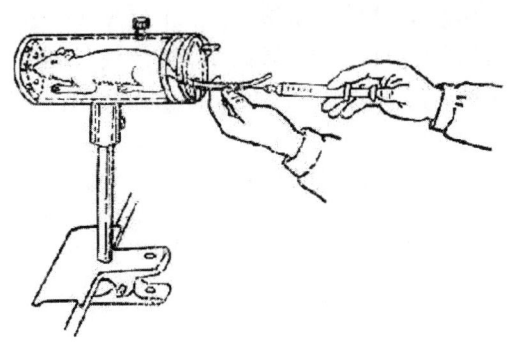
图 3-3 鼠尾静脉采血

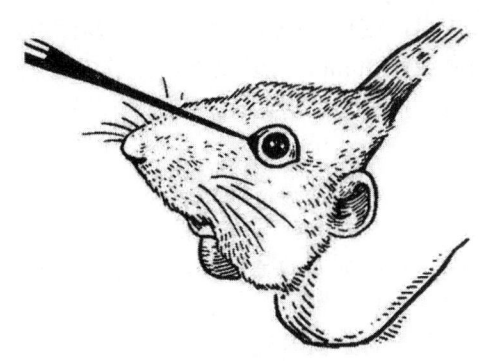
图 3-4 鼠眼眶静脉丛采血

2. 家兔采血方法

（1）耳缘静脉采血法：为最常用的取血方法之一，可多次反复取血。将家兔固定于兔箱中，选静脉较粗而清晰处，拔掉拟采血耳缘部细毛，用手指轻弹兔耳或电灯照射兔耳，使耳部血管充分充盈，然后消毒，用 5 号半针头沿耳缘静脉远端（末梢端）刺入血管（静脉采血时应逆血流方向进针）（图 3-5，彩图 3），取血后医用酒精棉球压迫止血，此法一般可采血 5~10ml。也可左手压迫耳根，用针头刺破静脉或以刀片在血管上切一小口，让血液自然流出。采取抗凝血时应在耳缘切口处涂 20% 枸橼酸钠液，采血完毕用干棉球压迫止血。

（2）颈动脉采血法：常用的取血方法之一，适用于家兔、绵羊和山羊等。以家兔为例，在家兔颈外侧做皮肤切口，分离颈总动脉，插入动脉插管，将血液引入无菌的试管。放血不宜过快，否则易致动物死亡，故应在放血总量近一半时，将动脉夹住片刻后再继续放血，这样获得血量可明显增多，颈动脉采血一般可获血 50ml，最多可获 70~80ml。

（3）耳动脉采血法：耳部采血也可选耳中央动脉，兔耳中央有一条或两条较粗、颜色较鲜红的动脉，刺入方向应朝近心端。由于兔耳中央动脉在受刺激时有痉挛反应，因此刺入血管后稍等片刻或在痉挛前迅速抽血。取血针头应稍大一些，一般用 6 号针头。耳动脉采血部位应从中央动脉末端开始，不要在近耳根部进针，因近耳根部组织较厚，血管不清晰。

（4）心脏穿刺采血法：多用于家兔、豚鼠、大鼠和鸡等动物的采血（小动物因心脏搏动很快、心腔小、位置较难固定而较少使用）。将家兔仰卧位固定在兔台上或由助手捉持，在左胸第 2~4 肋部剪毛，常规消毒。采血时，先用指尖于第 3~4 肋胸骨左缘探明心脏搏动最明显之处进针，针头宜长些（采用 6 号针头）（图 3-6，彩图 4）。刺入胸腔后，仔细感觉针尖随心脏搏动在动，如将注射器抽成负压，血液可自动流入注射器。采血完毕迅速将针

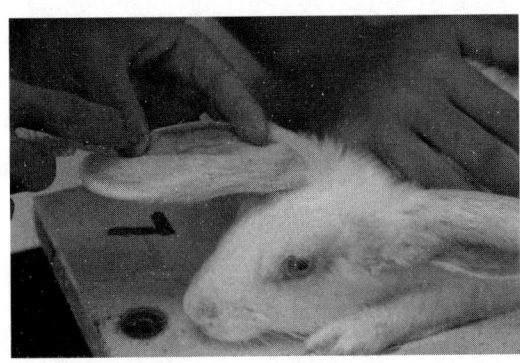
图 3-5 耳缘静脉采血

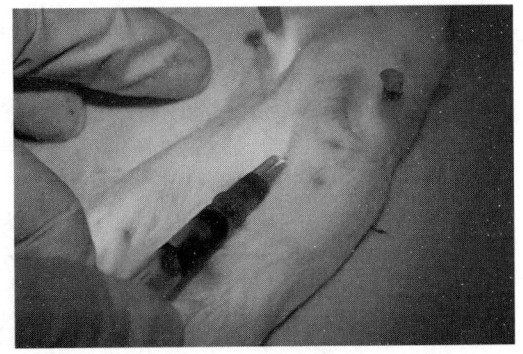
图 3-6 心脏穿刺采血

头拔出,这样心肌上的穿刺孔较易闭合,针眼处以医用酒精棉球压迫止血。1只家兔一次可采血20~30ml。心脏采血时动作应迅速,缩短留针时间以防止血液凝固,若针头已刺入心腔但又抽不出血时,应将针头稍微轴向转动一下或稍后退一点,切不可使针头在心脏内横向摆动。

（5）股动脉采血法：将家兔仰卧于兔固定台上,伸展后肢固定,暴露出腹股沟三角动脉搏动部位,剪毛,消毒,使用5号半针头的注射器,以血管搏动为指标,将针头直接刺入血管内。若已刺入动脉血管,即有鲜红色血液流入注射器。抽血完毕迅速拔出针头,用干棉球压迫止血几分钟。

3. 犬的采血方法

（1）后肢外侧小隐静脉和前肢皮下头静脉采血：本法最常用,且方便。抽血前,将犬固定在犬固定台上或使犬侧卧,剪去抽血部位的毛,常规消毒,一人用力压迫静脉近心端或用止血带绑紧,使静脉充盈,另一人使用5号半针头的注射器,直接刺入血管内。采血完成后迅速拔出针头,以干棉球压迫止血。

（2）耳缘静脉采血：适用于需血量少的检查项目,方法与家兔耳缘静脉采血相似。

【注意事项】

1. 实验动物一次采血量不宜过多,采血次数也不要过于频繁,否则可能影响动物健康,造成动物贫血甚至死亡。

2. 穿刺采血时应准确、迅速刺破血管,注意不可反复戳刺同一进针点。

3. 采血方法的选择主要取决于实验目的和所需血量的多少。需血量较少时可取毛细血管的血,需血量较多时可做静脉采血；若需反复多次静脉采血时,应由远心端向近心端逐步穿刺。

4. 若需抗凝全血,在注射器或试管内需预先加入抗凝剂,常用的抗凝剂有：

（1）草酸钾：常用于供检验用血液样品的抗凝。在试管内加饱和草酸钾溶液2滴,均匀浸湿管壁后,放入烘箱（80℃）烤干,包好备用,每管能使3~5ml血液不凝固。

（2）肝素：是一种含硫酸基团的黏多糖,平均分子量为15 000Da,带强大的负电荷,具多方面抗凝作用,主要对抗凝血活酶和凝血酶的形成和活性,阻止血小板聚集。取1%肝素溶液0.1ml于试管内,均匀浸湿试管内壁,放入烘箱（80~100℃）中烤干。每管能使5~10ml血液不凝固。市售的肝素注射液每毫升含肝素12 500U,相当于肝素钠125mg。

（3）枸橼酸钠：1份3.8%枸橼酸钠溶液可抗凝9份血液,常用于红细胞沉降率的测定。因其抗凝作用较弱且碱性较强,不适用于供化验用的血液样品；因其毒性小,可用于输血保养液中。

5. 动物采血后应尽快分离血清。分离血清的方法常采用室温自然凝固,然后置37℃恒温箱1h,再置4℃冰箱过夜,待血液凝固血块收缩后,收集血清,以4000r/min离心15min,取上清液,加入防腐剂,或加入等体积80%甘油,分装后置-20℃或-80℃环境中保存备用。

【思考题】

1. 哪些动物可采用心脏穿刺采血法？为什么小鼠一般不采用心脏穿刺采血法？

2. 眼眶静脉丛采血法适用于什么动物？

实验九　外周血单个核细胞的分离

外周血单个核细胞（peripheral blood mononuclear cell, PBMC）是指外周血中具有单个

核的细胞，包括淋巴细胞、单核细胞和树突状细胞等细胞。PBMC是进行细胞免疫学实验最常用的细胞，分离PBMC的常用方法有物理法（如密度梯度离心法、细胞比重法等）、化学法（如低渗盐水法、氯化铵溶红细胞法）等。目前国内外分离PBMC的最常用方法是聚蔗糖-泛影葡胺密度梯度离心法（Ficoll-Hypaque density gradient centrifugation method）。此法操作较简便，分离纯度高（90%以上）、产量高（淋巴细胞约占90%）、细胞活性高（活细胞达95%以上）。

【实验目的】 熟悉用密度梯度离心法分离人PBMC。

【实验原理】 PBMC的体积、形态和密度与血液中其他血细胞不同，红细胞和粒细胞密度较大（1.092g/ml左右），PBMC密度较小（1.075~1.090g/ml，密度可随物种不同而不同），血小板为1.030g/ml左右。将抗凝血置于一定密度（1.075~1.092g/ml）的淋巴细胞分离液上面，经一定速度离心后形成密度梯度细胞层：红细胞和粒细胞密度较大，沉于分离液的底部；血浆和血小板密度较低，悬浮于分离液的上部；PBMC密度稍低于分离液，位于分离液界面之上，呈灰白色膜状，收获灰白膜层，即可获得较纯的PBMC。

【实验材料】

1. 淋巴细胞分离液 即聚蔗糖（Ficoll）-泛影葡胺（Hypaque）分层液，又名Ficoll-Hypaque分层液，密度（1.077±0.001）g/ml。

2. 肝素抗凝剂 用Hank's液或生理盐水稀释成1000U/ml，肝素用量为每毫升血25Ul。

3. Hank's液 pH 7.2~7.4，无Ca^{2+}、Mg^{2+}（配制见附录）。

4. 10%小牛血清RPMI-1640。

5. 0.4%锥虫蓝染液（即台盼蓝染液，配制见附录）。

6. 血细胞计数板、显微镜、水平离心机；无菌试管、离心管、毛细吸管和刻度吸管等。

【实验方法】

1. 静脉取血1~2ml，注入盛有肝素的无菌试管内摇匀，使血液抗凝，抗凝血用等体积PBS或Hank's液稀释，并充分混匀。

2. 取无菌试管1支，自管底加入1.5~2ml淋巴细胞分离液（保持分离液液面之上管壁不受污染）。

3. 用吸管将稀释后的抗凝血沿试管壁轻轻缓慢叠加于分离液面上，应保持两种液体界面清晰。

4. 配平试管重量后置于水平离心机内以2000r/min离心20min。离心后试管内容物分为三层，上层为血浆（内含血小板），中层为淋巴细胞分离液，底层为红细胞和粒细胞。在上层和中层界面处有一个富含单个核细胞的灰白色云雾状狭窄带，即PBMC层（图3-7）。

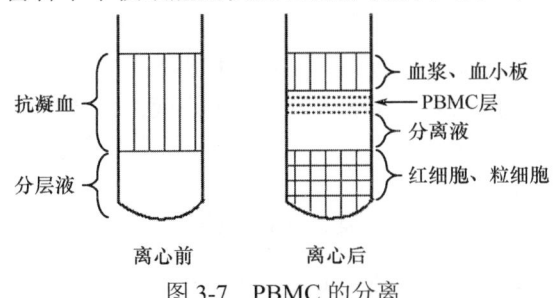

图3-7 PBMC的分离

5. 将毛细吸管轻轻插到灰白色云雾状狭窄带，吸出该层细胞，置入另一支离心管中；或先吸去上层的血浆层（含血小板），再用另一支毛细吸管小心吸取PBMC层（要尽量吸取所有的单个核细胞，又要避免吸取过多的分离液或血浆，以免混入其他细胞成分）。加入5

倍以上体积的不含 Ca^{2+}、Mg^{2+} 的 Hank's 液洗涤细胞 2 次，1500r/min 离心 10min，吸弃上清液。

6. 最后一次吸弃上清液后，加入适量含有 10% 小牛血清的 RPMI-1640 液定容，计数细胞后再调整细胞至所需浓度。一般每毫升健康成人外周血可分离出（1～2）×10^6 个单个核细胞。

7. 取 0.1ml 细胞悬液与等量 0.4% 锥虫蓝染液混匀，5～10min 后取一滴于血细胞计数板上充池，高倍镜下计数四个大方格内的细胞数量。死细胞被染成蓝色，体积较大且无光泽；活细胞体积较小而透明，不着色。计数 200 个淋巴细胞，计算出活细胞百分率，一般细胞活性应在 95% 以上。

【实验结果】

PBMC 浓度（细胞数/毫升悬液）=（4 个大方格内细胞总数/4）×10^4× 稀释倍数

细胞活力（%）=（活细胞数/总细胞数）×100%

用本法分离 PBMC，纯度在 90% 以上，收获率可达 80%～90%，活细胞百分率在 95% 以上。

【注意事项】

1. 与血液样品接触时应注意生物安全防护，避免血源性传染病。

2. 将稀释的抗凝血加于分离液上时，要沿管壁缓慢加入，保持分离液与血液的界面十分清晰，避免血液冲散分离液的液面而影响分离效果。

3. 用毛细吸管吸取富含 PBMC 的灰白色云雾状狭窄带时，动作要轻巧，最好一次吸完，避免将其冲散。

4. 操作全程应尽可能快地完成，以免死细胞数增加。活细胞百分率过低可能会影响某些试验的正常进行。

5. 用淋巴细胞分离液分离 PBMC 时，必须使用水平离心机；待离心的试管离心前必须配平，离心机转速的增加和减少要均匀、平稳，以保持试管内液体界面的清晰。

6. 获得的 PBMC 层悬液用 5 倍体积的 RPMI-1640 洗涤 2 次，依次以 2000r/min、1500r/min 在室温下（18～25℃）离心 10min，可去掉大部分混杂的血小板。

7. 淋巴细胞分离液的密度是影响分离效果的关键因素之一，PBMC 最适密度在室温下应为（1.077±0.001）g/ml；应避光 4℃ 下保存，取出后逐渐升至室温后混匀，方可使用。

8. 所用器材应该洁净。制备的单个核细胞悬液用于细胞培养时，上述操作过程都要在无菌条件下进行，所用器材、试剂都应无菌。

9. 分离组织中的单个核细胞亦可采用上述方法。

【思考题】

1. 本次实验成败的关键因素是什么？应该怎样把握？

2. 现分离得到 10ml 单个核细胞悬液，加锥虫蓝染液对倍稀释后充池计数 4 大方格，未着色细胞数为 480，若校正活细胞浓度为 1×10^6/ml，如何进行校正？若要同时进行细胞活力检测，应如何计数和计算？

3. 上述 PBMC 浓度的计算公式中，乘以 10^4 是什么意思？

实验十 细胞计数与细胞活力测定

细胞计数法是用来计数细胞悬液中细胞数量的一种方法，一般采用血细胞计数板进行计数。细胞计数主要用于控制实验体系中反应细胞的数量，如培养的细胞在一般条件下要求有一定的密度才能生长良好。细胞计数结果以每毫升细胞数表示。

在细胞群体中总有一些因各种原因而死亡的细胞，细胞活性测定就是测定样本中活细胞所占的百分比，也称细胞活力测定。如检查外周血中分离的单个核细胞的细胞活力，以了解分离过程对细胞是否有损伤作用；或检查冻存后复苏细胞的细胞活力，以了解细胞冻存和复苏后的效果。

本章细胞计数介绍分离的单个核细胞计数和培养细胞计数；细胞活性测定介绍锥虫蓝染色法和MTT法。

一、细胞计数方法

【实验目的】 掌握采用血细胞计数板进行细胞计数的原理与方法。

【实验原理】 当待测细胞悬液中细胞均匀分布时，通过测定一定体积悬液中的细胞数目，即可换算出每毫升细胞悬液中的细胞数目。常用血细胞计数板进行细胞计数。将一定体积稀释的细胞悬液注入血细胞计数板，在显微镜下计数，经换算即可求出样品的细胞浓度，再根据实验要求配制成所需要的细胞浓度。

本法的实验原理和方法与血细胞计数相同。既可用于对所分离（散）的细胞悬液中的细胞数量进行计数，也可用于对培养物的细胞数量进行计数。不论计数的对象如何，均须制备分散的细胞悬液。

【实验材料】

1. 显微镜、血细胞计数板、离心管（EP管）、移液器、微量吸管、PBS等。
2. 分散的细胞悬液样品：分离的PBMC、培养细胞等。

【实验方法】

1. 样品稀释 取1.5ml EP管，加入PBS 380μl备用。用移液器吸取细胞悬液20μl加入EP管中，充倒混匀。

2. 充池 将细胞计数板及盖玻片擦拭干净，并将盖玻片盖在计数区上。用微量吸管吸取已充分混匀的细胞悬液1滴，滴于计数板和盖玻片交界处，利用虹吸作用让液体顺其间隙充满计数室，室温静置2～3min，待细胞完全下沉。

3. 计数 先在低倍镜下找到计数区后，再转换高倍镜观察并计数；计数四角的4个大方格内的细胞数量（图3-8）。

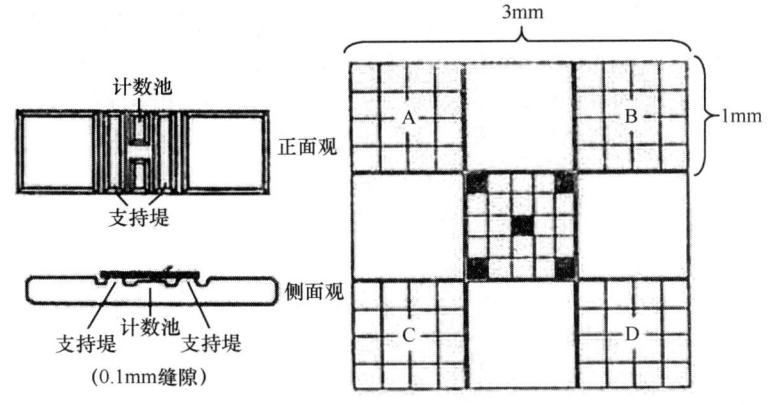

图3-8 血细胞计数板结构图

细胞计数板：由一块厚玻璃制成，板上刻度分为9个大方格。中央大方格用于红细胞计数(被双线等分成 25 个中方格)。

细胞计数板与盖玻片组成计数池。计数池中每一大方格的面积为 $1mm^2$,高(深度)为 0.1mm,因此,1 个大方格的体积为 $0.1mm^3$。计数完毕,需换算成每毫升样本悬液中的细胞数。

【实验结果】 由于 1 个大方格的体积为 $0.1mm^3$,而 $1ml=1\times10^3 mm^3$,所以每个大方格内细胞数 $\times 10^4$ = 细胞数/ml。故可按下式计算每毫升细胞悬液(已稀释)中的细胞数:

$$细胞悬液细胞数/ml=(4个大方格细胞总数/4)\times 10^4$$

若样本经过稀释,则需再乘以稀释倍数,得到每毫升样本悬液中的细胞数:

$$样本悬液细胞数/ml=(4个大方格细胞总数/4)\times 10^4 \times 稀释倍数$$

【注意事项】

1. 充池要准确。 充池时充液不足、断续充液、液体外溢、产生气泡或充液后移动盖玻片等,均会导致细胞分布不均匀,致计数结果不准确。

2. 充池前应将细胞悬液充分混匀。 计数池内的细胞分布应均匀,一般要求各大方格间的细胞数相差不超过 10%,若相差太大应重新充池。

3. 镜下见由两个以上细胞组成的细胞团,应按单个细胞计算,若细胞团占 10% 以上,说明细胞混悬不彻底,需重新制备细胞悬液。

4. 计数压线细胞按照"数上不数下,数左不数右"的原则进行,以免扩大或缩小计数范围。

5. 细胞数量过多时,可加大稀释倍数。细胞数量过少时,扩大计数域,计数 8 个或 9 个大方格,或减少稀释倍数。

【思考题】

1. 细胞悬液细胞数/ml 的计算公式中为什么要乘以 10^4?

2. 影响细胞计数准确性的因素主要有哪些?

二、细胞活力测定

【实验目的】 掌握细胞活力测定的锥虫蓝染色法,熟悉 MTT 法。

【实验原理】 分离的细胞或培养细胞可能会因各种原因而死亡,因此需测定总细胞样本中活细胞所占的百分比,即细胞活力测定或细胞活性测定。

锥虫蓝染色法:是一种常用的细胞活力测定方法。因锥虫蓝染料能进入膜损伤的死细胞而使细胞着色,活细胞因膜完整而拒染,故不着色,从而能区分死细胞与活细胞。

MTT 比色法:是一种检测细胞存活和生长的方法。其检测原理为活细胞线粒体中的琥珀酸脱氢酶能使外源性 MTT 还原为不能溶解于水的蓝紫色结晶甲臜(formazan)并沉积于细胞内和细胞周围,而死细胞无此功能;加入盐酸异丙醇或二甲基亚砜(DMSO)可溶解甲臜颗粒,测定 A_{570} 可反映细胞增殖水平,其生成量与细胞数和细胞活力呈正相关。

【实验材料】

1. 显微镜、离心机、细胞计数板、试管、吸管、载玻片、盖玻片、酶标仪(或紫外-可见分光光度计)等。

2. 0.4% 锥虫蓝染液、0.5%MTT、PBS、盐酸异丙醇(异丙醇中加入盐酸,使终浓度为 0.04 mol/L)、0.25% 胰蛋白酶溶液等。

3. 待检细胞悬液。

【实验方法】

1. 锥虫蓝染色法

(1)取小试管 1 支,加入细胞悬液少许。

（2）加入等量的 0.4% 锥虫蓝染液，染色 2～3min。

（3）吸取少许悬液涂于载玻片上，加上盖玻片。

（4）高倍镜下随机选取几个视野，分别计数死细胞数和活细胞数量，计算活细胞占总细胞数的百分比。

2. MTT 比色法 对于贴壁生长的细胞，需要先将培养物制备成细胞悬液。方法：①终止培养，吸出培养液，用 PBS 洗涤培养物 1 次；②向培养瓶内加入 1ml 0.25% 胰蛋白酶溶液，于 37℃ 消化 3～5min（其间不时在倒置显微镜下观察，当细胞变圆接近脱壁时，弃消化液）；③加入一定量的培养液（如果这些细胞不再继续培养，可用 PBS 代替），用吸管吹打，使细胞脱壁而制成细胞悬液。

对于非贴壁的悬液培养细胞，可直接按下面的步骤测定：

（1）细胞悬液以 1000r/min 离心 10min，吸弃上清液。

（2）细胞沉淀加入 0.5～1ml MTT，吹打成悬液。

（3）37℃ 孵育 2h。

（4）加入 4～5ml 盐酸异丙醇（定容），混匀。

（5）1000r/min 离心，取上清液用酶标仪或紫外-可见分光光度计于 570nm 处测定 A 值，以盐酸异丙醇调零。

【实验结果】

1. 锥虫蓝染色法 按下式计算出细胞存活率：细胞存活率=（细胞总数－死细胞数）/细胞总数 ×100%。细胞总数是死细胞数和活细胞之和。死细胞能被锥虫蓝染色，镜下可见被染成深蓝色的细胞，体积较大且无光泽；活细胞不被染色，体积较小，镜下呈无色透明状。

2. MTT 比色法计算细胞活力 因甲䐶的生成量与细胞增殖水平呈正相关，吸光度值越大，表明活细胞的数量越多，细胞活性越强，故样品的 A_{570} 值可反映细胞增殖水平/细胞活力。

【注意事项】

1. 活力测定可以和细胞计数合起来进行，但要考虑到染液对原细胞悬液的加倍稀释作用。

2. MTT 比色法只能测定细胞相对数和相对活力，不能测定细胞绝对数。

【思考题】

1. 锥虫蓝染色法中死细胞染上颜色，活细胞不着色；MTT 比色法中细胞的着色情况也与之相同吗？

2. MTT 比色法中加盐酸异丙醇的作用是什么？

实验十一 T、B 淋巴细胞的分离

密度梯度离心法分离得到的 PBMC 中，除了 T、B 淋巴细胞（简称 T 细胞、B 细胞）外，还混有单核细胞。在体外检测 T 细胞或 B 细胞的功能时，首先需要分离出纯的 T 细胞和纯的 B 细胞。T 细胞与 B 细胞表面黏附特性和表面受体不同，借此可将 T、B 细胞分离开。常用的方法有尼龙毛柱分离法和 E 花环分离法。

一、尼龙毛柱分离法

【实验目的】 了解尼龙毛柱分离法分离 T、B 细胞的原理与方法。

【实验原理】 单个核细胞中的单核细胞和 B 细胞具有黏附于尼龙纤维（即聚酰胺纤维）表面的特性，而 T 细胞表面光滑，无黏附作用。PBMC 在通过装有尼龙毛的柱时，B 细胞和单核细胞被黏附于柱上，而 T 细胞不被黏附随液体流出，借此将 T、B 细胞分离开。

【实验材料】

1. 标本 PBMC 悬液。

2. 试剂 Hank's 液、含 10% 或 20%FBS 的 RPMI-1640 培养液、锥虫蓝染液、0.2mol/L HCl 等。

3. 器材 尼龙毛（尼龙纤维）、聚乙烯管（长 12~14cm，直径 5~6mm）或用注射器针筒代替、高压蒸汽灭菌锅、水平离心机、试管、pH 计、漏斗、毛细吸管等。

【实验方法】

1. 尼龙毛柱的制备

（1）将尼龙毛 50g 浸泡于装有 0.2mol/L HCl 的烧杯，加热至沸腾 5~10min，用大量蒸馏水漂洗 10 遍以上（漂洗至第 10 遍时用 pH 计测其 pH 以判断是否洗干净），置尼龙毛于漏斗内沥干。

（2）称取尼龙毛，将其撕匀，装入注射器，高压蒸汽灭菌（可根据过柱的细胞总数来确定注射器的大小和尼龙毛的重量，见表 3-1）。

表 3-1 装尼龙毛柱所用的注射器大小和尼龙毛重量

细胞数量	注射器容量（ml）	尼龙毛重量（g）/注射器	尼龙毛在注射器内体积（ml）
1×10^8	10~12	0.6	6
3×10^8	35	1.6	18
4×10^8	35	2.4	24

（3）用前将柱内尼龙毛用 37℃ 预温的 RPMI-1640 培养液浸润，于 37℃ 静置 30min，然后分别用 Hank's 液和 RPMI-1640 培养液各 5ml 洗柱，流速为 2ml/10s。

2. 1×10^8 个 PBMC 重悬在 1~2ml 含 20%FBS 的 RPMI-1640 培养液中，将细胞悬液装柱，水平置 37℃ 孵育 60min。

3. 用 37℃ 预温的含 20%FBS 的 RPMI-1640 培养液洗脱尼龙毛柱 2 次，流速 1 滴/秒。洗脱液中富含 T 细胞。

4. 用冷的 RPMI-1640 培养液洗脱尼龙毛柱 2 次，边洗边挤压，洗脱液中富含 B 细胞。

【实验结果】 本法分离所得的 T 细胞纯度可达 80%~90%，B 细胞纯度可达 70%~80%，细胞活力可达 90% 以上。可用荧光标记 CD3 单抗（或 E 花环形成试验）鉴定 T 细胞纯度，用抗 Ig 荧光抗体法鉴定 B 细胞纯度，用锥虫蓝染色法鉴定细胞活力。

【注意事项】

1. 尼龙毛柱的质量直接影响分离效果。尼龙毛柱应均匀、松散、连续、不留气泡。装柱的长度应与分离的细胞成正比，一般柱高 6cm，可有效滤过 $(2~3) \times 10^7$ 个细胞。

2. 用手挤压尼龙毛柱时，柱内一定要充满液体。挤压时用力要适度，用力过重，会损伤 B 细胞，还会将黏附力大于 B 细胞的单核细胞也随之挤下；用力过轻则会使 B 细胞流出不全。

3. 冲洗尼龙毛柱时应注意溶液及环境的温度。温度过低，B 细胞和单核细胞易脱落，使 T 细胞纯度下降，B 细胞得率降低。

4. 有些 T 细胞亚群可能滞留在柱内。

5. 尼龙毛可回收利用，用过的尼龙毛可用生理盐水漂洗，然后放入 0.2mol/L HCl 内过夜，洗涤程序同前。

【思考题】

1. 尼龙毛柱分离法分离 T、B 细胞的原理是什么？PBMC 悬液中所含的单核细胞能否除去？为什么？

2. 收集 B 细胞挤压尼龙毛柱时应注意什么？为什么？

3. 用该法分离得到的 T、B 细胞如何进行纯度和活力鉴定？

二、E 花环分离法

【实验目的】 掌握 E 花环分离法分离 T、B 细胞的原理，熟悉操作方法。

【实验原理】 人类 T 细胞表面具有能与 SRBC 结合的受体（E 受体，即 CD2），可与 SRBC 结合形成 E 花环。形成 E 花环后的 T 细胞，体积和比重较其他细胞大，可通过速率沉降（rate sedimentation，即体积分离）或平衡沉降（equilibrium sedimentation，即密度分离）将 T 细胞与 B 细胞加以分离。T 细胞形成的 E 花环在 37℃稳定性较差，采用还原剂 AET（2-氨乙基异硫脲氢溴酸盐，2-aminoethylisothiouronium bromide hydrobromide）或神经氨酸酶（neuraminidase）预处理 SRBC，可使 T 细胞形成大而稳定的花环，且花环形成快速、形成率高。经分离液密度梯度离心后，能形成 E 花环的 T 细胞沉于管底，而不能形成 E 花环的细胞（如 B 细胞和单核细胞）则在分离液的界面。将 E 花环形成细胞用低渗溶液处理，溶解 SRBC，即可获得较纯的 T 细胞。

【实验材料】

1. 阿氏红细胞保存液、新鲜绵羊抗凝血、PBS、NaOH、蒸馏水、神经氨酸酶、AET、Tris-NH$_4$Cl 缓冲液、RPMI-1640 培养液、淋巴细胞分离液、锥虫蓝染液等。

2. 试管、毛细吸管、恒温水浴箱、水平离心机等。

【实验方法】

1. 用神经氨酸酶处理的 SRBC 分离 T 细胞

（1）神经氨酸酶处理的 SRBC 的制备：取用阿氏红细胞保存液对倍稀释的绵羊抗凝血 20～30ml，用 PBS 洗涤 3 次（2000r/min，5min）。末次洗涤后将 SRBC 重悬在 20ml RPMI-1640 培养基中，加入 0.5ml 神经氨酸酶（1U/ml），然后置于 37℃水浴中孵育 30min，再用 PBS 洗涤 SRBC 两次。末次洗涤弃上清液后，按 10%（V/V）加 RPMI-1640 培养液于试管内混匀，置 4℃可存放 2 周左右。

（2）分离 T 细胞与 B 细胞：将（3～4）×10^6 个淋巴细胞重悬在 4ml RPMI-1640 培养液中，加 1ml 10%（V/V）神经氨酸酶处理过的 SRBC 悬液，混匀。将上述 5ml 细胞悬液叠加在 3ml 淋巴细胞分离液上，做密度梯度离心（1500～2000r/min，20min），吸出界面云雾状细胞层，它们是未形成 E 花环的细胞，即 B 细胞；沉淀于管底的 E 花环阳性细胞为 T 细胞群体。

2. 用 AET 处理的 SRBC 分离 T 细胞

（1）称取 402mg AET，溶于 10ml 蒸馏水中配成 0.14mol/L 溶液。用 4mol/L NaOH 溶液调 pH 至 9.0，现用现配。

（2）取离心洗涤后的 SRBC，按 1∶4 的体积比例加入 0.14mol/L AET 溶液，充分混匀。37℃孵育 15min，每 5min 摇匀一次。

（3）用 PBS 或 Hank's 液洗 SRBC 5 次，用 RPMI-1640 培养液配成 1%（V/V）细胞悬液。

（4）取（2～3）×10^6/ml 淋巴细胞悬液与等体积的经 1% AET 处理的 SRBC 悬液混

合，37℃孵育 15~20min，每 5min 摇匀一次。低速离心（500r/min，5min），4℃孵育 40~45min。将该细胞悬液预温至 20℃，叠加于淋巴细胞分离液上做密度梯度离心分离，1500~2000r/min 离心 20min。余后步骤同神经氨酸酶处理的 SRBC 分离 T 细胞法的最后步骤。

【实验结果】 沉淀于管底的 E 花环形成细胞即为 T 细胞群体，用低渗的 Tris-NH$_4$Cl 缓冲液溶解 SRBC，即可获得较纯的 T 细胞。

【注意事项】
1. 10%~80% 的 NK 细胞也能表达 CD2 分子，故用此法分离的 T 细胞难免混杂 NK 细胞。必要时可用 Percoll 非连续性密度梯度离心法将 T 细胞与 NK 细胞加以分离。

2. AET 处理的 SRBC 悬液 4℃可存放 1 周，但 SRBC 悬液有溶血者不宜使用。

3. 小牛血清（RPMI-1640 培养液中）用 SRBC 吸收后使用，可除去小牛血清中的凝集素，从而提高 T 细胞的分离率。

4. AET-SRBC 花环形成后，应立即计数，否则当 37℃温热后，花环可解离。

5. 所用溶液 pH 以 7.2~7.4 为宜，温度在 30℃以上或 10℃以下可影响 E 花环形成，最适温度为（23±2）℃。

6. 为了获得更纯的 B 细胞，可往 B 细胞制备液中加入抗 T 细胞的单抗和补体，经保温破坏混入的少量 T 细胞；反之，T 细胞制备液中加入抗 B 细胞抗体和补体，可得到纯度更高的 T 细胞。

7. 可分别采用 CD3、CD19 单抗间接免疫荧光试验鉴定 T、B 细胞纯度，锥虫蓝染色法计数细胞存活率。

【思考题】
1. 用 E 花环分离法分离 T、B 细胞的原理是什么？
2. E 花环形成细胞均为 T 细胞吗？为什么？
3. 试验中使用的神经氨酸酶和 AET 的作用是什么？
4. 采用 CD3、CD19 单抗的间接免疫荧光试验为什么能鉴定 T、B 细胞的纯度？

实验十二　NK 细胞的分离

自然杀伤细胞（NK 细胞）来源于骨髓淋巴样干细胞，成熟的 NK 细胞离开骨髓进入外周免疫器官，主要分布于外周血和脾脏，在淋巴结和其他组织中也有少量存在；NK 细胞归属于固有淋巴样细胞（innate lymphoid cell，ILC），是一类表面标志为 CD3$^-$CD19$^-$CD56$^+$ 和胞内转录因子 E4BP4$^+$ 的固有淋巴样细胞。单细胞 RNA 测序揭示了 NK 细胞的多样性，确定了三大主要 NK 细胞群体：NK1 细胞、NK2 细胞和 NK3 细胞。经典的 NK 细胞分离方法有 Percoll 密度梯度离心法、补体裂解法、免疫磁珠或流式细胞术分选等方法。下面介绍 Percoll 非连续密度梯度离心法分离 NK 细胞。

【实验目的】 了解 Percoll 非连续密度梯度离心法分离 NK 细胞的方法。

【实验原理】 Percoll 是一种经聚乙烯吡咯烷酮（PVP）处理的硅胶颗粒。它的渗透压低（<20mOsm/kg H$_2$O），黏度小，扩散常数低，形成的梯度较稳定，可形成高达 1.3g/ml 的密度。采用预先形成的密度梯度可在低离心力［(200~1000)×g］下于数分钟至数十分钟内达到满意的细胞分离结果，而且 Percoll 不穿透生物膜，对细胞无毒害，因此广泛用于细胞、亚细胞成分、细菌及病毒的分离，还可将受损细胞及其碎片与完好的活细胞分离。

【实验材料】
1. pH 7.3 枸橼酸缓冲液。

2. 淋巴细胞分离液 [密度（1.077±0.001）g/ml]、外周抗凝血。
3. Percoll 细胞分离液。
4. Hank's 液（含 5% 小牛血清）、生理盐水、PBS。
5. 试管、注射器、吸管、水平离心机等。

【实验方法】
1. PBMC 的分离
（1）将外周抗凝血与 pH7.3 枸橼酸缓冲液按体积比 7∶1 混合。
（2）1000r/min 离心 10min，弃上清液，用吸管小心吸取细胞沉淀上面富含白细胞的部分。
（3）以 3 倍体积的 Hank's 液稀释细胞，置于淋巴细胞分离液上，2000r/min 离心 20min。
（4）小心吸取界面白细胞部分，用 Hank's 液洗 2 次，配成 $(0.5\sim1)\times10^8$/ml。

2. Percoll 非连续密度梯度离心
（1）不同浓度（密度）Percoll 悬液的制备：利用 PBS 稀释 100% Percoll（配制见附录）配制几种不同浓度的 Percoll 分层液，范围为 40%～57.5%，每梯度相差 2.5%，即 57.5%、55%、52.5%、50%、47.5%、45%、42.5% 和 40% 8 种不同浓度，稀释度与密度呈线性相关。
（2）不连续梯度密度 Percoll 层的制备：取 1 支 15 ml 试管，先将试管壁用小牛血清湿润，除去多余血清（这种处理可使逐层叠加的 Percoll 悬液平稳沿管壁流下，形成满意的界面）。将不同密度的 Percoll 悬液按照从高密度至低密度，每层 Percoll 悬液 1.2～1.5ml，按顺序依次加入到 15ml 离心管中。最后加 1ml 细胞悬液于 Percoll 分层液的顶部，2000r/min 离心 30min。
（3）小心地吸取第 2、3 部分的细胞。第 1 部分在顶部液体与 40% Percoll 之间，第 2 部分在 40%～42.5% 的 Percoll，第 3 部分在 42.5%～45% 的 Percoll，第 2、3 部分富含 NK 细胞。
（4）用 Hank's 液洗涤 2 次，1000r/min 离心 10min，细胞重悬于 Hank's 液中，4℃ 存放备用。

【实验结果】 通过形态学和细胞活力分析，Percoll 密度梯度离心法分离的 NK 细胞，80% 为大颗粒淋巴细胞，细胞活力可达 95%。

【注意事项】
1. 采集新鲜血液标本，抽取人外周静脉血及整个细胞分离过程需要注意无菌操作。人体血液标本有潜在的生物安全性问题，需注意实验防护。
2. 样品体积和细胞浓度根据不同细胞而异，一般加样体积不宜过大，细胞浓度也不可过高，否则会影响细胞的分离和回收。
3. 由于多层 Percoll 悬液之间密度差别不大，因此离心机加速、降速时要慢且平稳，以保持清晰稳定的界面。
4. 一般用枸橼酸盐抗凝，枸橼酸盐能更有效阻断补体系统在体外活化。

【思考题】
1. 如何根据细胞表面标志来鉴定 NK 细胞？
2. NK 细胞在体内的主要免疫学功能是什么？

实验十三　小鼠脾细胞的制备

脾脏是体内最大的外周免疫器官，是各种成熟淋巴细胞定居的场所，其中 B 细胞约占脾淋巴细胞总数的 60%，T 细胞约占脾淋巴细胞总数的 40%，还有少量 NK 细胞。由于小鼠脾细胞中含有 T 细胞、B 细胞和 NK 细胞，因此，在科研工作中常用小鼠脾细胞来进行免疫细胞功能的检测，如 T 细胞增殖功能的检测、B 细胞增殖功能的检测，NK 细胞杀伤功能的检测等。本实验运用机械方法使脾细胞从脏器中分离出来。

【实验目的】 熟悉小鼠脾细胞的制备方法及在科研工作中的实际应用。

【实验原理】 小鼠脾细胞中含有 T 细胞、B 细胞和少量 NK 细胞，从小鼠脾细胞中获得上述细胞，可分别用于在体外检测小鼠的细胞免疫功能、体液免疫功能，以及 NK 细胞的杀伤功能。

【实验材料】

1. 6～8 周龄昆明种小鼠，雌雄不限，体重 18～20g。

2. 75% 乙醇、Hark's 液、生理盐水、胶原酶（Ⅲ型）、锥虫蓝染液、蒸馏水等。

3. 解剖器械（眼科剪、眼科镊等）、托盘、玻璃平皿、注射器、尼龙网、无菌纸、不锈钢筛网、吸管、试管、离心机、离心管等。

【实验方法】

1. 颈椎脱臼处死小鼠，用 75% 乙醇浸泡 3～5min，取出小鼠固定于无菌纸上，左腹侧朝上。

2. 在小鼠左腹侧中部剪开小口，撕开皮肤，暴露腹壁，可见长条状、紫红色的脏器，此即为脾脏。

3. 在脾脏下侧提起腹膜，剪开后上翻，暴露脾脏，用镊子提起脾脏，眼科剪分离脾脏下面的结缔组织，取出脾脏，置冰浴平皿中，加少许 Hank's 液。

4. 制备脾细胞悬液

（1）梳刮法：脾脏可用眼科镊轻轻梳刮，避免将脾脏弄成碎片，将细胞悬液吸入离心管中，自然沉降 5min，将悬液移至另一离心管中，弃去较大的组织块，离心沉淀细胞。

（2）筛网研磨法：将脾脏放置不锈钢筛网（100 目或 200 目）上，用注射器针芯轻轻研压脾脏，获细胞悬液。

（3）酶消化法：将脾脏用眼科镊夹碎，每只脾脏加入 400U/ml 胶原酶（Ⅲ型）5ml，37℃ 消化 20min，用尼龙网过滤，得到单细胞悬液。

5. 吸取脾细胞悬液，移入试管中，用 Hank's 液洗涤 3 次，1000r/min 离心 10min。

6. 吸弃上清液，在细胞沉淀中加入 1ml 蒸馏水，振荡混匀，60s 内再加入 1ml Hank's 液，振荡混匀，放入水平离心机，1000r/min 离心 10min。

7. 用 Hank's 液洗涤细胞 3 次，1000 r/min 离心 10min。弃上清液，加入适量 Hank's 液重悬细胞即可得到脾细胞悬液。

【实验结果】

1. 观察脾脏结构是否完整，称重。

2. 根据品系不同，1 只 6～8 周龄小鼠，可得（5～20）×10^7 细胞。

3. 细胞计数时用 0.4% 锥虫蓝染液染色后观察，活细胞数应在 90% 以上。根据计数结果，将脾细胞悬液配成实验所需浓度。

【注意事项】

1. 低渗法溶解脾细胞中的 RBC 时，低渗状态不能超过 1min，否则会影响所分离脾细胞的活性。

2. 因为分离出的脾细胞在后续实验中还要继续培养，故操作过程要严格无菌操作；脾细胞制备要放在冰浴中，以尽量避免细胞死亡带来的误差。

3. 手术器械除术前高压蒸汽灭菌外，也可将手术器械浸泡在 95% 乙醇的容器中，使用前取出器械，在酒精灯上烧灼去除乙醇，即可保证无菌，此法较为简便。

【思考题】
1. 制备的小鼠脾细胞中主要含哪些免疫细胞？在科研工作中有哪些实际应用？
2. 为什么说进行小鼠脾细胞的制备，无菌操作至关重要？怎样才能把好无菌操作关？

实验十四 小鼠腹腔吞噬细胞的制备

一、小鼠腹腔巨噬细胞的制备

机体内具有吞噬功能的细胞称为吞噬细胞，主要包括单核/巨噬细胞、树突状细胞和中性粒细胞。单核细胞（monocyte）在单核细胞趋化蛋白-1（MCP-1）等趋化因子作用下迁移至全身组织器官，分化发育为巨噬细胞（macrophage）。巨噬细胞是一种专职性抗原提呈细胞，既参与固有免疫应答，也参与适应性免疫应答，故可通过检测巨噬细胞的活性来反映机体的免疫功能。下面介绍从小鼠腹腔渗出细胞中分离巨噬细胞的方法。

【实验目的】 熟悉小鼠腹腔巨噬细胞制备的原理与方法。

【实验原理】 巨噬细胞具有对异物吞噬和消化的功能。预先向小鼠腹腔注入少许异物（如液体石蜡、巯基乙酸盐、淀粉、冷冻果糖液等），引起小鼠无菌性炎症渗出，可使巨噬细胞渗出增加，以提高腹腔渗出液中巨噬细胞的浓度。异物注入后数小时或数天后吸出腹腔液，其中 70%～80% 为巨噬细胞，然后进行形态观察、计数及功能测定等。

【实验材料】
1. 昆明种小鼠（6～8 周龄），体重 18～20g，雌雄均可。
2. 络合碘、75% 乙醇、生理盐水、RPMI-1640 培养液（含 5% 小牛血清）、锥虫蓝染液、5% 淀粉肉汤液、Hank's 液等。
3. 托盘、剪刀、镊子、解剖固定板、毛细吸管、直径玻璃平皿或细胞培养瓶、吸管、试管、离心机、离心管等。

【实验方法】
1. 给小鼠腹腔注射 5% 淀粉肉汤液 1ml。
2. 72h 后再给小鼠腹腔注射 Hank's 液 3～5ml，轻揉其腹部。颈椎脱臼法处死小鼠，75% 乙醇浸泡 1～3min 进行消毒，移入生物安全柜内仰卧固定于解剖固定板上。
3. 用镊子将腹部皮肤提起，使其与腹膜分开，再剪开腹部皮肤，用镊子提起腹壁剪口处，剪开腹膜，用毛细吸管收集腹腔渗出液，其中富含巨噬细胞。
4. 将收集的腹腔液置于无菌离心管内，1500r/min 离心 10min，吸弃上清液。用 Hank's 液洗涤细胞一次，用 RPMI-1640 培养液（含 5% 小牛血清）重新悬浮细胞，调整细胞浓度为 2×10^6 /ml，采用平皿黏附法去除非黏附细胞（或培养瓶贴壁培养法留下贴壁细胞）后，制成细胞悬液。

【实验结果】
1. 高倍镜下观察小鼠腹腔巨噬细胞的形态（图 3-9，彩图 5），用锥虫蓝染色法检测细胞活力。
2. 计数巨噬细胞的得率，用本法制备的腹腔渗出液细胞中，巨噬细胞可达 70%～80%。

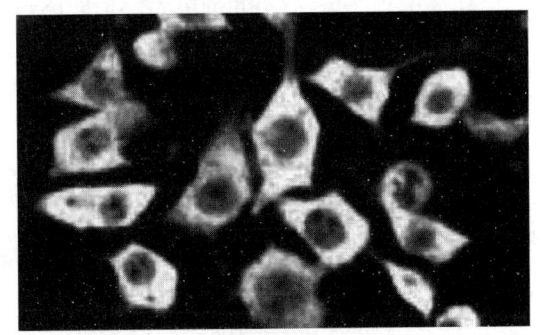

图 3-9 小鼠腹腔巨噬细胞（10×40）

【注意事项】

1. 腹腔注射后应轻揉腹部，既要避免渗血，又要确保巨噬细胞游离出来，然后彻底灌洗，尽可能获得较多的巨噬细胞。

2. 本法也可用于大鼠、豚鼠腹腔巨噬细胞的收集，如所需用量较小时也可直接用 Hank's 液灌洗收集。

3. 用毛细吸管吸取腹腔液时，尽可能避开腹腔脏器，以免刺破血管或肠壁，导致血液流入腹腔，影响实验结果。

4. 吸出的腹腔液应用 Hank's 液洗涤后再贴壁，否则有血浆膜形成，影响贴壁。

5. 贴壁巨噬细胞分离有多种方法，如利多卡因孵育法等，但大多不够理想，故细胞分离后应用锥虫蓝染色检测细胞活力。

6. 炎性巨噬细胞的制备可用 3% 巯基乙酸培养基 2ml，注入小鼠腹腔，4 天后同法收集腹腔液细胞，每只小鼠腹腔细胞产量可以增加到 3×10^7 左右。需要指出的是炎性巨噬细胞的功能活性与正常腹腔巨噬细胞有很大差异。

【思考题】

1. 分离的小鼠腹腔巨噬细胞一般可用来进行哪些免疫学实验？
2. 巨噬细胞和单核细胞有何区别和联系？
3. 巨噬细胞的免疫功能主要有哪些？
4. 实验前 72h 给小鼠腹腔注射 5% 淀粉肉汤液的作用是什么？

二、小鼠腹腔中性粒细胞的制备

中性粒细胞（neutrophil）又称为多形核细胞（polymorphonuclear cell，PMN），是一种重要的免疫细胞，具有活跃的变形运动和吞噬能力，在炎症发生过程中发挥重要作用，尤其是抗化脓菌感染作用强。常用小鼠腹腔及外周血中性粒细胞和人外周血中性粒细胞研究其功能。正常情况下，一只小鼠腹腔内能分离到的中性粒细胞数少于 1×10^6，若大量制备则需要进行诱导。本实验重点介绍一种诱导和大量制备小鼠腹腔中性粒细胞的方法。

【实验目的】 熟悉小鼠腹腔中性粒细胞制备的原理和方法。

【实验原理】 中性粒细胞具有对异物吞噬和消化的功能。预先向小鼠腹腔注入少许异物（如液体石蜡、巯基乙酸盐、淀粉、蛋白质等），引起小鼠无菌性炎症渗出，以提高腹腔渗出液中中性粒细胞的浓度。异物注入后数小时或数天后吸出腹腔液，采用密度梯度离心法分离中性粒细胞，然后进行形态观察、计数及功能测定等。

【实验材料】

1. 昆明种小鼠（6~8 周龄），体重 18~20g，雌雄均可。
2. 酪蛋白、PBS、Percoll 分层液、75% 乙醇等。
3. 注射器、聚丙烯离心管、超速离心管、注射器、吸管、显微镜、离心机等。
4. 锥虫蓝染液。

【实验方法】

1. **配制酪蛋白液** 将 9g 酪蛋白缓慢加入 100ml PBS，加热溶解；高压蒸汽灭菌，4℃保存备用（可保存 1~2 周），在使用前加热至室温。

2. **制备小鼠腹腔细胞**

（1）给小鼠腹腔注射酪蛋白液 1ml，第 2 天重复注射 1 次。

（2）第 2 次注射后 3h 用 75% 乙醇消毒小鼠腹部，暴露腹壁。

(3) 用 10ml 注射器（21 号针头）给小鼠腹腔注射 5ml PBS（含 0.02%EDTA）。
(4) 轻揉小鼠腹部，并用同一个注射器轻轻将腹腔液吸至 15ml 聚丙烯离心管。
(5) 1000r/min 或 200×g 离心 10min，弃上清液，用 PBS 洗 3 遍后收集细胞。
(6) 将细胞悬浮于 1ml 室温 PBS 中，通过锥虫蓝染色检查细胞活力。

3. 通过连续密度梯度离心法分离中性粒细胞（图 3-10）

(1) 将收集的 1ml 腹腔细胞（5×10^7/ml）与 9ml Percoll 分层液置于 10ml 超速离心管中混合。
(2) 超速离心混合液（4℃，25 700r/min 或 60 650×g），吸弃含有巨噬细胞和淋巴细胞的第 1 层液体，收集第 2 层中的细胞。
(3) 将所得细胞加 PBS 10ml，室温 1000r/min 或 200×g 离心 5min，弃上清液。
(4) 通过锥虫蓝染色检查细胞活力，计数细胞后根据需要用 PBS 或适宜的培养基将细胞稀释备用。

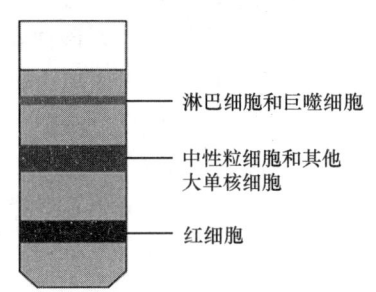

图 3-10 中性粒细胞分离示意图

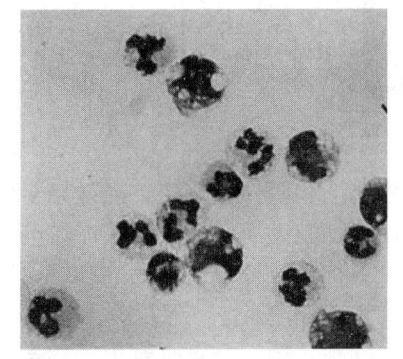

图 3-11 小鼠腹腔中性粒细胞（10×40）

【实验结果】

1. 高倍镜下观察小鼠腹腔中性粒细胞的形态（图 3-11，彩图 6），用锥虫蓝染色检查细胞活力。
2. 计数中性粒细胞的得率，本法制备的腹腔渗出液细胞所含中性粒细胞的比例可达 70% 左右。

【注意事项】

1. 充分揉搓小鼠腹腔，尽可能将腹腔液细胞全冲洗下来。
2. 用注射器吸取腹腔液时，尽可能避开腹腔脏器，以免刺破血管或肠壁，导致血液流入腹腔，影响实验结果。
3. 若需获得更多小鼠腹腔细胞可以重复实验方法 2"制备小鼠腹腔细胞"中的步骤（3）和（4）多次。
4. 用吸管吸弃第 1 层液体时，动作要轻巧，最好一次完成，避免将第 2 层细胞冲散。
5. 实验操作应尽快完成，以免死细胞数量增加。活细胞百分率过低可能会影响某些实验的正常进行。
6. 人外周血中性粒细胞可采用右旋糖酐法分离。

【思考题】

1. 分离所得的小鼠腹腔中性粒细胞可用来进行哪些免疫学实验？
2. 中性粒细胞的免疫功能主要有哪些？

实验十五 免疫磁珠法分离免疫细胞及亚群

免疫磁珠（immunomagnetic bead，IMB）是一种均匀、具有超顺磁性及保护性壳的球形小粒子，由载体微球和免疫配基结合而成。载体微球的核心部分为金属小颗粒（Fe_3O_4、Fe_2O_3 等），是一种磁性高且较稳定的磁性材料，核心外包裹一层高分子材料（如聚氯乙烯、聚苯乙烯、聚乙烯亚胺等），最外层是功能基层，如羟基（—OH）、氨基（—NH_2）、醛基（—CHO）、羧基（—COOH）。由于载体微球表现出的物理性质不同，可共价结合不同的免疫配基，如酶、细胞、抗原、抗体、DNA、RNA 等生物活性物质。配基具有生物专一性的特点，且载体微球与配基结合不影响或改变配基原有的生物学特性，保证了磁珠的特殊识别功能。

免疫激活磁珠分选法（magnetic activated cell sorting，MACS）分离细胞基于细胞表面抗原能与磁珠上连接的特异性单抗相结合，在外加磁场中，通过抗体与磁珠相连的细胞被吸附而滞留在磁场中，无该种表面抗原的细胞由于不能与磁珠上连接的特异性单抗结合而没有磁性，不能在磁场中停留，从而使细胞得以分离（图3-12，彩图7）。

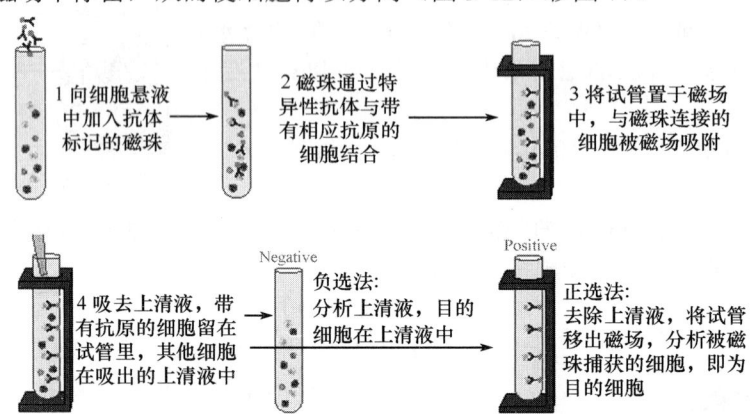

图 3-12　免疫激活磁珠分选法基本过程

免疫激活磁珠分选法分为正选法和负选法，也称阳性分选法和阴性分选法。磁珠结合的细胞就是所要分离获得的细胞，即为阳性分选法；磁珠结合的细胞为不需要的细胞，游离于磁场的细胞为所需细胞，即为阴性分选法。阴性分选法需要多种抗体标记不需要的细胞，因而磁珠用量比阳性分离法多。

除用单抗直接标记磁珠外，还可采用间接标记磁珠进行细胞分选。后者有抗免疫球蛋白磁珠、抗生物素磁珠或链霉亲和素磁珠、抗荧光素磁珠等，极大地扩展了细胞分选范围。

免疫激活磁珠分选免疫细胞的纯度和获得率与磁珠所连接抗体的特异性和磁珠的特性有密切关系。直径为 50nm 左右的小磁珠一般来说对细胞无毒性，可生物降解，不改变细胞功能，分离细胞可以直接进行后续实验，如流式细胞仪分析或分选、细胞培养、分子生物学研究、回输给人或动物；大磁珠的缺点可能会影响分选细胞的生物学活性，不利于分离后的细胞培养。随着相关技术以及仪器设备的发展，通过磁珠分选细胞越来越简便，且纯度和获得率越来越高，而对细胞的影响越来越小，故已广泛应用于人、大鼠及小鼠免疫细胞及其亚群、肿瘤细胞等的分离及纯化。本节以直接阳性免疫激活磁珠法分选 $CD19^+$ 细胞（B220 细胞）即 B 细胞为例，介绍细胞分选过程。

【实验目的】　熟悉直接阳性免疫激活磁珠分选法分离 B 细胞的原理、方法及应用。

【实验原理】　CD19 表达于除浆细胞外的各发育阶段的 B 细胞，用与 B 细胞表面 CD19 抗原特异性结合的抗-CD19 微珠（microbeads），可从外周血和其他组织（如骨髓、淋巴结和脾脏）中阳性选择人或小鼠 B 细胞。分选后的细胞可用于后续的细胞培养和功能研究。

【实验材料】

1. 小鼠或人单个核细胞悬液。

2. 小鼠或人 CD19 阳性分选免疫磁珠（结合有荧光素标记的抗小鼠或人 CD19 的单抗）。

3. Midi MACS 磁性细胞分选器（由永久性磁铁和支架构成）及分选柱（填充有不同规格的磁珠）。

4. 含 10% FBS 的 RPMI-1640 培养液。
5. 分选缓冲液（含 0.5%BSA 的无菌 PBS 液）、0.83% NH_4Cl、锥虫蓝染液等。
6. 15ml 无菌离心管、移液管等。
7. 低温离心机、生物安全柜、流式细胞分析仪等。

【实验方法】

1. 重悬单个核细胞 ①分离人 PBMC 后，用 4℃ 预冷的分选缓冲液洗涤细胞 2 次，重悬细胞（100×10^6 个细胞悬浮于 500μl 缓冲液中）；②分离小鼠脾脏单个核细胞，取 2～3 只小鼠的脾脏制备单个核细胞，加入 0.83% NH_4Cl 去除红细胞后用 4℃ 预冷的无菌分选缓冲液洗涤细胞 2 次，重悬细胞。

2. 孵育免疫磁珠 加入抗-CD19 磁珠（每 1×10^7 个细胞加入 20μl），充分混匀，4℃ 避光孵育 15min。

3. 重悬磁性标记细胞 用 10ml 4℃ 预冷的分选缓冲液终止磁珠孵育，混匀后于 4℃ $200 \times g$ 离心 10min；弃上清液，收集细胞并用分选缓冲液重悬细胞（1×10^8 个细胞重悬于 500μl 缓冲液中）。

4. 细胞过柱 将分选柱放入磁场中，在分选柱下放一个无菌的 15ml 离心管；用 3ml 4℃ 预冷的分选缓冲液润洗分选柱，润洗结束后在分选柱下放置一个新的无菌 15ml 离心管；将磁性标记细胞悬液加入分选柱中，在液体即将流尽时加 3ml 分选缓冲液冲洗分选，共 3 次。

5. 收集 B 细胞 将分选柱从磁场中取出，放在一个新的无菌 15ml 离心管上，加 5ml 分选缓冲液于分选柱中，将分选柱配备的活塞塞进分选柱并挤压洗脱阳性细胞，即 B 细胞。

6. 重悬 B 细胞 $200 \times g$ 离心 10min 后弃上清液收集 B 细胞，用含 10% FBS 的 RPMI-1640 培养液重悬细胞沉淀，计数细胞后调整细胞浓度为 2×10^6/ml，用于后续细胞纯度、活力及回收率的分析。

7. B 细胞纯度、活力及回收率分析
（1）细胞纯度及回收率：分别在用 CD19 单克隆抗体包被的磁珠分离前后，采用荧光素标记的抗小鼠或人 CD19 的单克隆抗体标记 B 细胞，经流式细胞术检测细胞 CD19 抗原表达百分率，计算出 B 细胞纯度及回收率。
（2）细胞活力：采用常规的锥虫蓝染色法计算活细胞百分率。

【实验结果】 免疫磁珠分选柱纯化后的 $CD19^+$ 细胞平均纯度和回收率均大于 90%，活细胞率超过 95%。

【注意事项】

1. 样本需为去除血小板的 PBMC。
2. 抗体包被磁珠对死细胞常有非特异性结合，当样品中死细胞数量太多时，可用 Ficoll 密度梯度离心法先去除死细胞。
3. 上分离柱前，充分振荡，混悬细胞，打散细胞团块；或者采用厂家提供的筛网过滤团块，以免发生堵塞。
4. 润洗分选柱或加细胞悬液于分选柱时，应垂直加入液体，避免产生气泡和细胞团块。
5. 在加入免疫磁珠的同时或之前用抗体阻断 Fc 受体，可降低非特异性结合，提高纯度。
6. 根据所分选的总细胞数及磁性标记细胞数选择合适容量的阳性分选柱。
7. 流式细胞术鉴定细胞纯度所用荧光抗体针对的抗原表位，要选择与分选时所用的磁铁包被抗体不同的表位。
8. 若分离细胞用作培养，须在生物安全柜中完成所有操作过程。

【思考题】
1. 免疫激活磁珠分选法分离免疫细胞及亚群的原理是什么？
2. 本实验中免疫磁珠上结合的是什么免疫物质？

实验十六　流式细胞术分选免疫细胞

流式细胞分选仪是一种集光学、流体力学、电力学和计算机技术于一体的仪器，可对细胞进行多参数定量测定、综合分析并从复杂的细胞群体中得到高纯度的靶细胞，以进行深入研究。基本流程为：将待测细胞悬液与荧光素标记抗体反应后，在压力作用下，细胞排成单列经流动室下方喷嘴喷出形成液滴射流，每一液滴包裹一个细胞。单液滴射流与高速聚焦激光束相交，液滴中的细胞受激发光照射，产生散射光并发出各种荧光信号，后者被接收器检测。同时，分选部件将所欲分选细胞赋以电荷，带电液滴在分选器的作用下偏向带相反电荷的偏导板，落入适当容器中，达到分选的目的（图3-13）。本节以流式细胞术（flow cytometry，FCM）分选小鼠脾脏中 $CD4^+CD25^-CD62L^+CD44^-$ 初始 T 细胞为例，介绍流式细胞术的分选过程。

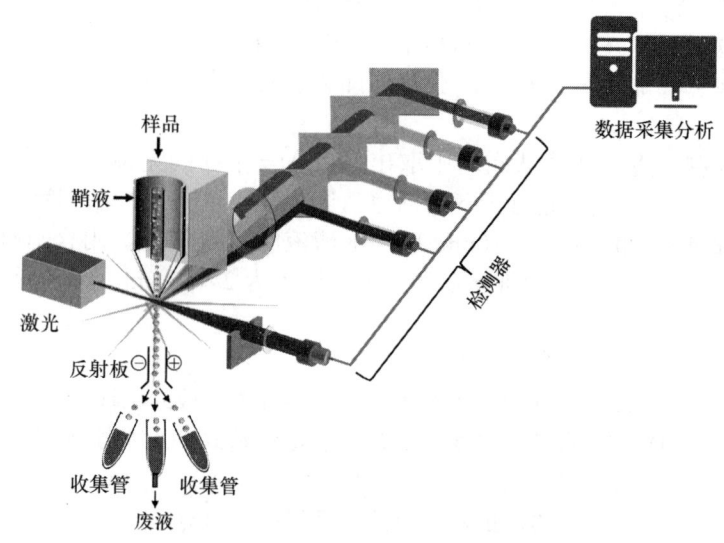

图 3-13　流式细胞分选仪工作原理示意图

【实验目的】　熟悉流式细胞术分选初始 $CD4^+$ T 细胞的原理、方法及应用。

【实验原理】　初始 $CD4^+$ T 细胞（naïve $CD4^+$ T cell）是指从未接受过抗原刺激的成熟 $CD4^+$ T 细胞，处于细胞周期的 G_0 期，表达高水平的 L 选择素（CD62L），而不表达黏附分子 CD44 和 IL-2R 的 α 链（CD25）。取实验十三的小鼠脾细胞悬液与不同荧光素标记的抗体孵育后，利用流式细胞分选仪分选 $CD4^+CD25^-CD62L^+CD44^-$ 初始 T 细胞。分选后的细胞可用于 $CD4^+$ T 细胞亚群的分化实验。

【实验材料】
1. 小鼠脾细胞悬液。
2. 荧光素标记的抗小鼠的单抗：FITC anti-mouse CD4，PE anti-mouse CD25，Percp-cy5.5 anti-mouse CD62L，APC anti-mouse CD44（Invitrogen 公司）。
3. 带帽无菌流式管。
4. 含 10% FBS 的 RPMI-1640 培养液。

5. 分选缓冲液（含 0.5% BSA 的无菌 PBS 液）。
6. 15ml 无菌离心管、移液管。
7. 低温离心机、生物安全柜。
8. 流式细胞分选仪（BD FACSAria Ⅲ）。

【实验方法】

1. 小鼠脾细胞悬液的制备（见实验十三）。孵育荧光素标记的抗体：分别加入不同荧光素标记的 CD4、CD25、CD62L 和 CD44 的单抗（每 $10×10^6$ 个细胞加入 1μl 抗体于 100μl 分选缓冲液中），充分混匀，4℃避光孵育 30min。同时，准备未染管和单染管，用于调试流式程序。

2. 终止并洗去未结合的抗体 用 5ml 4℃预冷的分选缓冲液终止抗体孵育，混匀后于 4℃ $300×g$ 离心 10min；弃上清液，收集细胞并用分选缓冲液重悬细胞（$100×10^6$ 个细胞重悬于 500μl 缓冲液中）。

3. 流式分选 开启 BD FACSAria Ⅲ 分选仪后，利用未染管和单染管调试流式程序，并用样本管圈出初始 $CD4^+$ T 细胞（图 3-14）。在收集槽中放一个无菌的 15ml 离心管（内含 3ml 含血清 RPMI-1640 培养液），用于收集初始 $CD4^+$ T 细胞。设置好参数后即可进行细胞分选。

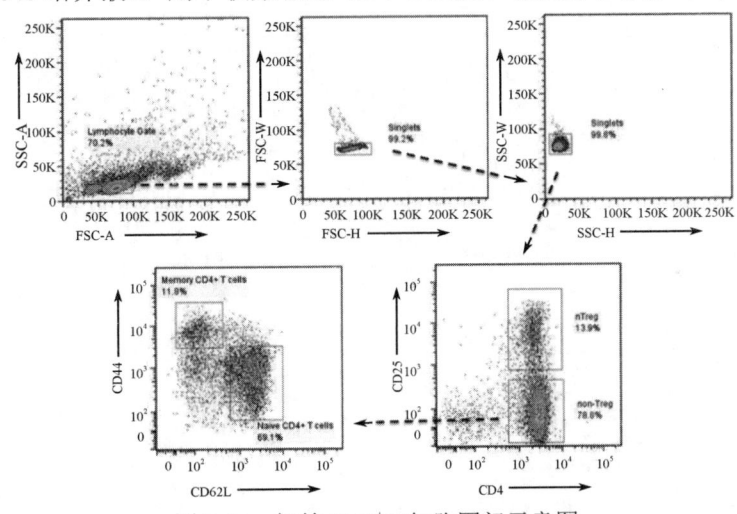

图 3-14 初始 $CD4^+$ T 细胞圈门示意图

4. 重悬初始 $CD4^+$ T 细胞 $300×g$ 离心 10min 后弃上清液收集细胞，用含 10% FBS 的 RPMI-1640 培养液重悬细胞沉淀，计数细胞后调整细胞浓度为 $2×10^6$/ml，用于后续细胞纯度、活力及回收率的分析。

5. 初始 T 细胞纯度及活力分析

（1）细胞纯度检测：取 $5×10^4$ 分选的细胞，经 BD FACSAria Ⅲ 检测 $CD4^+CD25^-CD62L^+CD44^-$ 细胞的比例，计算出初始 $CD4^+$ T 细胞的纯度。

（2）细胞活力：采用常规的锥虫蓝染色法计算活细胞百分率。

【实验结果】 流式细胞术分选的初始 $CD4^+$ T 细胞纯度达 95% 以上，活细胞率超过 95%。

【注意事项】

1. 脾细胞悬液须为单细胞悬液，不能含有絮状沉淀。

2. 上流式细胞分选仪前，充分振荡，混悬细胞，打散细胞团块；或者采用厂家提供的筛网过滤团块，以免发生堵塞。

3. 在加入流式抗体之前用抗体阻断 Fc 受体，可降低非特异性结合，提高纯度。
4. 全部操作尽可能避光，以免荧光衰减。
5. 若分离细胞用作培养，须在生物安全柜中完成所有操作过程。

【思考题】
1. 流式细胞术分选免疫细胞的原理是什么？
2. 体外如何诱导初始 T 细胞向 Th1 或 Th2 分化？
3. 试比较流式细胞术和免疫激活磁珠法分选免疫细胞的异同及优缺点？

（雷爱华　赵兰华　曾铁兵）

第二篇 基础性实验

第4章 凝集反应

颗粒性抗原（细菌、螺旋体、红细胞或带有抗原的颗粒载体等）在适当条件（合适的温度、pH、电解质等）下与相应抗体特异性结合，二者比例适当时可形成肉眼可见的凝集团块，此类反应称为凝集反应（agglutination reaction）。

凝集反应主要分为直接凝集反应（direct agglutination）和间接凝集反应（indirect agglutination）两大类。

颗粒性抗原与相应抗体的反应可用直接凝集来进行定性和定量。而可溶性抗原与相应抗体的反应不能发生肉眼可见的直接凝集现象。借鉴直接凝集反应的原理，把可溶性抗原（或抗体）吸附在与免疫学反应无关的颗粒性物质（载体）表面，然后与相应的抗体（或抗原）混合，就会产生特异性的结合，在适当条件下，这些颗粒就会发生凝集现象。这种借助于载体的抗原抗体特异性结合后出现的凝集现象就叫作间接凝集反应。

实验十七 直接凝集反应

直接凝集反应是指颗粒性抗原在电解质参与下直接与相应抗体结合出现的凝集反应。在操作上有玻片凝集和试管凝集两类。

一、玻片凝集试验

（一）细菌的鉴定

【实验目的】 掌握细菌鉴定的原理、方法及应用。

【实验原理】 用已知抗体（诊断血清）与待测细菌表面的相应抗原特异性结合，在玻片上直接出现肉眼可见的凝集现象。为定性实验方法，反应快速、简便，常用于菌种的鉴定和分型。

【实验材料】

1. 伤寒沙门菌、痢疾志贺菌固体斜面 8~24h 培养物。
2. 1:20 生理盐水稀释的伤寒沙门菌诊断血清。
3. 生理盐水、接种环、载玻片等。

【实验方法】

1. 将载玻片分为3格，在第3格内加1滴生理盐水，第1、2格内各加1滴伤寒沙门菌诊断血清。
2. 用灭菌后的接种环从斜面培养基挑取伤寒沙门菌菌苔少许，置于第3格内磨匀，随即将环上余菌置于第1格内磨匀；接种环灭菌后挑取痢疾志贺菌菌苔少许磨匀于第2格。
3. 轻摇载玻片，静置 1~2min 后室温下观察结果。

【实验结果】 第1格内形成白色小块凝集物，液体清亮，凝集反应阳性；第2、3格内出现均匀浑浊现象，凝集反应阴性。

【注意事项】

1. 接种环每次取不同细菌培养物前后均要烧灼灭菌。

2. 接种环须冷却后才能取细菌培养物，取时勿将琼脂刮下。

3. 载玻片应置于消毒缸内，切不可自行冲洗或乱丢；实验完毕后应在消毒液中泡手 2～3min。

（二）ABO 血型鉴定

【实验目的】 熟悉人类 ABO 血型鉴定的原理、操作步骤及结果判断。

【实验原理】 ABO 血型系统是按照血液中红细胞表面的抗原分子来命名的。人类 ABO 血型抗原有两种：A 抗原和 B 抗原。A 型血红细胞表面有 A 抗原，B 型血红细胞表面有 B 抗原，AB 型血红细胞表面有 A、B 两种抗原，O 型血红细胞表面既无 A 抗原也无 B 抗原（表 4-1）。

表 4-1　ABO 血型分型原理

血型	红细胞表面抗原	血清中存在的天然抗体
A 型	A-Ag	抗 B-Ab
B 型	B-Ag	抗 A-Ab
AB 型	A-Ag、B-Ag	无抗 A-Ab、无抗 B-Ab
O 型	无 A-Ag、无 B-Ag	抗 A-Ab、抗 B-Ab

ABO 血型鉴定是根据人类红细胞表面有不同的血型抗原，故用已知的抗 A 和抗 B 单克隆抗体，与受试者红细胞上的相应抗原特异性结合做直接玻片凝集试验，根据红细胞是否出现凝集，便可判定出受试者的血型。

【实验材料】

1. 抗 A 抗 B 血型定型试剂（单克隆抗体）、生理盐水等。

2. 载玻片、无菌采血针、碘伏棉签、无菌棉签、无菌牙签、酒精灯、毛细吸管、记号笔等。

【实验方法】

方法一

1. 取洁净载玻片一块，在酒精灯火焰上烧灼灭菌；冷却后用记号笔将玻片划分两半，左上角注 A 字样，右上角注 B 字样。

2. 用碘伏棉签消毒手指末端（常为左手环指），待消毒液自然干燥后，用无菌采血针快速刺破皮肤，挤出血滴，在玻片 A、B 处各放 1 滴；用无菌干棉签压迫手指止血。

3. 迅速于载玻片 A 侧中央悬空滴加抗 A 试剂（蓝色）1 滴，同法于玻片 B 侧中央滴加抗 B 试剂（黄色）1 滴。

4. 用牙签两头分别将抗 A 和抗 B 试剂与 A、B 处血液混匀。

5. 室温下静置 1～2min，在白色背景下观察凝集现象（图 4-1，彩图 8）。

方法二（盐水介质玻片法）

1. 标记玻片　取洁净载玻片一块，用记号笔将载玻片划分两半，左上角注 A 字样，右上角注 B 字样。

2. 制备红细胞悬液　用碘伏棉签消毒左手环指指尖，待消毒液自然干燥后，用无菌采血针快速刺破皮肤，用一次性定量采血管吸取 50µl 血（或挤一滴血），加入装有 0.5ml 生理盐水的小试管中，混匀，配制成浓度约为 10% 的红细胞悬液。同时用消毒棉签压迫止血。

3. 加样　在已标记的载玻片的 A、B 侧分别滴加抗 A、抗 B 试剂各 1 滴，用毛细吸管吸取 10% 红细胞悬液，分别滴加于 A、B 侧的试剂中，用牙签两头分别搅拌混匀，使红细胞与抗体试剂充分混匀，静置 5～10min 后观察结果。

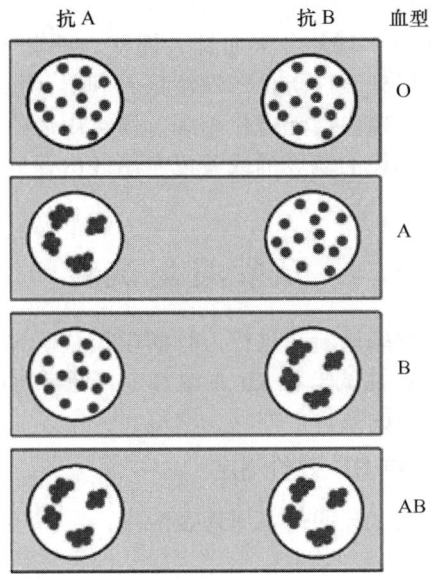

图 4-1 玻片凝集鉴定 ABO 血型

【实验结果】 红细胞凝集成块,周围液体澄清者为阳性(+);红细胞悬液仍呈均匀浑浊状态,则表明红细胞未凝集,为阴性(-)。根据红细胞凝集情况,判断 ABO 血型(表 4-2)。

表 4-2 ABO 血型鉴定结果

抗 A 试剂	抗 B 试剂	血型
+	-	A 型
-	+	B 型
+	+	AB 型
-	-	O 型

【注意事项】

1. 载玻片上划分 A、B 两区,切忌让两种单克隆抗体试剂混合;牙签的两端不可混用。待测血样与单克隆抗体试剂调匀后,不要再用牙签搅动,以免影响大凝集块形成。

2. 实验用载玻片应清洁,使用前需在酒精灯火焰上烧灼灭菌,以免滴血在玻片上时刺破的手指不小心与不洁玻片接触而发生感染。

3. 针刺手指时,应捏紧被刺部位,动作要迅速,刺入深度要适宜;手指挤血时,应从刺入点稍远端向近端挤压。

4. 血滴滴在玻片上后,要迅速加入单克隆抗体试剂并混匀,以防血液自然凝固。

5. 实验在低于 10℃ 时可出现冷凝集,造成假阳性。

6. 对含有较多自身冷凝集素的受检者,需用 37℃ 生理盐水洗涤受检者的红细胞 2~3 次,以去除吸附在红细胞上的冷凝集素,再鉴定血型,防止被误定为 AB 型。

7. 对沾有血液的实验用品(沾血的载玻片、牙签、采血针、棉签等),不能随意丢弃,应弃置在指定地点的容器内,集中进行严格的消毒灭菌,达到生物学安全水平。

附 血液污染废弃物的处理

沾有血液的实验用品（试管、玻片、采血针、棉签、手套等），属于医疗废弃物管理的范畴，应根据有关法律法规严格处理，防止二次污染。利器（包括针头和小刀等）应直接弃置于防渗漏、耐刺的锐器收集容器内，无害化处理。消毒用后的棉签、手套等感染性实验污染物应弃置于有"生物危害"标识的垃圾桶或黄色专用袋内存放。所有废弃物容器的颜色和危害标志均应符合通用标准。

二、试管凝集试验

试管凝集试验多用于协助临床诊断或进行流行病学调查研究。常用的有肥达试验和外斐反应，输血时也用于交叉配血定性试验和 Rh 血型鉴定。通常以产生明显凝集（++）现象的血清最高稀释度作为血清中抗体的效价，亦称为滴度。

（一）伤寒沙门菌"抗O"及"抗H"效价测定

【实验目的】 熟悉试管凝集试验的基本原理及应用；掌握倍比稀释的方法和血清凝集效价/滴度的定义。

【实验原理】 用已知的诊断抗原与一系列倍比稀释后的待测血清在试管内混合，经一定时间保温反应后，观察每管是否出现凝集及各管的凝集程度，来定量检测待测血清中有无相应抗体及抗体的效价。

【实验材料】

1. 1∶10 稀释的伤寒沙门菌"O"及"H"诊断血清、伤寒沙门菌"O"及"H"诊断菌液、生理盐水等。

2. 小试管、试管架、刻度吸管等。

【实验方法】

1. 列两排试管，每排 8 支，依次编号，每管内加入生理盐水 0.5ml。

2. 用吸管吸取 1∶10 伤寒沙门菌"O"诊断血清 0.5ml 加于第一排的第 1 管，连续吹吸 3 次，充分混合后，吸取 0.5ml 加入第 2 管，同法混匀后又吸取 0.5ml 加入第 3 管，依此类推，连续稀释到第 7 管，最后从第 7 管吸出 0.5ml 弃去，第 8 管为生理盐水对照管。

3. 同法稀释第 2 排的伤寒沙门菌"H"诊断血清。

4. 吸取伤寒沙门菌"O"菌液，于第一排各管内加 0.5ml（顺序从第 8 管开始往第 1 管加），同法于第二排各管内加伤寒沙门菌"H"菌液 0.5ml。

5. 各管摇匀后，置室温（或 37℃）24h 后观察结果。操作步骤见表 4-3 及图 4-2。

表 4-3 试管凝集反应操作步骤　　　　　　　　　　　单位：ml

管号	1	2	3	4	5	6	7	8
生理盐水	0.5	0.5	0.5	0.5	0.5	0.5	0.5	0.5
1∶10 伤寒沙门菌血清	0.5	0.5	0.5	0.5	0.5	0.5	0.5	弃 0.5
伤寒沙门菌菌液	0.5	0.5	0.5	0.5	0.5	0.5	0.5	0.5
血清终稀释度	1∶40	1∶80	1∶160	1∶320	1∶640	1∶1280	1∶2560	—
室温（或 37℃）24h								
结果								

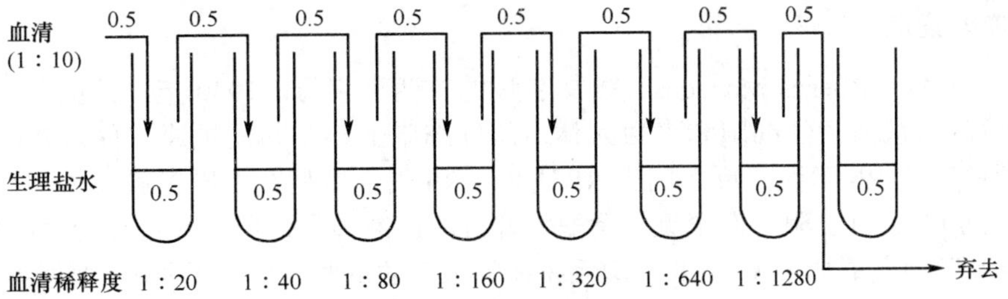

血清
(1:10)　0.5　0.5　0.5　0.5　0.5　0.5　0.5

生理盐水　0.5　0.5　0.5　0.5　0.5　0.5　0.5　0.5

血清稀释度　1:20　1:40　1:80　1:160　1:320　1:640　1:1280　→弃去

图4-2　血清倍比稀释流程图

【实验结果】

1. 先观察对照管（第8管） 管内液体浑浊，管底可有圆点状沉淀的细菌团块，轻摇后分散呈均匀浑浊。若出现凝集，表示此次实验无效。

2. 再依次观察1～7管是否有凝集及凝集程度。

凝集程度的判断：

++++：液体清澈，管底形成大片凝集物，表明细菌全部被凝集。

+++：液体轻度浑浊，管底大块凝集物较多，表明细菌大部分被凝集。

++：液体半澄清，管底有较多细小凝集物，表明细菌部分被凝集。

+：液体浑浊，管底凝集物少，表明细菌少部分被凝集。

−：液体浑浊，管底有圆点状细菌的沉积，边缘整齐，表明细菌无凝集。

3. 以产生明显可见凝集现象（++）时血清的最高稀释度作为该待测血清中抗体的效价/滴度。

4. "O"凝集和"H"凝集现象的区别 "O"抗原诊断菌液凝集物为致密颗粒状，不易摇起，"H"抗原诊断菌液凝集物为疏松棉絮状，轻摇易浮起。

5. 凝集效价的确定 与相应菌液发生"++"凝集的血清最高稀释度为该待测血清的凝集效价。如第1管无凝集现象，应报告"<1:40"；如第7管仍呈"++"或更强的凝集，应报告">1:2560"。

【注意事项】

1. 试管要作标记，吸取不同试剂的吸管勿交叉混用。

2. 用吸管吹打混匀血清时尽量不要产生气泡，以免影响所稀释血清的体积。

3. 观察实验结果时，小心取出试管，以免凝集物分散，影响观察。应先看第8管（对照管），判断实验的可信性，该管应不出现凝集现象，然后观察1～7管。

4. 注意第1和第2排凝集现象的区别，"O"菌液凝集物为致密颗粒状，不易摇起，"H"菌液凝集物为疏松棉絮状，轻摇易浮起。

5. 前带现象 抗原抗体反应时必须有适当的比例才能出现肉眼可见的凝集物，若抗原或抗体过多，均不形成肉眼可见的凝集物，此为前带现象。在凝集反应中通常稀释血清抗体使其与抗原保持适当比例。

【思考题】

1. 直接凝集反应有哪几种？各有何用途？

2. 什么是抗体的效价？为什么效价可以表示血清中抗体的含量？

3. 抗原抗体反应的原理及特点？ABO血型的鉴定原理是什么？

4. 做完伤寒、痢疾杆菌鉴定后的载玻片为什么不能直接用自来水冲洗？

（二）Rh 血型鉴定

Rh 是恒河猴（Rhesus Macacus）外文名称的头两个字母。1940 年，兰德斯坦纳和威纳在实验中发现，恒河猴红细胞和多数人体内的红细胞上存在共同抗原，称为 Rh 血型抗原。有 Rh 抗原的称为 Rh 阳性，反之则为 Rh 阴性。Rh 阳性血型在中国汉族及大多数其他民族人群中约为 99.7%，Rh 阴性血罕见，是非常稀有的血液种类，所以又被称为"熊猫血"，其中 AB 型 Rh 阴性血更加罕见。Rh 血型系统在临床上的重要性仅次于 ABO 血型系统，Rh 血型不合的输血可危及病人生命。母子 Rh 血型不合的妊娠，有可能发生死胎、早产和新生儿溶血病。因此，Rh 血型鉴定在临床上有重要意义。

Rh 血型系统非常复杂，所含有的抗原数目最多，共 50 个，但临床最主要、最常见的仅 5 个抗原：D、C、E、c、e。其中免疫原性最强的是 D 抗原，因此，在输血医学中，根据红细胞表面是否存在 D 抗原，将 Rh 血型分为"Rh 阳性"和"Rh 阴性"两类。

【实验目的】 掌握人类 RhD 血型鉴定的原理、方法及应用。

【实验原理】 待检红细胞与抗 D 诊断试剂发生反应，出现凝集者判定为 RhD 阳性，说明红细胞表面存在 D 抗原，为 Rh 血型阳性；无凝集则判定为 RhD 阴性，说明红细胞表面无 D 抗原，为 Rh 血型阴性。

【实验材料】

1. 单克隆 IgM 型抗 D 诊断试剂。
2. 2%～5% 待检红细胞悬液。
3. 10mm×75mm 透明干净试管、移液器或滴管（校正为每滴 50μl）、显微镜、血清学专用水平离心机、记号笔等。

【实验方法】

1. 取 10mm×75mm 透明干净试管 1 支，用记号笔标记为"D 待检"。
2. 在待检试管中分别加入抗 D 试剂 100μl、2%～5% 待检红细胞悬液 50μl。
3. 轻轻混匀，1000×g 离心 15～30s。
4. 观察上清液有无溶血；轻轻摇动试管，使沉于试管底部的细胞悬浮起，观察有无凝集颗粒。

【实验结果】 红细胞凝集成块，周围液体澄清者为 RhD 血型阳性；红细胞仍呈均匀混浊、无凝集者为 RhD 血型阴性。

【注意事项】

1. 本方法 RhD 血型判定为阴性时，只能判定为初检阴性，需经过 RhD 阴性确认试验，排除弱 D 等特殊情况后方可报告阴性结果。
2. 直接抗人球蛋白试验阳性的标本，检测时可能发生抗原遮断现象，出现假阴性结果。

【思考题】

1. 本方法是否可用 IgG 型抗 D 诊断试剂进行检测？为什么？
2. RhD 血型鉴定有何重要的临床意义？

实验十八　间接凝集反应

将可溶性抗原（或抗体）先吸附或偶联在与免疫无关的适当大小颗粒性载体的表面，然后与相应抗体（或抗原）作用，在电解质参与下，使载体被动凝集为肉眼可见的凝集物，称间接凝集反应或被动凝集反应。

间接凝集反应的优点为：①特异性强。②敏感性高：间接凝集反应是较敏感的血清学方法之一，可以检测到微量的抗体和抗原；载体的存在使反应的敏感性得以大大提高，其检测可溶性抗原的敏感性高于沉淀反应。③方法简便、快速：一般1～2h即可判定结果，若在玻板上进行，则只需几分钟。

常用作载体的物质有人和多种动物红细胞、聚苯乙烯胶乳颗粒、活性炭粒、金黄色葡萄球菌A蛋白（staphylococcal protein A，SPA）等。

间接凝集反应的分类方法有多种：根据载体的不同，间接凝集反应可分为血凝抑制试验、胶乳凝集试验、协同凝集试验等；根据吸附物不同，可分为正向间接凝集反应（吸附抗原）和反向间接凝集反应（吸附抗体）。根据反应目的不同，又可分为间接凝集抑制反应和反向间接凝集抑制反应。根据用量和器材的不同又可分为试管法（全量法）、凹窝板法（半微量法）和反应板法（微量法）。

一、正向间接凝集试验

【实验目的】 熟悉正向间接凝集反应的原理，了解其临床应用。

【实验原理】 用可溶性抗原致敏载体以检测相应抗体（图4-3，彩图9）。常用的载体有人O型红细胞、SRBC、细菌、胶乳微粒、活性炭及甲苯胺红颗粒等，因而根据载体的不同可分为间接血凝反应、间接乳凝反应、间接炭凝反应等。临床上常用于抗-HBs、RF（类风湿因子）、梅毒反应素等抗体的检测。

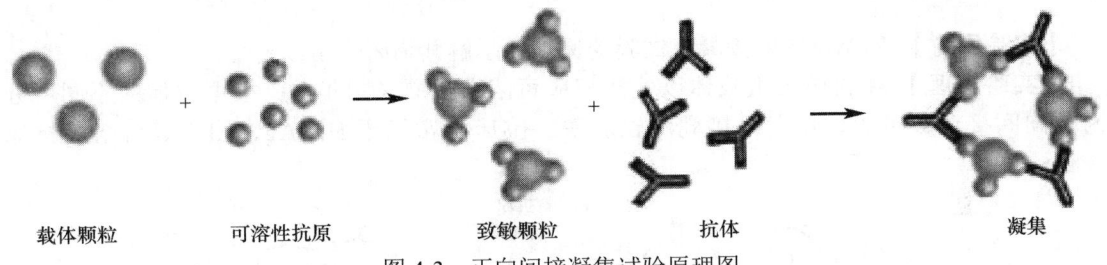

载体颗粒　　　　可溶性抗原　　　　致敏颗粒　　　　抗体　　　　凝集

图4-3 正向间接凝集试验原理图

本试验以检测梅毒反应素为例介绍甲苯胺红不加热血清试验（toluidine red unheated serum test，TRUST），该试验是以甲苯胺红颗粒为载体的间接凝集反应。

人体感染梅毒螺旋体（Treponem pallidum，Tp）后，可产生多种特异性抗体以及非特异性抗梅毒螺旋体抗体；非特异性抗梅毒螺旋体抗体又称反应素，是由螺旋体破坏的组织细胞所释放的类脂样物质以及螺旋体自身的类脂和脂蛋白刺激机体产生的IgM和IgG类抗体，该抗体能与牛心肌磷脂抗原发生交叉反应。将处理后的可溶性牛心肌磷脂抗原吸附到甲苯胺红载体颗粒表面致敏以检测反应素，称为TRUST，常用于梅毒的初筛和疗效检查。

【实验材料】

1. TRUST试剂盒 TRUST抗原混悬液、反应纸卡、专用滴管、阳性对照和阴性对照。

2. 待测血清、生理盐水等。

【实验方法】

1. 分别取梅毒阳性对照和阴性对照各1滴（约50μl）均匀铺在纸卡的两个圆圈内。

2. 取待检血清或血浆50μl（不需灭活）置于纸卡的另一圆圈中。

3. 将TRUST抗原试剂轻轻摇匀，拧开盖，用专用滴管及针头分别滴加TRUST试剂1滴于上述血清中。

4. 按100r/min摇动8min或手摇纸卡数分钟，肉眼观察结果。

5. 如做半定量试验，将待测血清用生理盐水做倍比稀释（1∶2、1∶4、1∶8、1∶16、1∶32），然后按上述定性方法进行试验，以呈现明显凝集反应的最高稀释度作为该血清的凝集效价。

【实验结果】

1. 阳性反应 可见中等或较大的红色凝集物。

2. 弱阳性反应 可见散在的较小的红色凝集物。

3. 阴性反应 无凝集物，液体浑浊，或仅见有粗糙红色颗粒集聚中央。

【注意事项】

1. TRUST抗原试剂从4℃冰箱中取出后室温下预温；试验需在室温（20~25℃）中操作，排除因室温波动较大可能出现的假阳性。

2. 待测血清须新鲜、无污染，否则可能出现假阳性或假阴性结果。

3. 在规定的时间内及时观察结果，摇完纸卡后应在3min内观察结果，因随时间延长反应性可逐渐增强。

4. 使用专用针头时应采用垂直位置，使每滴大小均匀一致。纸卡为一次性使用。

5. 本法仅为非特异性血清学筛查试验，阴性结果不能排除梅毒感染，阳性反应结果需进一步做梅毒螺旋体抗体试验确认。

二、反向间接凝集试验

【实验目的】 熟悉反向间接凝集试验的原理，了解其临床应用。

【实验原理】 用抗体致敏载体以检测相应可溶性抗原（图4-4）。根据载体的不同可分为反向间接血凝试验、反向间接乳凝试验等。临床上常用于HBsAg、AFP等可溶性抗原检测。

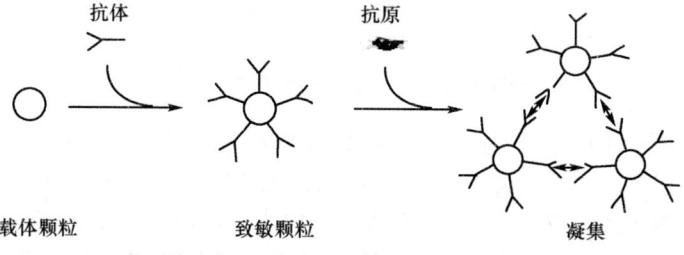

图4-4 反向间接凝集试验原理图

本试验以AFP的检测为例介绍反向间接血凝试验。将SRBC或"O"型人红细胞用醛类固定（称为醛化，可使红细胞易于吸附蛋白质类抗原或抗体，可长期保存而不溶血），再将纯化的AFP抗体吸附于醛化的红细胞上而致敏，当与可溶性抗原AFP结合后，使红细胞被动凝集即血凝。临床上常作为原发性肝细胞癌的辅助诊断。

【实验材料】

1. 已经稀释的AFP诊断血球（吸附抗AFP抗体而致敏的红细胞，冻干制剂每支加2ml生理盐水溶解后充分摇匀即可）。

2. 分别稀释为1∶10、1∶100、1∶1000的阳性血清、阴性血清和待测血清。

3. 恒温水浴箱、微量血凝板、试管、吸管、生理盐水等。

【实验方法】

1. 在微量血凝板上编号，用吸管吸取3种不同稀释度的待测血清分别加入第1排的第

1、2、3孔内，每孔加1滴。同法取不同稀释度的阳性血清、阴性血清分别加入第2、3排的1、2、3孔，第4排中的第1孔，加入生理盐水1滴（25μl）（图4-5）。

2. 于上述各孔中分别加入稀释的致敏血球1滴，充分摇匀后置37℃恒温保存，30min后观察结果。

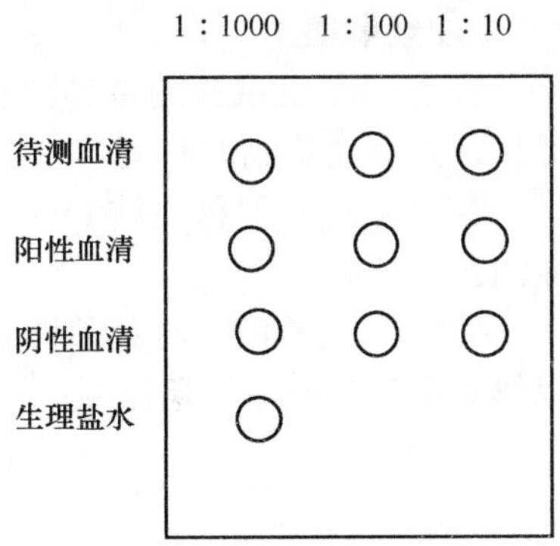

【实验结果】

阴性：血球沉于孔底呈致密圆点状。

阳性：孔内半数以上血球均匀平铺孔底，呈中等以上面积的均匀薄膜。

阴性血清及生理盐水对照：血球全部下沉，集中在孔底呈致密圆点状。

阳性血清对照：血球均匀平铺孔底成薄膜状。

图4-5 反向间接血凝试验检测AFP

【注意事项】

1. 所有用具（血凝板、试管、吸管）须高度洁净；待测血样及各种溶液须避免含AFP材料污染或杂菌污染。

2. 诊断血球每次使用前必须充分摇匀。

3. 每次试验均应设阳性、阴性和空白对照。

三、协同凝集试验

【实验目的】 掌握协同凝集实验的原理，熟悉其操作方法及应用。

【实验原理】 SPA是金黄色葡萄球菌细胞壁上的一种表面抗原，能与人或多种哺乳动物的IgG Fc段非特异性结合而不影响Fab段与相应抗原的特异性结合，所以当带有SPA的金黄色葡萄球菌与抗体混合，再加入适量的相应抗原时，由于抗体Fab段与相应抗原的特异性结合使葡萄球菌被动凝集从而出现凝集反应更易于观察。它对颗粒性抗原和可溶性抗原抗体反应都有协同凝集作用。此方法敏感性高，简便、快速、便于推广应用。常用于病毒、细菌毒素等可溶性抗原检测。

【实验材料】

1. 金黄色葡萄球菌Cowan I株18～24h培养液、伤寒沙门菌O菌液、伤寒沙门菌O抗原的抗血清（56℃ 30min灭活）、pH 7.2的0.2%甲醛缓冲液、生理盐水等。

2. 离心机、恒温水浴箱、无菌滴管、吸管及试管、牙签、玻片等。

【实验方法】

1. 制备致敏菌液 用pH 7.2的0.2%甲醛缓冲液将金黄色葡萄球菌培养液（经80℃10min灭活）稀释成10%的悬液，取此液1.0ml，加0.1ml伤寒沙门菌O抗原的抗血清，充分混匀后37℃水浴30min，3000r/min离心20min。弃去上清液，再用甲醛缓冲液将沉淀物洗涤1次，弃去上清液，将沉淀物做适当稀释即成抗体致敏的金黄色葡萄球菌菌液。

2. 将玻片分为3格，编号1、2、3，于第1、3格内各加1滴伤寒沙门菌O菌液，第2格内加1滴生理盐水。

3. 于第1、2格各加1滴抗体致敏的金黄色葡萄球菌液，第3格内加未致敏的金黄色葡萄球菌液1滴。

4. 用牙签混匀，1～5min内观察结果。

【实验结果】 第1格内形成白色凝集颗粒，第2、3格内液体均匀浑浊。

【注意事项】

1. 协同凝集试验的特异性和反应的强弱取决于致敏 SPA 菌液的免疫血清，因此要选择特异性强和效价高的制剂。

2. SPA 对不同种属的 IgG 的亲和力不同，在制备致敏 SPA 菌液时要选择适当动物的抗血清。

3. 每次试验应同时设阳性和阴性对照；同时还要设未致敏的金黄色葡萄球菌菌液对照，以排除菌体的自凝现象。

（王　川　蔡恒玲　张　艳）

第 5 章 沉淀反应

当可溶性抗原如血清、毒素、细菌浸出液等直接和相应抗体相遇，二者比例适当，在一定温度、pH 并有电解质参与的条件下，就可能形成肉眼可见的沉淀物，称为沉淀反应（precipitation）。

沉淀反应是临床上常用的血清学试验之一，现代免疫技术（如各种标记免疫技术）多是在沉淀反应的基础上建立起来的，因此沉淀反应是免疫学方法的核心技术之一。它的种类很多，可在试管内、平皿中以及玻片上的琼脂内进行操作。根据抗原与抗体的不同条件及其他因素，沉淀反应可以分为以下三种主要形式：凝胶内沉淀反应，如单向琼脂扩散、双向琼脂扩散等；免疫电泳技术，如对流免疫电泳、火箭免疫电泳、免疫电泳等；液相内沉淀反应，如免疫透射比浊试验等。以下介绍临床常用的沉淀反应试验。

实验十九 单向琼脂扩散试验

本试验主要介绍凝胶中的沉淀反应——单向琼脂扩散试验。琼脂扩散试验是指可溶性抗原与抗体在琼脂内扩散，若两者对应且比例适当，则可出现肉眼可见的沉淀线/环等沉淀物形式。琼脂是一种大分子多糖物质，100℃时熔化，45℃以下可凝固而形成网状结构，允许抗原抗体分子在其中自由扩散。琼脂扩散试验可分为单向扩散和双向扩散，只有抗原或抗体扩散的试验称为单向扩散，可用于定量检测；抗原与抗体均在琼脂内发生扩散的试验称为双向扩散，常用于定性检测。

【实验目的】 掌握单向琼脂扩散试验的原理及应用，熟悉其基本操作方法。

【实验原理】 通常是用已知抗体测定未知抗原。试验中将一定量的抗体均匀混合于琼脂内，倾注于玻璃板上，凝固后，在琼脂层中打孔，再将定量待测抗原加入孔中。由于琼脂中抗体浓度分布均匀，故只有孔中抗原向四周扩散，与琼脂中抗体相遇结合，在抗原与抗体比例合适处，呈现白色沉淀环。由于只有抗原在琼脂中扩散，故称之为单向琼脂扩散。沉淀环的直径大小与抗原的浓度呈正相关。如事先用不同浓度的标准抗原或国际参考蛋白制成标准曲线，则未知标本中的抗原含量可从标准曲线中求出。本试验主要用于检测血清中 IgG、IgM、IgA 和补体 C3 等的含量。

【实验材料】
1. 1.5% 琼脂（生理盐水配制，琼脂含量 1.5%）、PBS、蒸馏水等。
2. 人免疫球蛋白 IgG 诊断血清，待检人血清，人血清免疫球蛋白参考血清。
3. 载玻片、微量移液器、打孔器（直径 3mm）、两脚规、直尺、半对数坐标纸等。
4. 湿盒、恒温水浴箱等。

【实验方法】
1. **制板** 将适宜稀释度的诊断血清与预先熔化的 1.5% 琼脂在 56℃水浴中混匀，每块载玻片浇注 3ml，制成免疫琼脂板。
2. **打孔** 用打孔器在免疫琼脂板上打孔，孔间距为 1.2～1.5cm，每板 2 排，每排 5 个孔，挑出孔内琼脂。
3. **稀释参考血清** 每支干燥血清中加入蒸馏水 0.5ml，待完全溶解后，用 PBS 倍比稀释成 1∶10、1∶20、1∶40、1∶80、1∶160 等 5 种浓度。
4. **加样** 用微量移液器取 10µl 各种不同浓度的参考血清，准确地加到琼脂板的各孔中，每种浓度加 2 个孔，用以制作标准曲线（图 5-1）。测待检血清时，血清用 PBS 做 1∶40 稀释，每孔加 10μl，每份标本加 2 个孔。

5. 将加样的琼脂板置湿盒内，经 37℃ 孵育 24h 后取出，测各孔沉淀环直径。

【实验结果】

取出琼脂板，即可见清晰的乳白色沉淀环（图 5-2）。

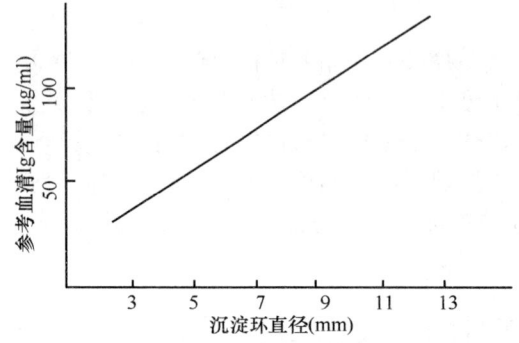

图 5-1　单向琼脂扩散试验标准曲线示意图

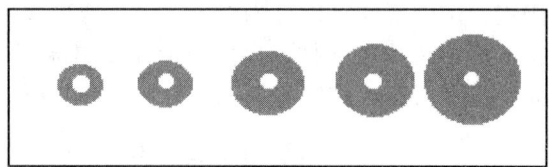

图 5-2　单向琼脂扩散试验结果示意图

【注意事项】

1. 制备免疫琼脂板时要掌握好温度。温度过高会破坏抗体活性；温度低于 42℃ 则琼脂很快凝固，不能制板。灌板时要迅速，避免气泡。孔间距不能小于 1cm。

2. 应从低浓度到高浓度的顺序加样，以免出现误差，加样时避免碰坏孔壁。

3. 沉淀环的直径以毫米为单位测量。

实验二十　双向琼脂扩散试验

【实验目的】　掌握双向琼脂扩散试验的原理及应用，熟悉其基本操作方法。

【实验原理】　将可溶性抗原和抗体分别加入琼脂板上相对应的孔中，两者各自向四周扩散，如果抗原和抗体相对应，则在两者比例适当处形成可见的沉淀线。此试验可检测抗原或抗体的纯度，滴定抗体的效价以及用已知抗原（抗体）检测和分析未知抗体（抗原）。临床上常用于检测甲胎蛋白（AFP），作为原发性肝癌的重要诊断指标。但双向琼脂扩散需时较长（24h），灵敏度不是很高。

【实验材料】

1. 抗甲胎蛋白诊断血清，脐带血清，待检血清。

2. 1% 琼脂，其他材料同单向琼脂扩散试验。

【实验方法】

1. 制板　载玻片置水平位，将 3ml 已熔化的 1% 琼脂倒在载玻片上铺平，待冷。

2. 打孔　用打孔器打孔，中央 1 孔，周围 6 孔，孔距 6mm，排列方式如图 5-3 所示，将孔内琼脂挑出。

3. 加样　用微量移液器往中央孔加入抗甲胎蛋白诊断血清；上下孔加脐带血清作阳性对照；其余 4 孔加待检血清，每孔量均为 10μl，防止外溢。

4. 将琼脂板放于湿盒内置 37℃ 恒温箱中扩散 24h 观察结果。

【实验结果】

1. 若待检血清标本产生沉淀线，并与阳性对照所产生的沉淀线吻接成一线，则表示阳性。如无沉淀线或与阳性血清沉淀线交叉，则表示阴性（图 5-4）。

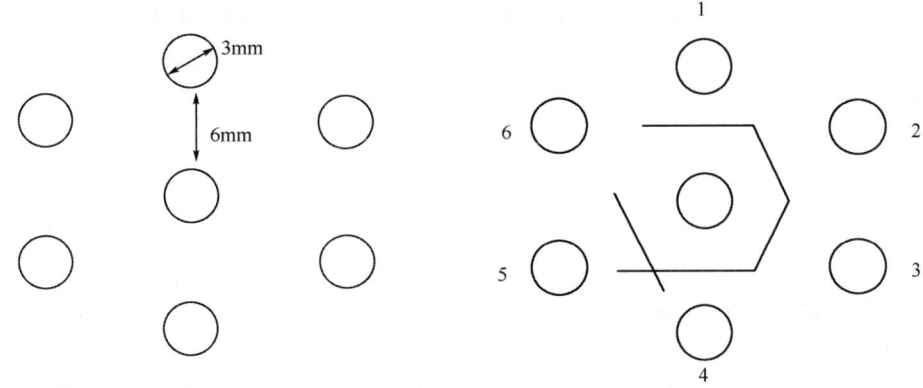

图 5-3 双向琼脂扩散试验孔的大小及距离　　图 5-4 双向琼脂扩散试验结果示意图

2. 双向扩散时，在抗原和抗体的对应孔和邻近孔之间，由于加入的抗原和抗体的成分不同，沉淀线的位置、数目与特征也有差别，这些都有助于分析抗原或抗体的成分。

（1）抗原与抗体的浓度相等，沉淀线在两孔之间呈直线形；抗体的浓度比抗原低，沉淀线靠近抗体一方；抗原浓度比抗体低，沉淀线靠近抗原一方（图 5-5A）。

（2）在三角相对的排列孔中，若两抗原孔抗原相同，与同一相应抗体反应，两条沉淀线顶端相连（图 5-5B）；若两抗原孔抗原不相同，与两种相应抗体反应，两条沉淀线相交（图 5-5C）；若一抗原孔有两种不同的抗原，另一抗原孔只有其中一种抗原，抗体孔有两种相应的抗体，则形成的沉淀线既能连接，又出现一小支带（图 5-5D）。

【注意事项】

1. 孔中琼脂取出后要尽快加样，否则会有水分渗入孔中，影响加样量。

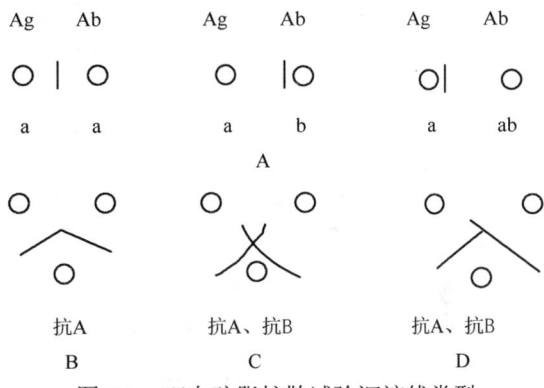

图 5-5 双向琼脂扩散试验沉淀线类型

2. 加样时动作要轻，尽量防止血清起泡；所加各样品不要溢出孔外，否则会影响沉淀线的形成。

3. 扩散时间要适当。时间过短，沉淀线不能出现；时间过长，会使已形成的沉淀线解离或散开而出现假象。

4. 加抗原和抗体时，应各用一只微量移液器，加样前后要分别用生理盐水清洗移液器吸头。

【思考题】

1. 单向琼脂扩散试验的原理是什么？它的主要用途有哪些？
2. 双向琼脂扩散试验怎样通过沉淀线来判断抗原抗体是否对应？
3. 为什么不能用单向琼脂扩散试验来检测血清 IgE 含量？

实验二十一　免疫电泳技术

免疫电泳技术是将琼脂电泳与免疫扩散相结合的一种常用的免疫学实验方法，此项技术由于具有抗原抗体反应的高度特异性、电泳分离技术的快速、灵敏和高分辨力，以及实验设备和操作简便等优点，至今仍作为免疫学的一种基本技术，广泛用于科学研究和临床试验诊断。数十年来,根据不同的实验目的和要求,在经典的免疫电泳技术基础上,又衍生出对流免疫电泳、火箭免疫电泳、交叉免疫电泳及免疫固定电泳等许多新技术和新方法。以下我们主要介绍对流免疫电泳、火箭免疫电泳和免疫电泳试验。

一、对流免疫电泳

【实验目的】 掌握对流免疫电泳试验的原理、应用及结果判断,了解其基本操作方法。

【实验原理】 对流免疫电泳(counter immunoelectrophoresis,CIEP)是把双向扩散和电泳技术结合在一起的方法。多数蛋白质抗原物质在碱性环境中由于羧基电离而带负电荷,在电泳时从负极向正极移动。抗体属球蛋白,所暴露的极性基团较少,在缓冲液中离解也少,只带有微弱的负电荷,而且分子量较大,移动较慢,在电泳时,由于电渗作用的影响,抗体球蛋白不但不能抵抗电渗作用向正极移动,反而顺着电子流方向由正极向负极倒退。这样就使抗原和抗体定向对流,发生反应,并在短时间内在比例适当的部位形成肉眼可见的沉淀线,故可用于快速诊断。由于抗原抗体分子在电场作用下定向运动,限制了双向扩散时抗原抗体的多向自由扩散,从而提高了试验的敏感性,它比琼脂扩散敏感性高10~16倍。

【实验材料】

1. 1%琼脂 用pH 8.6巴比妥-盐酸缓冲液配制,冰箱保存备用。

2. 电泳槽,其他试剂、样品及材料同双向琼脂扩散试验。

【实验方法】

1. **制板** 如前法熔化1%琼脂,浇注于载玻片,3ml/片,待冷。

2. **打孔** 要求孔距3mm,行距4~5mm,每张玻片可打数排孔(图5-6)。

3. **加样** 一侧孔加抗甲胎蛋白诊断血清,另一侧孔加待检标本和阳性对照血清,至完全充满孔内为止。

4. **电泳** 将加好的样品琼脂板置电泳槽上,抗原孔侧置阴极端,抗体孔侧置阳极端。控制电流在3~5mA/cm板宽,电压6~10V/cm板长,电泳约30~90min。

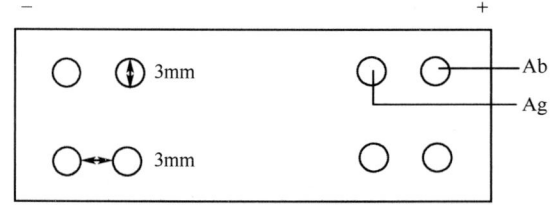

图5-6 对流免疫电泳示意图

【实验结果】 将载玻片对着强光源观察,在待测抗原与抗体孔之间出现白色沉淀线,并与已知阳性对照比较。

【注意事项】

1. 电泳时电流不宜过大,以免因发热使蛋白质变性或使凝胶断裂。

2. 抗原与抗体的电极方向不能接反。

3. 抗原抗体相对浓度要适当,抗原太浓太稀时都不易出现沉淀线。

4. 电泳所需时间与孔间距离有关,距离越大,电泳时间越长。

5. 电渗作用过强会使多数蛋白质向阴极移动,因此不宜使用电渗作用过强的琼脂。如果抗原也是免疫球蛋白,或抗原抗体的扩散率比较接近,会导致电泳时抗原和抗体向一个方向移动,不能形成对流效应,这种情况下不宜做对流免疫电泳。

二、火箭免疫电泳

【实验目的】 熟悉火箭免疫电泳试验的原理、应用及结果判断，了解其基本操作方法。

【实验原理】 火箭免疫电泳（rocket immunoelectrophoresis，RIEP）又称单向定量琼脂免疫电泳，是在单向琼脂免疫扩散的基础上发展起来的一种技术。检测时将含有已知抗体的琼脂浇成琼脂板，打孔后加入待检样品和不同稀释度的标准抗原，在电场作用下，定量的抗原泳动遇到琼脂内的抗体，与相应的抗体形成抗原抗体复合物，在两者比例适当的部位沉淀下来，在琼脂内形成锥形的沉淀峰，形似火箭，故名。沉淀峰的高低与抗原的浓度成正比，因此可以对抗原进行定量测定。其敏感性较单向扩散要高，而且快速。本试验介绍人血清 IgG 的定量检测。

【实验材料】
1. **抗原** 待测人血清标本及已知的纯化人 IgG 样品。
2. **抗体** 兔抗人 IgG 血清。
3. **1% 琼脂** 用 0.05mol/L pH 8.6 巴比妥缓冲液配制。
4. **2.2mol/L 甲醛液**。
5. **玻璃板**（7cm×10cm），其他材料同对流免疫电泳。

【实验方法】
1. **制板** 先将 1% 琼脂凝胶于沸水浴中加热，保温于 52℃水浴中，加入适量兔抗人 IgG，使抗体浓度为 0.75%～1%，迅速混匀，倾注于水平放置的清洁干燥的玻璃板上，待其冷却。
2. **打孔** 孔径 3mm，孔间距 5mm。
3. **抗原的醛化**
（1）先将血清标本和已知人 IgG 做不同浓度稀释。前者稀释为 1∶40，后者稀释为 1∶10、1∶20、1∶40、1∶80。
（2）分别取 0.3ml 样品和 0.2ml 2.2mol/L 甲醛液置于一列小试管内，混匀，置 37℃恒温水浴箱孵育 5min，进行醛化。
4. **加样** 于每孔内加入不同稀释度的标准抗原及待检抗原，每孔 10μl。
5. **电泳** 抗原端接负极，电压 3V/cm，电泳 6～8h。

【实验结果】
1. 琼脂板上出现不同高度的沉淀峰，形似火箭样（图 5-7）。
2. **制作标准曲线**：以沉淀峰的高度作纵坐标，抗原浓度作横坐标，画出标准曲线（图 5-7）。以测得的待检抗原峰的高度查标准曲线，即知待检抗原浓度。

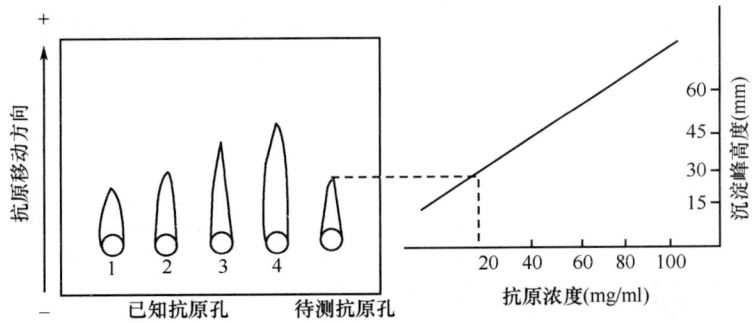

图 5-7 火箭免疫电泳结果及标准曲线示意图

【注意事项】
1. 电泳后可直接观察测量，也可干燥后染色观察。
2. 低电压、低离子强度、较长电泳时间效果更好。
3. 加样后应及时电泳。

三、免疫电泳

【实验目的】 掌握免疫电泳试验的原理、应用及结果分析，了解其基本操作方法。

【实验原理】 免疫电泳试验（immunoelectrophoretic test）是琼脂平板电泳和双相免疫扩散两种方法的结合，用于分析抗原组成的一种免疫学分析技术。试验可分两个步骤：

1. 琼脂平板电泳 将待检抗原物质在琼脂板上进行电泳分离。由于各种可溶性蛋白分子的大小、质量与所带电荷不同，在电场的作用下，其带电分子的运动速度也不相同，因此能够把混合物中的各种不同成分因电泳迁移率的不同而彼此分开。

2. 双向琼脂扩散 电泳后在琼脂槽中加入相应抗体，然后置湿盒内让其进行扩散。当已分离的各抗原成分与抗体在扩散中相遇且比例适合时，可形成肉眼可见的沉淀弧。根据沉淀线数量及位置，与标准抗原相对比，可鉴定分析各种抗原成分及其性质。

该方法可以用来研究：①抗原和抗体的相对应性；②测定样品的各成分以及它们的电泳迁移率；③根据蛋白质的电泳迁移率、免疫特性及其他特性，可以确定该复合物中含有某种蛋白质；④鉴定抗原或抗体的纯度。

本试验以人血清 Ig 的分离鉴定为例来介绍免疫电泳。

【实验材料】
1. 待检人血清、正常人血清、兔抗人血清。
2. **1% 琼脂** 用 0.05mol/L pH 8.6 的巴比妥缓冲液配制。
3. 载玻片、直径 3mm 打孔器、2mm×6mm×60mm 聚苯乙烯塑料条、湿盒、微量移液器、电泳仪、注射器针头、吸管等。

【实验方法】
1. 制板 载玻片放于水平台面上，将塑料条按图 5-8 放置于玻片上，吸取 4ml 热熔的 1% 琼脂于载玻片上，自然凝固后，取出塑料条，即成琼脂槽，再按图打孔，挑去孔中琼脂。
2. 加样 用微量移液器往孔中加入标本，勿使溢出。
3. 电泳 电压 4V/cm，电泳 1.5h。
4. 扩散 琼脂槽内加入兔抗人血清，充满槽内，琼脂板置湿盒内 37℃ 扩散 24h，观察结果。

【实验结果】 由于经电泳已分离的各抗原成分（各 Ig）在琼脂中呈放射状扩散，而相应的抗体呈直线扩散，因此生成的沉淀一般多呈弧形，在槽的两边出现相应对称的弧形沉淀（图 5-9）。高分子量的抗原物质扩散慢，所形成的沉淀线离抗原孔较近；而分子量较小的物

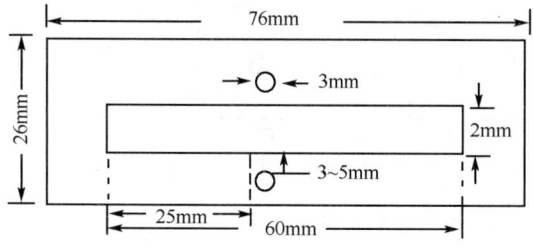

图 5-8 免疫电泳琼脂板制作示意图

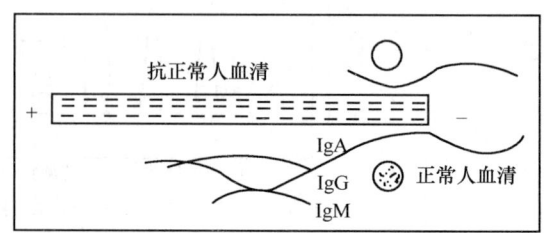

图 5-9 免疫球蛋白的迁移范围

质扩散速度快，沉淀弧离抗体槽近一些。抗原浓度高沉淀弧偏近抗体槽，反之，抗体浓度过高，沉淀弧偏近抗原孔。

【注意事项】

1. 操作时动作要轻巧，挖槽时要注意平行整齐，加入抗体时不要外溢。

2. 电泳板扩散后，可直接观察，也可染色观察。无色标本要在黑色背景下，用斜射光观察。

3. 搭桥应完全紧密接触，以免因电流不均而发生沉淀线歪曲。

4. 抗血清虽然含有对所有抗原物质的相应抗体，但抗体效价有高有低，抗血清中必须含有足够的抗体，才能同被检样品中所有抗原物质生成沉淀反应。因此要适当考虑抗原孔径的大小和抗体槽的距离。

【思考题】

1. 对流免疫电泳试验中抗原为什么必须加在电场负极端孔内，抗原和抗体为什么会向相反方向运动？

2. 免疫电泳有哪些临床用途？

3. 怎样通过火箭免疫电泳确定待测抗原/抗体的含量？

4. 试比较沉淀反应各种方法的原理和用途。

实验二十二 免疫透射比浊试验

液相内沉淀试验指以含盐缓冲液为反应介质的抗原抗体特异性结合的沉淀试验。根据实验方法不同所形成的免疫复合物呈现的沉淀现象不一。将液相内沉淀分为3类：①絮状沉淀试验（flocculation test）；②环状沉淀试验（ring precipitation test）；③免疫比浊法（immunonephelometry）。免疫比浊法目前是临床应用最广泛的液相内沉淀试验，已基本取代前两类试验。该法是指可溶性抗原、抗体在液相中特异性结合，产生一定大小的复合物，形成光的折射或吸收，借助多种自动化分析仪器来测定这种折射或吸收后的透射光或散射光作为计量单位来完成待检物质的检测。该法解决了经典的免疫沉淀试验方法学上存在费时、烦琐、敏感度低（10～100mg/L）、难以自动化等缺陷。目前主要有透射比浊法、散射比浊法和免疫胶乳比浊法等。以下以免疫透射比浊法测定血清C3含量为例介绍。

【实验目的】 掌握免疫透射比浊法的原理、应用及结果分析，了解其基本操作方法。

【实验原理】 待测血清中的C3与抗C3免疫血清在液相中反应，比例合适时形成可溶性免疫复合物。聚乙二醇6000（PEG-6000）可沉淀该免疫复合物，使溶液的透光率（T）下降。免疫复合物的量与C3和抗C3量呈函数关系，当固定抗C3血清浓度时，免疫复合物的形成量主要取决于样本中C3的含量，并与其呈正相关。故通过检测溶液吸光度值即可判定样本中C3含量。

【实验材料】

1. 抗C3血清、C3含量标准品。

2. 稀释液

PEG-6000	10.00g
NaF	10.00g
$Na_2HPO_4 \cdot 12H_2O$	101.50g
$NaH_2PO_4 \cdot 2H_2O$	10.00g
NaN_3	1.0g

加蒸馏水溶解至 1000ml。用 C3 玻璃滤器过滤，室温保存。

3. 吸管、微量移液器、聚苯乙烯反应板、微型混合器、酶标仪、恒温水浴箱等。

【实验方法】

1. 标准曲线的制备 在 5 个反应板微孔中分别加入稀释抗 C3 血清 158 μl、156μl、154μl、152μl、150μl，再将 C3 含量标准品溶解后取 2μl、4μl、6μl、8μl、10μl 分别加至相应各孔，最终体积各为 160μl；于微型混合器上振荡 1min，置 37℃水浴 30min，取出后混匀，用酶标仪分别测定 490nm 吸光度。以 C3 含量为横坐标、吸光值为纵坐标，制成标准曲线。

2. 将抗 C3 血清按所示效价稀释，加到聚苯乙烯反应板孔中，156μl/孔，然后每孔加入不同稀释度的待测血清 4μl，于微型混合器上振荡混匀 1min，置 37℃水浴 30min 后，取出混匀，用酶标仪测定其 490nm 吸光度。用抗 C3 血清溶液 160μl 作空白调零。

【实验结果】 测出待测孔的 A 值后，根据标准曲线即可得知样本中 C3 含量。正常值为 (1.417 ± 0.239) g/L（$\overline{X} \pm s$）。

【思考题】

1. 免疫透射比浊试验有何优点和用途？

2. 液相内沉淀试验有哪几种常见类型？目前应用如何？

（王　川　蔡恒玲　张　艳）

第6章 补体参与的免疫反应

补体（complement，C）包括30余种组分，广泛存在于血清、组织液和细胞膜表面，由补体固有成分、补体调节蛋白和补体受体组成，是机体固有免疫系统的重要组分，也是抗体发挥免疫效应的重要机制之一，并在不同环节参与适应性免疫应答及其调节。正常人血清中补体活性及含量相对稳定，在疾病情况下，补体水平可出现波动，因此检测补体活性及含量可协助临床对某些疾病的诊断、疗效观察和发病机制的研究。

实验二十三 溶血试验

【实验目的】 掌握溶血试验的原理及基本操作方法。

【实验原理】 将SRBC作抗原免疫家兔，经过一定时间，家兔血清中即出现特异性抗SRBC抗体，此种抗体称溶血素，它可以与SRBC结合，此时若加入补体，即可激活补体系统，裂解SRBC而释放出血红蛋白，从而呈现溶血现象。

【实验材料】
(1) 溶血素（1:100）、补体（1:30）、SRBC悬液（2%）、生理盐水等。
(2) 试管、吸管、试管架、恒温水浴箱等。

【实验方法】
(1) 将试管4支排成一排，按表6-1加入各实验材料。

表6-1 溶血试验加样表　　　　　　　　　　　　　　　　单位：ml

管号	SRBC	溶血素	补体	生理盐水	现象
1	0.5	0.5	0.5	0.5	
2	0.5	0.5	—	1.0	
3	0.5	—	0.5	1.0	
4	0.5	—	—	1.5	

(2) 混匀，37℃水浴30min。

【实验结果】 实验管（第1排）因发生溶血而变成红色透明；其余管未发生溶血，红细胞悬液呈均匀混浊状。

【注意事项】
1. 取样品的吸管不可混用；加样力求准确。
2. SRBC混匀后再加。
3. 补体对热不稳定，室温下易失活，最好置于冰浴中，用时再取，温度、pH、连续吹打等都可使其活性下降，加入补体后轻轻吹打即可。

实验二十四 补体活性测定

一、溶血素效价的测定

【实验目的】 熟悉抗SRBC抗体（溶血素）效价的测定原理及方法。

【实验原理】 小鼠或家兔等动物经 SRBC 免疫后血清中可出现抗 SRBC 的抗体。采集免疫动物血液分离血清，即可获得抗 SRBC 的抗血清。用 SRBC 与相应抗血清混合，当有补体存在时，在一定条件下，SRBC 被破坏溶解，故抗 SRBC 抗体又称为溶血素。使一定量 SRBC 完全溶解的溶血素最高血清稀释度称溶血素的效价。

【实验材料】
（1）抗体：含溶血素血清（用生理盐水 1∶100 稀释）。
（2）抗原：2% SRBC 悬液。
（3）补体：取自豚鼠新鲜血清（含补体），生理盐水 1∶30 稀释。
（4）其他：水浴箱、试管、吸管、生理盐水等。

【实验方法】 取干净试管 9 支，按表 6-2 加入各实验材料。

表 6-2 溶血素单位滴定   单位：ml

试管号	1	2	3	4	5	6	7	8	9
生理盐水	0.9	0.5	0.5	0.5	0.5	0.5	0.5	0.5	0.5
溶血素（1∶100 血清）	0.1	0.5	0.5	0.5	0.5	0.5	0.5	0.5	弃 0.5
血清稀释度	1/1 000	1/2 000	1/4 000	1/8 000	1/16 000	1/32 000	1/64 000	1/128 000	—
补体（1∶30）	0.5	0.5	0.5	0.5	0.5	0.5	0.5	0.5	0.5
2% SRBC	0.5	0.5	0.5	0.5	0.5	0.5	0.5	0.5	0.5
摇匀后置于 37℃水浴箱中孵育 30min									
结果									

【实验结果】 将各管发生溶血的情况记录于表 6-2"结果"一项。以"完全溶血""不完全溶血""完全不溶血"三个标准来判断。

完全溶血：指试管中 SRBC 全部被破坏，试管中的溶液呈均匀红色，清亮透明，试管底无红细胞沉积。

不完全溶血：指 SRBC 部分被破坏，试管中的溶液呈红色半浑浊，可见部分红细胞沉于管底。

完全不溶血：指 SRBC 没有被破坏，试管中的溶液呈红色浑浊，可见部分红细胞沉于管底。

第 9 管（对照管）必须是"完全不溶血"时前面各管的结果才有意义。使一定量 SRBC 完全溶解的溶血素最高血清稀释度即为溶血素的效价，若溶血素效价为 1∶8000，则 8000 倍稀释的溶血素为 1 单位。做补体结合试验时常用 0.2ml 中含 2 个溶血素单位的稀释液，可取 1∶100 的溶血素 1ml 加生理盐水 39ml 即得。

【注意事项】
1. 补体的血清必须新鲜。
2. SRBC 用前一定要摇匀。

二、总补体活性测定（CH50 测定）

【实验目的】 熟悉总补体活性测定试验原理及测定流程。

【实验原理】 补体 50% 溶血试验（complement hemolysis 50%，CH50）是利用补体能使溶血素致敏的 SRBC（致敏的 SRBC 即 SRBC 与相应抗体形成的免疫复合物）发生溶血,当致敏红细胞浓度恒定时,在一定范围内溶血程度与补体含量和活性呈正相关。因此,以补体量为横坐标,红细胞的溶血程度为纵坐标绘图,可得到一条清晰的"S"型曲线(图6-1),曲线两端平坦,补体量的增减与溶血程度影响不大,而在曲线中段(50%溶血附近)曲线最陡,几乎呈直线,此时补体量的细微变化可引起溶血程度的明显改变,故取50%溶血为反应终点观察指标,即以引起50%溶血的最小血清量作为一个CH50单位(U)。临床上,CH50测定可用于某些超敏反应性疾病的辅助诊断,也可作为观察病情变化的指标。

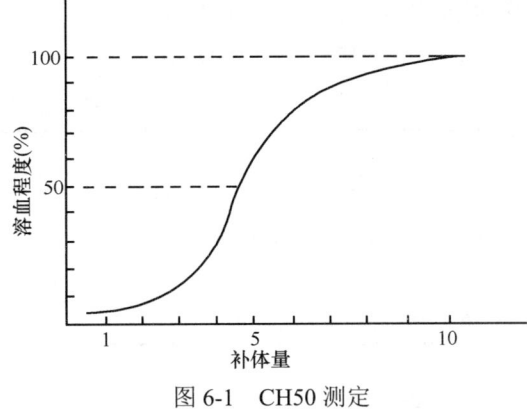

图6-1 CH50测定

【实验材料】

(1) 缓冲盐溶液(pH7.4)

1) 10×贮备液:NaCl 75g、1mol/L HCl 177ml、三乙醇胺 28ml、$MgCl_2 \cdot 6H_2O$ 1.0g、$CaCl_2 \cdot 2H_2O$ 0.2g。先将NaCl溶于700ml蒸馏水中,加入HCl及三乙醇胺,$MgCl_2$及$CaCl_2$分别用2ml蒸馏水溶解后,逐一缓慢加入,再用蒸馏水加至1000ml,4℃保存备用。

2) 应用液:取1份贮备液,加9份蒸馏水,4℃保存待用。

(2) 2% SRBC悬液:新鲜脱纤维羊血或无菌阿氏(Alsever)保存液保存羊血(4℃可保存3w),使用时用生理盐水洗涤2次,第3次用缓冲盐溶液,2000r/min离心10min。取沉淀细胞用缓冲盐溶液配成2%悬液。为使红细胞浓度标准化,可将2% SRBC悬液用缓冲盐溶液稀释25倍,用紫外-可见分光光度计(542nm)测量吸光度值(以缓冲盐溶液调零)。每次试验用红细胞吸光度值必须一致。

(3) 溶血素:按效价以缓冲盐溶液稀释至2单位(如效价为1:8000,使用时按1:4000稀释)。

(4) 致敏SRBC:2% SRBC加等体积2单位溶血素,混匀,置37℃水浴10min。

(5) 待检血清。

(6) 试管、吸管、离心机、恒温水浴箱、紫外-可见分光光度计等。

【实验方法】

(1) 取待检血清0.2ml,加缓冲盐溶液3.8ml,1:20稀释。

(2) 取干净试管10支,按表6-3所示加入各试剂,混匀,37℃水浴30min。

(3) 50%溶血标准管:于2.0ml 2%SRBC悬液中加入8.0ml蒸馏水,混匀,使完全溶血,然后取此液体2.0ml加pH 7.4缓冲盐溶液2.0ml,混匀后即为50%溶血标准管。

【实验结果】 上述各试管经2500r/min离心5min后,用50%溶血标准管对各管的溶血程度进行比较。选择溶血程度与50%溶血标准管最为相近的两管,紫外-可见分光光度计于542nm分别测量其吸光度值(A_{542}),以最接近50%溶血标准管A_{542}值的管定为终点反应管。按下列公式,计算CH50。

计算公式:

$$\text{血清总补体活性 CH50 (U/ml)} = \frac{1}{\text{引起50\%溶血管血清量(ml)}} \times \text{稀释倍数}$$

假设待测血清样本的第4管A_{542}值与50%溶血标准管A_{542}值接近,则该样本的补体含量为1/0.25×20 = 80U/ml。表6-3中提供各管相应补体含量,可不必计算而能直接查出,第

10 管为空白对照管，要求不溶血。

正常参考值：50～100U/ml。

表 6-3 CH50 测定　　　　　　　　　　　　　　　　（单位：ml）

管号	1	2	3	4	5	6	7	8	9	10
1：20 稀释待测血清	0.10	0.15	0.20	0.25	0.30	0.35	0.40	0.45	0.50	—
缓冲盐溶液（pH 7.4）	1.40	1.35	1.30	1.25	1.20	1.15	1.10	1.05	1.00	1.50
致敏 SRBC	1.0	1.0	1.0	1.0	1.0	1.0	1.0	1.0	1.0	1.0
总补体 CH50（U/ml）	200.0	133.0	100.0	80.0	66.5	57.1	50.0	44.4	40.0	—

【注意事项】

1. 缓冲液、致敏 SRBC 均应新鲜配制。

2. 实验材料应清洁。

3. 待测标本必须新鲜，应无溶血、无污染、无乳糜血。如放置 2h 会使补体活性下降。

4. 补体的溶血活性受多种因素的影响，如 SRBC 浓度及致敏抗体的量等。钙、镁离子的存在可稳定溶血系统，但含量过多时，反而抑制溶血反应。

5. 血清总补体活性的改变与疾病有一定的相关性。CH50 增高见于急性炎症、组织损伤、恶性肿瘤等，而 CH50 降低则见于系统性红斑狼疮、类风湿性关节炎、强直性脊柱炎、急性肾小球肾炎。

【思考题】

1. 何为 CH50 单位？为何取 50% 溶血为终点观察指标？

2. 血清标本放置时间长后补体活性会有何变化？

实验二十五　补体依赖的细胞毒性试验

【实验目的】　掌握补体依赖的细胞毒性试验的原理，了解其操作方法及结果判定标准。

【实验原理】　带有特定抗原的靶细胞（如正常细胞、肿瘤细胞、病毒感染细胞等）与相应抗体结合后，激活补体系统，最终在靶细胞表面形成攻膜复合物（MAC），MAC 通过破坏局部磷脂双层或形成穿膜的亲水性孔道而导致细胞膜的通透性增加、最终导致细胞破裂，而不带特异抗原的细胞仍然存活。伊红-Y、锥虫蓝等染料则可通过受损细胞胞膜进入细胞内使细胞着色、细胞体积增大，因此死细胞或濒死细胞着色并增大，而活细胞不着色、大小仍保持正常。此即补体依赖的细胞毒性（complement dependent cytotoxicity，CDC）试验，该试验可以检查细胞膜抗原，亦可鉴定抗体的特异性。本实验中，在体外利用抗小鼠 Thy-1（Thy-1 是小鼠 T 淋巴细胞的一种表面标志）的单克隆抗体与小鼠胸腺细胞特异的 Thy-1 表面抗原结合，通过补体的协同作用，可杀伤 95% 以上的胸腺细胞。

【实验材料】

（1）眼科剪、眼科镊、平皿、80～100 目不锈钢筛网等。

（2）离心机、显微镜、恒温水浴箱、试管、1ml 吸量管、尖吸管、载玻片、盖玻片等。

（3）含 5% NBS 的冷 Hank's 液、1% 伊红-Y 染液、抗小鼠 Thy-1 的单克隆抗体、补体。

（4）C57BL/6J 小鼠。

【实验方法】

（1）小鼠胸腺细胞悬液的制备：将 4～6 周龄小鼠采用颈椎脱臼法处死，取出胸腺放入已加入约 4ml 预冷 Hank's 液的平皿中,在 100 目的不锈钢筛网上研磨后,过筛,放入试管,1000r/min 离心 5min,用 Hank's 液洗涤 2 次。将沉淀的细胞重悬于 Hank's 液中,配成 1×10^7/ml 细胞悬液。

(2) 取试管 3 支,标明顺序,依据表 6-4 依次加入 1×10^7/ml 胸腺细胞悬液、抗小鼠 Thy-1 的单克隆抗体(最适稀释度)及 Hank's 液,放入 37℃水浴 30min。

表 6-4　补体依赖的细胞毒性试验加样表　　　　　　　　　　单位:ml

实验材料	试验管	补体对照管	细胞对照管
1×10^7/ml 胸腺细胞悬液	0.5	0.5	0.5
Thy-1 单克隆抗体	0.5	—	—
Hank's 液	—	0.5	1.0
1:3 补体	0.5	0.5	—

(3) 取出后每管加入 1% 伊红-Y 染液 2 滴,混匀后室温放置 2min。

(4) 轻轻摇匀后在载玻片上滴片,加盖玻片镜检。先在低倍镜下观察,再用高倍镜观察,比较 3 管中细胞存活情况。

【实验结果】　死细胞呈红色,无光泽且肿胀变大;活细胞不着色、有光泽且形态正常。高倍镜下计数 200 个细胞并计算其中死细胞的百分数。计算公式如下:

死细胞百分数 =(试验管死细胞数% - 对照管死细胞数%)÷(100% - 对照管死细胞数%)

【注意事项】

1. 为保持细胞活力,胸腺细胞制备要在冰浴中操作且速度要快。
2. 在预试验中要先确定好抗 Thy-1 的单克隆抗体及补体的效价。
3. 细胞对照管死细胞数不能超过 5%,否则试验要重做。
4. 细胞滴加到载玻片上后要及时检测,长时间放置不检测可能导致假阳性结果。

【思考题】

1. 溶血素破坏红细胞为什么必须有补体参加?不加补体会出现什么结果?
2. 补体介导的细胞毒试验的原理和用途是什么?
3. 怎样区别补体介导的细胞毒试验中的死细胞与活细胞?

(陈超群　陆春雪　张　舟)

第 7 章 免疫标记技术

免疫标记技术（immunolabeling technique）是将抗原抗体反应与标记技术相结合，将已知的抗体或抗原标记上示踪物质，通过检测标记物，间接检测抗原抗体复合物的一类试验方法。借助各种仪器观察结果或进行自动化测定，可在细胞、亚细胞、超微结构及分子水平上，对抗原或抗体进行定性和定位研究；或应用各种液相和固相免疫分析方法，对液体中的抗原、半抗原或抗体进行定性和定量测定。由于标记物的放大效应，免疫标记技术在敏感性、特异性、精确性及应用范围等方面大大优于传统的免疫血清学方法。根据实验中所用标记物和检测方法的不同，目前常用的免疫标记技术包括免疫酶技术、免疫荧光分析技术、发光免疫分析技术、胶体金免疫分析技术和生物素-亲和素技术等。

实验二十六 免疫酶技术

免疫酶技术（immunoenzymatic technique）是将酶高效催化反应的敏感性、专一性和抗原抗体反应的高度特异性相结合的一种微量分析技术。酶标记抗原或抗体后形成的酶标记物，既保留抗原或抗体的免疫活性，又保留酶的催化活性；当酶标记物与待测标本中相应的抗原或者抗体相互作用时，可形成酶标记抗原抗体复合物，利用复合物上标记的酶催化底物显色，其颜色的深浅与待测标本中的抗原或抗体的量相关。该方法敏感度可达到 pg/ml～ng/ml 水平。常用于标记的酶有辣根过氧化物酶（horseradish peroxidase，HRP）和碱性磷酸酶（alkaline phosphatase，ALP 或 AKP）等。

免疫酶技术按照实际应用的目的不同，可分为酶免疫组织化学技术（enzyme immunohistochemistry technique，EIH）和酶免疫测定法（enzyme immunoassay，EIA），前者主要用于组织切片或其他标本中抗原的定位分析，后者主要用于体液标本中抗原/抗体的定性和定量分析。EIA 根据抗原抗体反应后进行酶活性检测是否需要将结合的酶标记物和游离的酶标记物分离，又分为均相酶免疫测定（homogeneous enzyme immunoassay）和非均相酶免疫测定（heterogeneous enzyme immunoassay）两种类型。非均相酶免疫测定是目前应用最广的一类免疫检测技术，根据实验中是否使用固相支持物作为吸附抗原或抗体的载体，又分为固相酶免疫测定和液相酶免疫测定两种类型（图 7-1）。

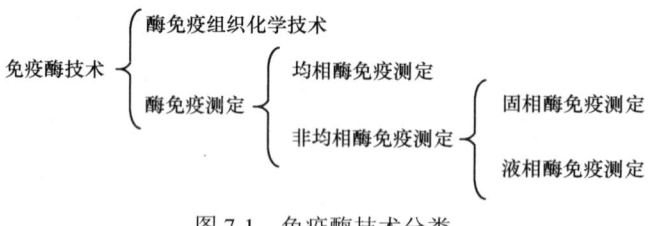

图 7-1 免疫酶技术分类

下面介绍非均相酶免疫测定中最常用的酶联免疫吸附试验（enzyme-linked immunoadsorbent assay，ELISA）。

ELISA 是一种固相酶免疫测定方法，可检测体液中微量的特异性抗原或抗体。由于 ELISA 具有敏感度高、特异性强、操作简单、易观察结果、便于大规模检测等特点，因而成为免疫酶技术中应用最广的技术，目前广泛应用于医学和生物学的诸多领域。下面以 ELISA 法检测乙肝"两对半"为例介绍免疫酶技术。

【实验目的】 掌握 ELISA 的常见类型和原理，熟悉实验方法。

【实验原理】 ELISA 的基本原理是将已知的抗原或抗体吸附在固相载体（如聚苯乙烯微量板）表面，使抗原抗体反应在固相载体表面进行，用洗涤的方法将液相中的游离成分去除，再通过酶作用于特异性底物使其显色，根据颜色的有无和颜色深浅对待测抗原或抗体进行定性或定量分析，并以酶标仪在一定波长处测定的吸光度值作为定量检测指标。

ELISA 的操作方法很多，主要有间接法、双抗体夹心法、双抗原夹心法、竞争法等类型。

间接法（indirect ELISA）：常用于检测抗体。用已知抗原包被固相载体，加入待检标本，再与酶标记的二抗进行反应，在固相表面形成抗原-抗体-酶标二抗复合物，加底物显色，颜色深浅与待测血清中的抗体浓度呈正相关。

双抗体夹心法（double antibody sandwich method）：用于检测双价或双价以上的大分子抗原。先将已知抗体包被在固相载体表面，加入待测标本，再加已知的酶标抗体一起孵育。包被抗体、待测抗原和酶标抗体形成夹心式复合物。洗涤去除未结合酶标抗体，加入底物显色，根据颜色的有无或颜色的深浅，定性或定量检测抗原。

双抗原夹心法的基本原理与双抗体夹心法类似，所不同之处为包被在固相载体上和酶标记的均为特异性抗原。

竞争法（competitive ELISA）：可用于测定抗原或抗体。以测定抗体为例，先用特异性抗原包被固相载体，然后同时加入待检样本和酶标抗体，如样本中含有待检抗体，则待检抗体和酶标抗体竞争与固相抗原结合。因此，与固相抗原结合的酶标抗体量与受检抗体的量成反比，显色的深浅与待检抗体的量呈负相关。

乙肝"两对半"指 HBsAg、抗-HBs、HBeAg、抗-HBe 和抗-HBc 五项指标，乙肝"两对半"检测的各项指标的检测方法类型可以有多种（表 7-1）。

表 7-1 ELISA 检测乙肝"两对半"方法类型和原理

待测物	方法类型	包被物	中和试剂	酶结合物	原理示意图（虚线为待测物，实线为已知物）
HBsAg	双抗体夹心法	抗-HBs	—	抗-HBs-HRP	
抗-HBs	双抗原夹心法	HBsAg	—	HBsAg-HRP	
HBeAg	双抗体夹心法	抗-HBe	—	抗-HBe-HRP	
抗-HBe	中和竞争法	抗-HBe	HBeAg	抗-HBe-HRP	
抗-HBc	竞争法	HBcAg	—	抗-HBc-HRP	

【实验材料】

（1）乙肝"两对半"ELISA 检测试剂盒组成：抗原或抗体包被反应板、酶（HRP）结合物、阳性对照血清、阴性对照血清、中和试剂、洗涤液（PBST）、显色剂 A（TMB）、显色剂 B（H_2O_2）、终止液（2mol/L H_2SO_4）。

（2）待测血清。

（3）移液器和吸头、恒温培养箱、酶标仪、计时器等。

【实验方法】

1. 实验准备 从 4℃冰箱中取出试剂盒,在室温下平衡 30min。

2. 加待测标本 加入待测血清,50μl/孔,并设阳性对照和阴性对照各 2 孔,空白对照 1 孔。

3. 加中和试剂（仅用于抗 HBe 测定） 每孔 1 滴（约 50μl）,空白对照孔不加。

4. 加酶结合物 每孔 1 滴,空白对照孔不加,充分混匀,置 37℃孵育 30min。

5. 手工洗板 弃去孔内液体,拍干;用洗涤液注满每孔,静置 30s,弃去孔内洗涤液,拍干,如此反复 5 次,拍干。

6. 加显色剂 先加显色剂 A,每孔 1 滴;再加显色剂 B,每孔 1 滴;充分混匀,37℃避光孵育 10～15min。

7. 终止反应 每孔加入终止液 1 滴,混匀。

8. A 值测定 用酶标仪读数,可选择单波长 450nm（以空白孔校零）或双波长 450/630nm,读取各孔 A 值。读数须在终止反应后 10min 内完成。

附 实验操作简易流程（以 4 人份目测法为例,见表 7-2）

表 7-2 ELISA 实验操作简易流程

	HBsAg	抗-HBs	HBeAg	抗-HBe	抗-HBc
待测血清	50μl	50μl	50μl	50μl	50μl
阴性血清	1 滴	1 滴	1 滴	1 滴	1 滴
阳性血清	1 滴	1 滴	1 滴	1 滴	1 滴
中和试剂				1 滴	
相应酶结合物	1 滴	1 滴	1 滴	1 滴	1 滴

（1）准备血清标本：抽取静脉血 3ml/人,4 人,分离血清。

（2）加样：从检测试剂盒中每个项目取已包被抗原/抗体的聚苯乙烯塑料条 6 孔（待测标本 4 孔,阳性及阴性对照各 1 孔）。

充分混匀,置 37℃孵育 30min。

（3）手工洗板：每孔注满洗涤液,静置 30s,弃去孔内液体,拍干,如此反复 5 次。

（4）加显色剂：每孔加显色剂 A 和显色剂 B 各 1 滴,充分混匀,置 37℃避光孵育 10～15min。

（5）观察并分析结果（表 7-3）。

表 7-3 HBV 抗原、抗体检测结果及临床意义

HBsAg	抗-HBs	HBeAg	抗-HBe	抗-HBc	临床意义
+	−	−	−	−	HBV 感染者或无症状携带者
+	−	+	−	+	急性或慢性乙肝,传染性强（俗称"大三阳"）
+	−	−	+	+	急性乙肝趋向恢复或慢性乙肝,传染性弱（俗称"小三阳"）
−	+	−	−	+	急性 HBV 感染康复期或既往感染,已有免疫力
−	−	−	+	+	乙肝恢复期,弱传染性,无免疫力
−	−	−	−	+	急性 HBV 感染窗口期或既往感染,无免疫力
−	+	−	−	−	疫苗接种后或 HBV 感染后康复,有免疫力
−	+	−	+	+	乙肝恢复期,已有免疫力
−	−	−	−	−	未感染 HBV,对 HBV 没有免疫力

【实验结果】

1. 目测法　与阳性和阴性对照比较，观察颜色深浅做出判断。

四甲基联苯胺（TMB）和邻苯二胺（OPD）是 ELISA 中 HRP 常用的底物。HRP 催化 TMB 产物呈蓝色，用酸终止反应后转为黄色。HRP 催化 OPD 产物呈橙黄色，用酸终止反应后转为棕黄色。由于 OPD 溶液不稳定，有致癌性报道，目前已基本不用。

2. Cutoff 值（Cutoff value，COV）计算　COV="某个常数×阴性对照平均 A 值"或"阴性对照+某个常数"。如 HBsAg 的 COV=2.1×阴性对照平均 A 值，标本 A 值≥COV 为阳性，标本 A 值＜COV 为阴性。

厂家提供的说明书上列出的 COV 是建立在一系列科学实验及统计学研究的基础上的，不应随意更改。

附　结果分析

用 ELISA 法检测患者血清中 HBV 抗原和抗体是目前临床上诊断乙型肝炎最常用的检测方法。主要检测 HBsAg、抗-HBs、HBeAg、抗-HBe 及抗-HBc，这 5 项指标俗称"两对半"。

（1）HBsAg：乙型肝炎表面抗原，是机体感染 HBV 后最先出现的血清学指标。HBsAg 阳性见于急性乙肝、慢性乙肝或无症状携带者，是 HBV 感染的重要标志，也是筛选献血员的必检指标。急性乙肝恢复后，一般在 1～4 个月内 HBsAg 消失，若持续 6 个月以上则认为已向慢性肝炎转化。无症状 HBV 携带者的肝功能正常，但可长期 HBsAg 阳性。

（2）抗-HBs：乙型肝炎表面抗体，是 HBV 的特异性中和抗体，见于乙肝恢复期、既往 HBV 感染者或接种 HBV 疫苗后。抗-HBs 的出现表示机体对乙型肝炎有免疫力，抗-HBs 是唯一对乙型肝炎具有保护作用的抗体。

（3）HBeAg：乙型肝炎 e 抗原，其消长与病毒颗粒及病毒 DNA 多聚酶的消长基本一致，因此 HBeAg 阳性提示 HBV 在体内复制活跃，有较强的传染性，如转为阴性，表示 HBV 复制减弱或停止；若持续阳性则提示有发展成慢性乙肝的可能。

（4）抗-HBe：乙型肝炎 e 抗体。抗-HBe 阳性表示机体对乙型肝炎已获得一定免疫力，HBV 复制能力减弱，传染性降低。

（5）抗-HBc：乙型肝炎核心抗体，抗-HBc 产生早，滴度高，持续时间长，几乎所有急性期病例均可检出。抗-HBc IgM 阳性提示 HBV 处于复制状态，具有强的传染性。抗-HBc IgG 在血中持续时间较长，是感染过 HBV 的标志，低滴度的抗-HBc IgG 提示既往感染，高滴度提示急性感染。

HBcAg（乙型肝炎核心抗原）阳性表示 HBV 病毒颗粒存在，具有传染性。由于 HBcAg 主要定位于感染细胞核内，而且 HBcAg 外面包裹 HBsAg，故 HBcAg 不易游离于血液循环中，因此不易从感染者血清中检出，乙肝"两对半"中不包括该项目。

【注意事项】

1. 从冷藏环境中取出的试剂盒及洗涤液应置室温平衡 30min 再进行测试，余者应及时封存，置冰箱内储藏备用。

2. 移液器加样时力求准确，加样时注意不要触碰孔壁和孔底，并注意不出现气泡；每次加不同的标本需要更换吸头。

3. ELISA 试剂盒手工操作时采用滴加方式将试剂加入反应孔，试剂使用前应充分摇匀垂直滴加，注意均匀用力。

4. 每次试验设阳性血清、阴性血清及空白对照。

5. 洗涤的目的是去除反应液中过量未结合的游离物质，降低非特异性吸附以提高检测的特异性和敏感性。洗板应彻底去除残留液体，有机器和手工洗板法。手工洗板时洗涤液要注满微量孔，最后一次拍板要尽量拍干；所用的吸水纸勿反复使用。

6. 结果判断须在 10min 内完成；注意抗-HBe 和抗-HBc 结果判断与其他三项结果判断相反。

7. 不同批号试剂勿通用。

8. 血清，包括健康人血清属潜在生物危险物质，操作者应戴手套，测试后凡接触血清的物品应进行消毒灭菌处理。

【思考题】

1. ELISA 的原理是什么？有哪些基本类型？有何优点？

2. ELISA 操作中洗涤的目的是什么？洗涤不彻底有什么影响？

实验二十七　免疫荧光分析技术

免疫荧光分析（immunofluorescence assay，IFA）技术是将荧光素高效示踪性与抗原抗体反应特异性相结合的一种免疫标记技术，是用荧光素标记一抗或二抗，检测特异性抗原或抗体的方法。常用的荧光素有异硫氰酸荧光素（fluorescein isothiocyanate，FITC）、藻红蛋白（phycoerythrin，PE）、青色素-2（cyanine 2，Cy2）和 Cy3 等，这些物质在激发光作用下可直接发出荧光，FITC 发黄绿色荧光，PE 发红色荧光；在荧光显微镜下可以直接观察呈现特异荧光的抗原抗体复合物及其存在部位而进行定性和定位分析；也可与标准品对照得到分析物的浓度而进行定量分析。可单独使用一种荧光素标记的抗体，也可同时使用两种荧光素标记的不同抗体做双色染色，检查不同抗原。免疫荧光分析技术分为直接荧光法和间接荧光法。

直接免疫荧光法是将荧光素标记的已知抗体直接进行细胞或组织染色测定未知抗原，用荧光显微镜、激光共聚焦显微镜或流式细胞仪进行观察及测定。直接法常用于细菌、病毒等的快速检测和细胞表面抗原或受体的鉴定，其优点为：①特异性强，与其他抗原交叉染色较少；②干扰因素少，结果判断较简单；③操作步骤少，方法简便、省时。其缺点有：①敏感性较低；②应用范围窄，每检测一种抗原需制备相应的特异性荧光素标记抗体。

间接免疫荧光法是最常用的免疫荧光分析技术，是先用特异性抗体与样本中的相应抗原反应，再用荧光素标记的二抗与特异性抗体相结合，形成抗原-特异性抗体-标记荧光抗体的复合物。其优点为：①敏感性比直接法高；②一种荧光素标记的二抗可用于多种抗原的检测；③既可检测抗原，又可检测抗体。其缺点为：①在反应中有多种因子参与，容易产生非特异性的荧光，结果判断有时较困难；②操作较烦琐，费时。

一、直接免疫荧光法检测 B 细胞的 mIg

【实验目的】　掌握直接免疫荧光法的原理，了解利用该法检测 B 细胞 mIg 的操作步骤。

【实验原理】　B 细胞的 mIg（BCR）为 B 细胞的特征性表面标志，当与荧光素标记的相应抗 Ig 抗体特异性结合、在荧光显微镜下观察时，细胞膜可呈现荧光，即为 mIg 阳性细胞，也就是 B 细胞。同时用普通光源照明，计数该视野的淋巴细胞总数，根据发荧光与不发荧光细胞的计数，可计算出 mIg 阳性细胞或者各类 mIg 细胞的百分数；如分别用单价荧光抗 mIg 抗体染色，则可鉴别表达不同类 mIg 的淋巴细胞。

【实验材料】

（1）试剂：FITC 标记的兔或羊抗人 Ig 抗体、受检者静脉抗凝血、RPMI-1640 培养液、

FBS、Hank's 液、淋巴细胞分离液［密度（1.077±0.001g/ml）］、0.2% 锥虫蓝染液等。

（2）器材：离心机、清洁载玻片、盖玻片、血细胞计数板、毛细吸管、试管、荧光显微镜等。

【实验方法】

（1）PBMC 的分离与活性测定（参见第一篇第 3 章实验九）：取静脉抗凝血 4ml，与等量的 Hank's 液或 RPMI-1640 培养液充分混匀，用滴管沿管壁缓慢叠加于 4ml 淋巴细胞分离液面上（在 1.5cm×15cm 试管内），2000r/min 水平离心 20min，取单个核细胞层后再用 Hank's 液洗涤 2~3 次；末次离心后弃上清液，用 RPMI-1640 培养液悬浮细胞，混匀，取 0.2ml 细胞悬液与等体积 0.2% 锥虫蓝染液混合，于血细胞计数板上计数细胞总数并检测细胞活力，活细胞数应大于 95%。用含有 10%FBS 的 RPMI-1640 培养液将细胞悬液配成 5×10^6/ml。

（2）在试管中加入配制好的 PBMC 悬液 0.1ml，再加入荧光抗体 0.1ml，4℃孵育 30min。

（3）加 37℃预温的含 5%FBS 的 Hank's 液 2~3ml，1500r/min 离心 10min，弃去上清液，如此重复洗涤 2 次。

（4）取沉淀细胞滴加在载玻片上，覆以盖玻片，置荧光显微镜下观察，先用普通光源计数视野中淋巴细胞总数（每份标本计数 200 个淋巴细胞），然后用荧光光源计数荧光阳性细胞，计算其百分率。

【实验结果】 免疫荧光染色细胞的形态和类型：凡细胞呈现较强黄绿色荧光，有明显的细胞轮廓，并可见环状或 2 个以上斑点或在细胞的一侧见有帽状结构的为 mIg 阳性细胞（B 细胞）；凡呈现微弱、均匀一致的暗淡荧光者为非 B 细胞。

B 细胞百分率（%）= mIg 阳性细胞数/淋巴细胞总数 ×100%

正常值：外周血中 mIg 阳性细胞（B 细胞）的正常值为 12%~24%。

【注意事项】

1. 抽取人外周静脉血时要注意无菌操作。将 PBMC 悬液通过离心洗涤 2~3 次，常可去除 PBMC 中绝大部分混杂的血小板。

2. 抗体与细胞孵育时应在 4℃或冰上，避免非特异性结合。应分别在荧光光源和普通光源下对细胞加以区分。

3. 细胞形态的观察具有一定的主观性，需仔细判断。细胞悬液中混杂的多型核白细胞有时亦呈现片状或均匀的荧光染色，应注意区分。

二、间接免疫荧光法检测衣原体效应蛋白

【实验目的】 掌握间接免疫荧光法的原理，了解利用该法对衣原体效应蛋白进行定位分析的操作步骤。

【实验原理】 衣原体（*Chlamydia*）是一类严格真核细胞内寄生、具有独特发育周期的原核细胞型微生物，在宿主细胞内生长繁殖形成典型的细胞内包涵体；包涵体为衣原体在宿主细胞内的生长繁殖提供屏障保护作用，同时也是与宿主细胞进行物质交换和信息传递的门户；衣原体不仅可从宿主细胞摄取营养物质和能量物质，且可分泌效应蛋白至包涵体膜或进入宿主细胞质调节宿主细胞功能。包涵体膜蛋白（inclusion membrane protein，Inc 蛋白）是一类由衣原体基因编码并定位于包涵体膜上的衣原体蛋白，分泌蛋白是一类由衣原体基因编码并可定位于宿主细胞质的衣原体蛋白。借助荧光抗体双色染色可对衣原体效应蛋白进行定位分析。

【实验材料】

(1) 沙眼衣原体血清型 L2 型菌株、DMEM 培养基、FBS、24 孔细胞培养板、圆形盖玻片。

(2) 一抗（兔抗沙眼衣原体多克隆抗体，鼠抗衣原体效应蛋白抗体）、荧光素标记的二抗 [Cy2 标记的羊抗兔 IgG（H+L），Cy3 标记的羊抗鼠 IgG（H+L）]、细胞核染色剂 DAPI。

(3) 固定剂：4% 多聚甲醛；透膜剂：0.1% Triton X-100；封闭液：4% BSA。

(4) PBS 等。

(5) 二氧化碳培养箱、荧光显微镜等。

【实验方法】

(1) 衣原体感染细胞准备：取无菌 24 孔细胞培养板，放置圆形盖玻片，每孔加 1ml 含 1.0×10^5 HeLa 细胞的细胞生长液（含有 10%FBS 的 DMEM 培养液），5% CO_2 培养箱 37℃ 培养 18～24 h，细胞长成单层后弃去培养液，接种沙眼衣原体血清型 L2 型，加含有 2 mg/L 放线菌酮的细胞生长液，37℃ CO_2 培养箱培养 40～46 h。

(2) 固定：吸弃细胞培养孔中的衣原体感染液，每孔加入 4% 多聚甲醛 0.5ml，室温固定 30min，固定结束后，用 PBS 洗涤细胞 3 次。

(3) 通透：加入 0.1% Triton X-100 0.5ml/孔，室温通透 10min。通透的目的是在细胞膜上打孔，利用抗体进入细胞内与抗原结合。通透结束后，用 PBS 洗涤细胞 3 次。

(4) 封闭：每孔加入 0.5ml 4% BSA，室温封闭 1h 或者 4℃ 封闭过夜。封闭的目的在于防止内源性非特异性蛋白抗原结合。

(5) 一抗孵育：采用适当稀释度的兔抗沙眼衣原体多克隆抗体和鼠抗衣原体效应蛋白抗体与经上述步骤处理的细胞进行反应，每孔加入 200μl 一抗溶液，使其完全覆盖盖玻片，37℃ 孵育 1h。1h 结束后，用 PBS 洗涤 3 次，每次浸泡 5min；去除多余的一抗。

(6) 二抗孵育：采用 Cy2 标记的羊抗兔 IgG（H+L）和 Cy3 标记的羊抗鼠 IgG（H+L），以适宜比例进行稀释，同时加入 DAPI 染细胞核，每一圆形盖玻片上加 20μl 二抗溶液，37℃ 避光孵育 1h。随用 PBS 洗涤 3 次，去除多余的游离荧光抗体。

(7) 封片，镜检：取出孔内的圆形盖玻片，弃干水后，用抗荧光衰减封片剂将盖玻片固定在载玻片上。将制好的玻片置荧光显微镜观察，观察包涵体着色情况，数码相机摄取图像，利用 SimplePCI 软件将所有单一颜色融入三色图像。

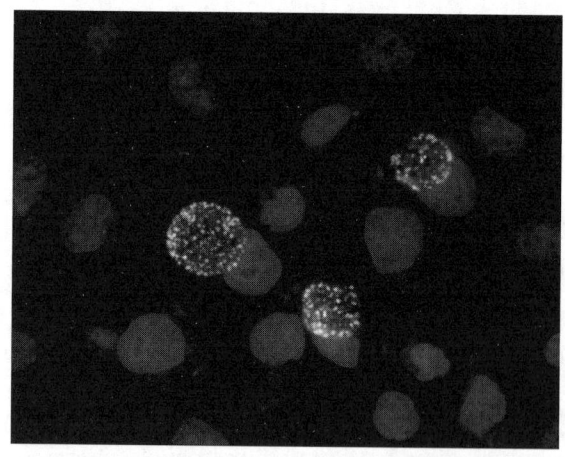

图 7-2　IFA 检测沙眼衣原体效应蛋白

【实验结果】 IFA 检测衣原体效应蛋白，在染色过程中采用荧光抗体双色染色，Cy2 标记的荧光抗体（绿色）对沙眼衣原体全菌体染色，Cy3 标记的荧光抗体（红色）对目的蛋白进行染色定位分析，DAPI 染色细胞核（呈蓝色）。若目的蛋白分布于菌体上，则绿色荧光和红色荧光重叠，IFA 结果最终显示为黄色或橘黄色（图 7-2，彩图 10），若目的蛋白为 Inc 蛋白，IFA 结果显示在包涵体周围呈现红色荧光（图 7-3，彩图 11）；若目的蛋白为衣原体分泌蛋白，在宿主细胞核外、细胞质内可观察到红色荧光（图 7-4，彩图 12）。

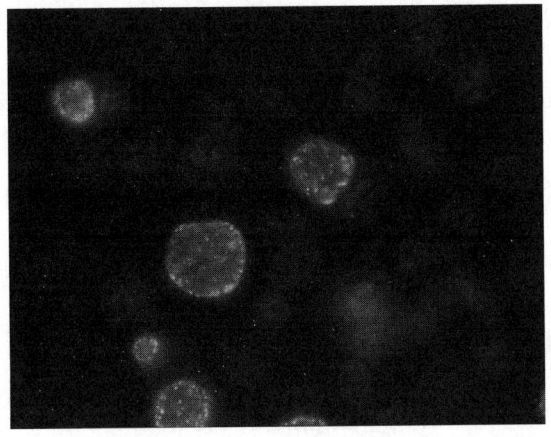 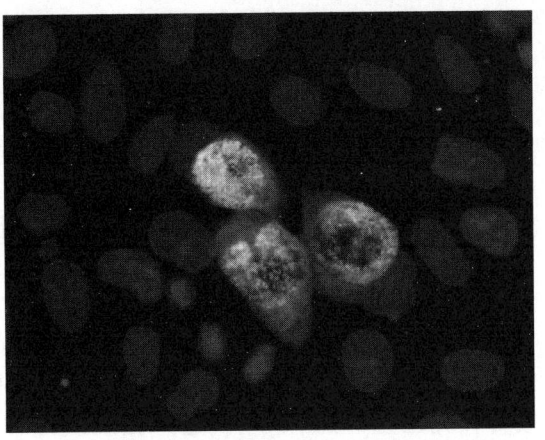

图 7-3　IFA 检测沙眼衣原体效应蛋白——Inc 蛋白　　图 7-4　IFA 检测沙眼衣原体效应蛋白——分泌蛋白

【注意事项】

1. 固定标本一方面可以使细胞内的蛋白质凝固，终止细胞内的酶反应，防止细胞自溶，以保持细胞固有形态和结构；另一方面可以保存组织细胞的抗原性，防止标本脱落，除去阻碍抗体结合的类脂，使标本易于保存。通常蛋白质类抗原，可用乙醇或甲醇固定；多糖类抗原用 10% 福尔马林固定或微火加热固定。在间接免疫荧光法中，固定若采用甲醇溶液，甲醇兼有固定剂和透膜剂的作用，则后续直接进行封闭处理。注意固定时间，固定时间与组织大小及固定液种类、浓度等因素相关，条件不同，时间也需调整。

2. Triton X-100 可以溶解细胞膜、细胞核膜、细胞器膜上的脂质而使抗体和大分子结构的物质进入胞质和胞核内，这样抗体就能顺利进入胞内与相应抗原结合。此外，皂苷（saponin）可以特异性地溶解细胞膜中的胆固醇，从而实现在细胞膜上选择性地打孔，在 IFA 中也是一种常用的透膜剂。

3. 在本实验中，封闭液可采用 4%BSA 溶液，也有用含 10%FBS 的 DMEM 培养液。封闭液孵育之后不需要洗涤。

4. 一抗和二抗使用前均应测试其合适的稀释度，可采用 2%BSA 进行稀释，或者用专用的稀释液。一抗必须来自不同种属，根据一抗种属选择对应的二抗，如一抗种属来源于兔，就选择抗兔的二抗。

5. 为避免反复冻融，可将荧光抗体分装 -20℃ 保存。荧光染色后一般在 1h 内完成观察，或于 4℃ 保存数小时；时间过长，就有荧光减弱现象。

6. 间接免疫荧光法对衣原体效应蛋白进行定位分析仅是初步分析，后续还需要结合激光扫描共聚焦显微镜技术进一步分析。

【思考题】

1. 直接免疫荧光法、间接免疫荧光法的原理是什么？
2. 直接免疫荧光法和间接免疫荧光法各有何优缺点？

实验二十八　发光免疫分析

发光免疫分析（luminescent immunoassay，LIA）是将发光分析和免疫反应相结合而建立的一种免疫分析技术。LIA 不仅具有发光分析的高灵敏度和抗原抗体反应的高度特异性，而且还具有快速、简便、可实现自动化分析的特点，已经成为医学检验领域的核心技术之一，现已广泛应用于各种激素、肿瘤标志物、药物及其他微量生物活性物质的测定。根据标记物性质及其发光原理不同，LIA 可分为化学发光免疫分析、化学发光酶免疫分析和电化学发光免疫分析等。

化学发光免疫分析（chemiluminescence immunoassay，CLIA）：用化学发光剂（如鲁米诺或吖啶盐类化合物等）标记抗体或抗原，抗原抗体反应后通过加入发光启动剂如碱性 H_2O_2 溶液（$NaOH-H_2O_2$）产生化学发光反应。用化学发光检测仪光电倍增管分析接收光量子产量，以光信号强度显示抗原抗体反应结果。待免疫反应完成后对发光标记物进行定性或定量检测。

化学发光酶免疫分析（chemiluminescence enzyme immunoassay，CLEIA）：用酶标记抗原或抗体，待免疫反应结束后加入底物（即发光剂）进行检测。常用的酶有 HRP 和 ALP。在 HRP 标记的酶促发光反应中，以 HRP 标记抗原或者抗体，当免疫反应完成后，结合上的 HRP 酶标物使用鲁米诺作为发光底物，$NaOH-H_2O_2$ 作为启动发光试剂，对碘苯酚或对苯基酚等作为发光增强剂，可将鲁米诺所发出的闪光转化为辉光，发光信号可持续 10～20min，并明显增强发光强度，从而提高了检测的灵敏度。

电化学发光免疫分析（electrochemiluminescence immunoassay，ECLIA）：是在发光反应中加入了电化学反应，整个反应分为电化学发光和免疫分析两个过程。以电化学发光物质（如三联吡啶钌）标记抗原或抗体，用三丙胺（TPA）作电子供体，在电场中电化学引发特异性化学发光，通过检测发光强度可对抗体或抗原进行定量分析。

本实验以检测促甲状腺激素（thyroid-stimulating hormone，TSH）为例介绍 CLEIA 技术。促甲状腺激素（TSH）是一种由垂体前叶分泌的糖蛋白，分子量为 28kDa，由 α 和 β 亚基组成。它的主要生理作用是调节甲状腺激素的合成与分泌，血液中甲状腺激素水平与脑垂体分泌 TSH 的量之间有负反馈调节关系。血清 TSH 水平是临床上评估甲状腺功能的一项重要指标。

【实验目的】 掌握 CLEIA 的原理，了解 CLEIA 检测 TSH 的基本操作步骤。

【实验原理】 TSH 由 α 和 β 亚基组成，采用 HRP 标记的羊抗人 TSHβ 亚基 mAb 和鼠抗人 TSHα 亚基 mAb 的双抗体夹心法模式，HRP 作用于化学发光底物，产生化学发光，用微板型化学发光分析仪测定各孔的发光强度，以 RLU（relative light units）表示。样品的 RLU 与其对应的 TSH 浓度呈正相关。样品中的 TSH 浓度可由标准品 TSH 浓度及其对应的 RLU 建立的标准曲线进行定量。

【实验材料】

（1）鼠抗人 TSHα 亚基 mAb 预包被板（luminescence-grade）。
（2）HRP 标记的羊抗人 TSHβ 亚基的 mAb（HRP-TSHβ mAb）。
（3）TSH 标准品（0～20μIU/ml）。
（4）洗涤液（PBST，含 0.05% Tween20 的 PBS）。
（5）化学发光底物 A 液（鲁米诺）和 B 液（H_2O_2）。
（6）冰箱、移液器、微板型化学发光分析仪（MPL1 microplate luminometer）等。

【实验方法】

（1）准备：自冰箱（2～8℃）中取出试剂及鼠抗人 TSHα 亚基 mAb 预包被板。
（2）加样：样品和标准品分别加入相对应的孔，每孔 50μl。再于各孔加入 HRP-TSHβ mAb 100μl，充分混匀，室温孵育 60min。
（3）洗板：倾弃板孔中的反应液，各孔加入洗涤液 300μl，静置 20s 左右，倾弃孔中液体，将板中液体拍尽，如此洗涤 4 次。
（4）加发光底物液：取等体积化学发光底物 A 液和 B 液，混匀，然后每孔加入 100μl。
（5）测定发光强度：在加入发光底物液后 5～20min 内测定各孔的 RLU。

(6) 计算 TSH 的含量。

【实验结果】

（1）根据不同浓度 TSH 标准品测定的 RLU，建立 TSH 浓度-RLU 的回归方程和绘制标准曲线。根据标准曲线和回归方程计算出样品中的 TSH 浓度。

（2）根据人 TSH 正常值（范围）1.6（0.4～7.0）μIU/ml 判定标本结果。

【注意事项】

1. 无催化剂情况下，鲁米诺与 H_2O_2 可发生缓慢的化学发光反应，造成一定的背景发光。因此底物 A 液和 B 液需要分开保存，使用前混匀。

2. HRP-鲁米诺-H_2O_2-增强剂发光体系发出的波长为 425nm 的蓝光，发光强度随时间而变化，应在加入发光底物液后 5～20min 内完成对各样品孔的发光强度测定。

3. 洗涤步骤需要彻底，防止孔中气泡影响检测结果的准确性。

4. 加发光底物的移液器应准确，在加发光底物的过程中应当避免移液器吸头与板孔或手指接触，以防止底物受到污染，同时不能有气泡。

【思考题】

1. CLEIA 技术的特点有哪些？

2. 为什么说 TSH 是甲状腺功能紊乱的首选筛查项目？

实验二十九　胶体金免疫分析

胶体金（colloidal gold）也称为金溶胶，是氯金酸（$HAuCl_4$）在还原剂作用下，聚合成特定大小的金颗粒而形成带负电的疏水胶溶液，其表面的负电荷与蛋白质的正电荷基团靠静电引力结合，但不影响蛋白质的生物活性。由于胶体金电子密度高，颗粒聚集后呈现红色，因此可用于标记大分子，如免疫球蛋白、葡萄球菌 A 蛋白（SPA）、酶、激素、脂蛋白和核酸等，广泛应用于免疫学、组织学、病理学和细胞生物学等领域。

胶体金免疫分析（colloidal gold immunoassay）是以胶体金作为示踪标记物或显色剂，应用于抗原或抗体检测的一种免疫标记技术，具有金颗粒光学检测的灵敏性及免疫反应的特异性。胶体金技术以其简便、快速、安全等特点在急诊医学、输血医学、现场诊断以及个体自我体检等方面广泛应用，是"即时检测（point of care test，POCT）"的主要技术方法。目前在医学检验中的应用主要是斑点金免疫渗滤试验和胶体金免疫层析试验。

一、斑点金免疫渗滤试验

斑点金免疫渗滤试验（dot immunogold filtration assay，DIGFA），是在以硝酸纤维素（NC）膜为载体并包被了抗原或抗体的渗滤装置中，依次滴加待测标本、免疫胶体金及洗涤液等试剂，因微孔滤膜贴置于吸水材料上，故溶液流经渗滤装置时与膜上的抗原或抗体快速结合，形成大分子胶体金复合物，由于胶体金本身呈（紫）红色，从而使阳性结果在膜上呈现（紫）红色斑点。其技术类型有夹心法和间接法等。间接法测特异性抗体：固定于膜上的特异性抗原 + 标本中的相应抗体 + 金标抗抗体。双抗体夹心法测抗原：固定于膜上的多克隆抗体 + 标本中待测抗原 + 金标特异性单克隆抗体显色。下面以结核分枝杆菌 IgG 抗体检测为例对 DIGFA 进行介绍。

【实验目的】　熟悉 DIGFA 的原理。

【实验原理】　将结核分枝杆菌（TB）特异性膜蛋白抗原分离纯化，点样并固化在 NC 膜上，膜上 TB 抗原捕获人血清样品中抗 TB 抗体，被捕获的结核 IgG 抗体可用 SPA 胶体金缀合物标记呈色（SPA 能与 IgG Fc 段结合），形成红色斑点，根据是否出现红色斑点即可判断阴、阳性结果从而判断是否存在结核分枝杆菌抗体。

【实验材料】
（1）待检血清、移液器等。
（2）结核分枝杆菌 IgG 抗体检测试剂盒（胶体金法）。

【实验方法】
（1）取出反应板，在反应板的反应孔中间加入 2 滴封闭液，静置，等待薄膜吸入。

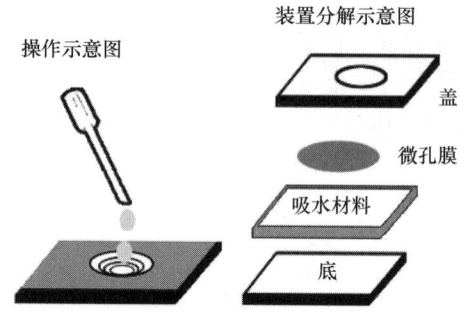

图 7-5　DIGFA 渗滤装置及操作示意图

（2）取 40μl 新鲜的血清标本，加入反应孔中间，静置，待血清完全吸入。
（3）在反应孔中间加入 6 滴洗涤液，静置，等待薄膜吸入（图 7-5）。
（4）在反应孔中间加入 2 滴胶体金标记物，等待薄膜吸入。
（5）在反应孔中间加入 6 滴洗涤液，等待薄膜吸入。目测观察结果。

【实验结果】
（1）阳性：质控点显示红色，反应孔中间有红色斑点出现。
（2）阴性：质控点显示红色，反应孔中间无红色斑点出现或仅为痕迹。

【注意事项】
1. 质控点显示红色表明试剂盒有效；阴、阳性对照也是确保定性结果可靠的一个环节，但临床阳性标本显色深浅可以与阳性对照不同。
2. 必须使用新鲜血清标本。血浆标本必须用玻璃棒剥离纤维蛋白，以保证血清无混浊沉淀，以免吸入导致反应膜孔阻塞。
3. 必须以单人份操作，严禁多标本同时检测，每个标本的操作步骤需要连续进行，不宜停顿过长。
4. 各滴瓶溶液，使用后应立即旋紧瓶盖，尽量避免与外界空气接触，以保证溶液免受污染。

二、胶体金免疫层析试验

胶体金免疫层析试验（gold immunochromatographic assay，GICA）又称斑点金免疫层析试验（dot immunogold chromatographic assay，DICA），是以 NC 膜为载体，将胶体金标记技术和蛋白质层析技术相结合起来的快速固相膜免疫分析技术。其原理是将已知的特异性抗原或抗体固定于 NC 膜上某一区带作为检测线，样品溶液借助毛细效应向检测线方向移动，胶体金结合物溶解，并与样品进行抗原抗体反应，形成复合物，继续泳动至检测线区，胶体金标记的复合物被检测区抗原或抗体捕获，呈现肉眼可见的颜色，如样品中没有待测抗原或抗体则不发生结合，即不显色。常用的技术类型有夹心法和竞争法等。下面以测定尿中人绒毛膜促性腺激素（human chorionic gonadotropin，HCG）为例介绍胶体金免疫层析技术。

【实验目的】　掌握 GICA 的原理和 GICA 在早期妊娠检测中的应用。

【实验原理】　HCG 是由胎盘绒毛膜滋养层细胞所分泌的一种具有促性腺发育作用的糖蛋白类激素，分子量为 47kDa，由 α 和 β 亚基组成，其中 β 亚基是特异的；HCG 分泌后直接进入母血,可通过孕妇血循环而排泄到尿液。目前市售的 HCG 检测试纸,采用双抗体夹心法胶体金免疫层析技术快速检测人尿液中的 β-HCG,用于临床妊娠的辅助诊断。将鼠抗 α-HCG 多抗和羊抗鼠 IgG 多抗以条状带固化于 NC 膜上,呈上下两条线排列:羊抗鼠 IgG 线在上方为质控参照线(quality control line,C),鼠抗 α-HCG 多抗在下方为检测线(test line,T)。胶体金标记的鼠抗 β-HCG 单抗吸附在结合垫上,试纸条两端附有吸水材料。当标本加到试纸条一端的样品垫上后,通过毛细作用向前移动,若标本中有 HCG,能与胶体金标鼠抗 β-HCG 单抗形成免疫复合物,再移行至 T 线时,α-HCG 被此处的多抗捕获,形成胶体金标鼠抗 β-HCG-HCG-鼠抗 α-HCG 双抗体夹心复合物,由于该复合物大于 NC 膜孔径而在 T 线位置沉积聚集,出现肉眼可见的紫红色反应线条;游离的胶体金标鼠抗 β-HCG 单抗继续移行至 C 线,与羊抗鼠 IgG 多抗结合,呈现出第 2 条清晰的紫红色线条(图 7-6)。C 线所显示的紫红色线条是判定是否有足够样本和层析过程是否正常的标准。

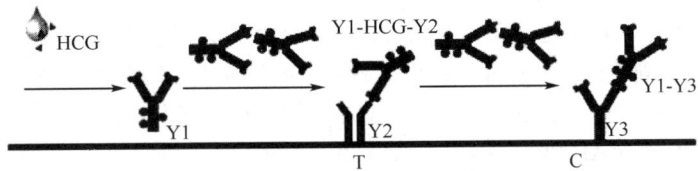

图 7-6 胶体金免疫层析试验检测 HCG 原理示意图

Y1:胶体金标鼠抗 β-HCG 单抗;Y2:固化鼠抗 α-HCG 多抗;Y3:固化羊抗鼠 IgG 多抗

【实验材料】
(1)标本:孕妇尿液和正常人尿液(阴性对照)。
(2)主要试剂:HCG 检测试纸(胶体金法)。
(3)主要器材:尿液收集杯等。

【实验方法】 将试纸条标有 MAX 标志的一端分别插入待测孕妇尿和正常人尿液中(注意尿液不要超过 MAX 标志线),10s 后取出平放,5min 内观察显示结果。

【实验结果】
(1)阳性:在检测线(T)和质控线(C)各出现一条紫红色线,表示标本含 HCG(妊娠)。
(2)阴性:仅在质控线(C)出现一条紫红色线,检测线(T)处无紫红色线出现,表示标本中不含 HCG(未妊娠)。
(3)无效:质控线(C)和检测线(T)均未出现紫红色线,或仅在检测线(T)出现一条紫红色线,表示试剂失效或操作过程不正确,应重新测试。

【注意事项】

1. 正常未妊娠妇女尿中不含 HCG,或其含量上限为 50mU/ml。妊娠 1 周后,尿中 HCG 迅速升高,呈阳性反应。至妊娠第 8~10 周时 HCG 含量达到峰值,以后逐渐减低,直至转为阴性。强阳性尿中 HCG 含量高,可能不出现质控线或很浅,而仅在反应区显示淡紫色条带。

2. 试纸条不宜插入尿液过深或过浅,插入时间也不宜过长或过短。

3. 葡萄胎、绒毛膜上皮癌和睾丸畸胎瘤等病人,尿液中 HCG 含量明显增高,可出现阳性结果,应结合临床表现和其他检查结果综合分析。

【思考题】

1. 胶体金免疫分析有哪些类型?主要优点是什么?

2. 胶体金免疫层析试验（双抗体夹心法）的原理是什么？
3. 尿液 HCG 阳性有何临床意义？

实验三十　生物素-亲和素技术

生物素-亲和素系统（biotin-avidin system，BAS）是一种广泛应用的放大系统。生物素（biotin，B）又称维生素 H 或辅酶 R。亲和素（avidin，A）是一种碱性糖蛋白，又称抗生物素蛋白或卵白素。亲和素由 4 个相同的亚单位组成，均可结合生物素，即每个亲和素能稳定结合 4 个分子的生物素。BAS 几乎可与目前研究成功的各种标记物如酶、荧光素、同位素、凝集素、铁蛋白、SPA 等结合。BAS 与标记试剂高亲和力的牢固结合及多级放大效应，并与免疫标记技术相结合的原理，使各种示踪免疫分析的特异性和敏感度进一步提高，目前广泛用于微量抗原、抗体的定性、定量检测及定位观察研究。

BAS 的检测技术应用广泛，如免疫酶技术、免疫荧光分析技术、免疫电镜技术、核酸杂交技术等，以免疫酶技术的应用最广泛。BAS 检测的基本方法可分为三类，第一类是标记的亲和素直接连接生物素化大分子（如抗原-抗体）反应体系，称标记亲和素生物素法（labelled avidin-biotin，LAB 法）；第二类以亲和素为中心，两端分别连接生物素化大分子反应体系和标记的生物素，称为桥联亲和素-生物素法（bridged avidin-biotin，BRAB 或 BAB 法）；第三类是将亲和素与酶标的生物素共温形成亲和素-生物素-过氧化物酶复合物（avidin-biotin-peroxidase complex，ABC），再与生物素化的抗体/抗抗体结合，将抗原-抗体反应体系与 ABC 标记体系连成一体，称为 ABC 法。

BAS 在免疫酶技术的应用主要是 BAS-ELISA 法，以下介绍间接 ABC-ELISA 法检测兔抗人 Ig。

【实验目的】　熟悉 BAS 放大技术的基本原理和类型。掌握 BAS-ELISA 法的原理，熟悉该方法检测兔抗人 Ig 的操作步骤。

【实验原理】　先用已知抗原（人 Ig）包被，加待测抗体（兔抗人 Ig）与之结合，再加生物素化羊抗兔 Ig（第二抗体），最后加 ABC 与底物显色，根据颜色深浅进行定量（图 7-7）。

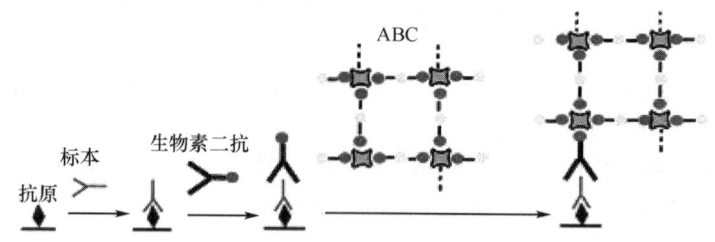

图 7-7　间接 ABC-ELISA 检测抗体原理示意图

【实验材料】
（1）包被用抗原：人免疫球蛋白（HIg）。
（2）待测抗体：兔抗人免疫球蛋白抗体（RAHIg）。
（3）对照血清：正常兔血清（NRS）。
（4）生物素化羊抗兔 Ig（SARG-b）。
（5）亲和素-生物素化酶复合物（ABC）：1∶75 亲和素（用 ABC 稀释剂稀释），1∶100 生物素化酶（b-HRP）（用 ABC 稀释剂稀释），ABC 稀释剂 2 号，亲和素和 b-HRP 以等体积混合 30min 后成 ABC。

（6）包被缓冲液：碳酸缓冲液（pH 9.5，0.05 mol/L）。
（7）洗涤液（PBST）：含 0.5% Tween-20 的 PBS。
（8）底物缓冲液：枸橼酸盐缓冲液（pH 5.0，0.1 mol/L）。
（9）底物：OPD-H_2O_2，0.5mg/ml 邻苯二胺中加 3%H_2O_2 15ml。
（10）终止液：2mol/L H_2SO_4。
（11）96 孔细胞培养板、酶标仪等。

【实验方法】
（1）96 孔细胞培养板内加 0.1ml HIg（1mg/ml）/孔，置 4℃作用 18h。
（2）PBST 洗涤 4 次，每孔加 0.1ml RAHIg/NRS[（1∶1000）～（1∶1 024 000）]，置 37℃作用 1h。
（3）PBST 洗涤 4 次，加 0.1ml SARG-b（1∶10 000）/孔，置 37℃作用 1h。
（4）PBST 洗涤 4 次，加 0.1ml ABC/孔，置 22℃作用 30min。
（5）PBST 洗涤 4 次，加 0.1ml 底物/孔，避光置 37℃，10min 后每孔加 0.1ml 终止液，以终止反应。
（6）酶标仪测 A_{492} 值。

【实验结果】 待测样品孔（S）中加不同稀释度的待测血清，阴性对照孔（N）加相应正常血清。S 孔和 N 孔的 A 值分别代表总反应活性和非特异反应性，S2 为阳性判断标准。

【注意事项】
1. ABC 法中的 ABC 复合物配制至关重要，生物素-亲和素之比一定按试剂盒要求混合。
2. 生物素可存在于某些组织细胞中，在操作时与亲和素结合而产生特异着色。在 ABC 法操作前预先用 0.01% 亲和素和 0.01% 生物素溶液分别作用 20min，可消除其活性。

【思考题】
1. 生物素-亲和素放大技术的原理是什么？有哪些基本类型？
2. 间接 BAS-ELISA 的原理是什么？

实验三十一 免疫印迹技术

免疫印迹技术（immunoblotting）又称蛋白质印迹法（Western blotting），是将凝胶电泳和固相免疫标记技术结合起来的一种方法。由于免疫印迹技术具有 SDS-PAGE 的高分辨力和固相免疫测定的高特异性和敏感性，现已成为蛋白分析的一种常规技术，广泛应用于分子生物学和生物医学各个领域。

【实验目的】 掌握免疫印迹技术的原理和方法，了解免疫印迹技术的应用。

【实验原理】 蛋白质样品经过 SDS-PAGE 或非变性聚丙烯酰胺凝胶电泳（native-PAGE）等分离后，再从凝胶上电转移（electrotransfer）至固相载体如 NC 膜或聚偏氟乙烯（polyvinylidene fluoride，PVDF）膜上，固相载体以非共价键形式吸附蛋白质，并保持电泳分离的蛋白质的相对位置不变；以固相载体上的蛋白质作为抗原，与对应的抗体发生免疫反应，再与经酶、放射性核素、荧光素等标记的二抗孵育，形成抗原-抗体-标记二抗的复合物，经过底物显色或放射自显影来检测蛋白质区带的信号，底物亦可与化学发光剂相结合以提高敏感度。

【实验材料】
（1）试剂：PBS、2×SDS 上样缓冲液、30% 丙烯酰胺溶液、1.5mol/L pH8.8 Tris-HCl 缓冲液、0.5mol/L pH6.8 Tris-HCl 缓冲液、TEMED、10% 过硫酸铵溶液、pH8.3 Tris-甘氨酸电

泳缓冲液、转移缓冲液、PBST 洗涤液、HRP 偶联的二抗、ECL 化学发光试剂、显影液、定影液、考马斯亮蓝 R-250 染色液、冰醋酸、甲醇、脱脂奶粉或 BSA 等。

（2）器材：玻璃板、超声细胞破碎仪、垂直电泳槽、凝胶转膜仪、NC 膜或 PVDF 膜、平板摇床、X 射线胶片、X 射线胶片暗盒等。

（3）待检样品（样品制备所需试剂、器材因样品而异，此处略）。

【实验方法】 免疫印迹技术步骤复杂，通常包括从蛋白样品制备→电泳→转膜→封闭→洗涤→孵育一抗→洗涤→孵育二抗→洗涤→显影→洗涤→分析等十几个实验步骤，为了讲述方便，区分为 4 个主要步骤：①样品的制备；② SDS-PAGE 分离蛋白质；③蛋白质的电转移（转膜）：将已分离的蛋白质转移至固相载体上；④免疫学检测：应用抗原抗体反应对样品进行特异性分析鉴定。

1. 样品的制备 样品可为细胞、组织、培养上清液、免疫沉淀或亲和纯化的蛋白、细菌表达的重组蛋白等。根据细胞的类型和待测蛋白质的性质，选用不同的方法裂解细胞，使细胞内的蛋白质呈溶解状态，同时又要尽可能地减少细胞释放出的蛋白酶对蛋白质的降解作用，有时需要使用蛋白酶抑制剂。在免疫印迹技术中制备蛋白质样品的方法主要有两种，即直接用 SDS 上样缓冲液裂解细胞或制备细胞蛋白质提取液。以鼠衣原体（CM）感染的 HeLa 细胞样品为例，其制备过程如下：

（1）取无菌 6 孔细胞培养板，每孔加 4ml 含约 1.0×10^6 HeLa 细胞的 10% FBS-DMEM 培养基，37℃、5% CO_2 培养箱培养 12～18h，待细胞生长至 90% 左右融合时进行 CM 感染。

（2）采用 DEAE-葡聚糖预处理单层 HeLa 细胞和室温 1000 r/min 离心 1h 的方法进行 CM 感染 HeLa 细胞，37℃、5% CO_2 培养箱培养 24～30h。

（3）培养结束后吸弃培养孔内液体，PBS 洗涤细胞一次，每孔加入 2×SDS 上样缓冲液 400 μl，将细胞裂解物转移至 1.5ml EP 管中，冰浴超声破碎，100℃加热 10min 后，短暂离心，冷却后立即上样或 -80℃保存备用。

（4）电泳分离：取 15～20μl 细胞裂解液上样至 SDS-PAGE 电泳。

2. SDS-PAGE 分离蛋白质

（1）准备灌胶槽：清洁玻璃板，确保两块玻璃板下缘水平且均无豁口，安装时内长外短，用手压实玻璃板及垂直槽制胶架。

（2）配制分离胶：根据所分离的蛋白质分子量和玻璃板的大小分别选择丙烯酰胺凝胶浓度和确定配胶体积（不同浓度分离胶的配制方法见表 7-4）。

表 7-4 不同浓度分离胶的配制方法

组分（以配制 10ml 为例）	分离胶浓度				
	6%	8%	10%	12%	15%
H_2O（ml）	5.3	4.6	4.0	3.3	2.3
30% 丙烯酰胺溶液（ml）	2.0	2.7	3.3	4.0	5.0
1.5mol/L Tris（pH 8.8）（ml）	2.5	2.5	2.5	2.5	2.5
10%SDS（ml）	0.1	0.1	0.1	0.1	0.1
10% 过硫酸铵（ml）	0.1	0.1	0.1	0.1	0.1
TEMED（ml）	0.008	0.006	0.004	0.004	0.004
可分离蛋白的分子大小（kDa）	55～175	40～150	20～100	15～80	5～50

（3）灌胶：将分离胶灌入装好的玻璃板中间，至距离短玻璃顶端约 2cm 处；在胶液上面加一层双蒸水或 75% 乙醇，静置，待凝胶与水的界面清晰时，去除水相，用滤纸吸干残存的液体。

（4）浓缩胶的制备：配制 5% 浓缩胶（表 7-5），向分离胶的上方注入浓缩胶混合液，立即将梳子插入浓缩胶液中，静置 20～30min。待浓缩胶聚合后备用。

表 7-5　5% 浓缩胶的配制方法　　　　　　　　　　　　　单位：ml

组分/体积	1	2	3	4	5	6	8	10
H_2O	0.68	1.40	2.10	2.70	3.40	4.10	5.50	6.80
30% 丙烯酰胺溶液	0.17	0.33	0.50	0.67	0.83	1.00	1.30	1.70
0.5mol/L Tris (pH 6.8)	0.13	0.25	0.38	0.5	0.63	0.75	1.00	1.25
10%SDS	0.01	0.02	0.03	0.04	0.05	0.06	0.08	0.10
10% 过硫酸铵	0.01	0.02	0.03	0.04	0.05	0.06	0.08	0.10
TEMED	0.001	0.002	0.003	0.004	0.005	0.006	0.008	0.01

（5）安装电泳槽，向内槽和外槽中加入电泳缓冲液。

（6）上样：用微量加样注射器吸取 10～20μl 样品，加到加样孔底部，同时将预染蛋白分子量标准（prestained protein ladder）上一道或数道。如有空置的加样孔，应加上等体积的 1×SDS 上样缓冲液。为了便于比较蛋白电泳结果和免疫印迹结果，采取对称加样。

（7）电泳：通常在连续系统中，上层浓缩胶的电泳电压要低于分离胶的电泳电压，使样品更好地进入凝胶。开始电泳时，选择 60～80V 恒压电泳，待样品进入分离胶后，将电压调到 100～200V 继续电泳，至指示剂（溴酚蓝）迁移至凝胶底部时即终止电泳。

（8）剥胶和染色：电泳结束后，从电泳槽中取出玻璃板，用蒸馏水冲干净玻璃板，小心揭开短玻璃板，切掉浓缩胶和周围不需要的区域，其中一块凝胶用于染色，另一块凝胶用于转膜；将凝胶放入转膜缓冲液中，确保胶的完整性。

3. 蛋白质的电转移（转膜）　转膜是将经过凝胶电泳分离后的蛋白质条带原位、精确地转印至固相载体上，并保持其原有物质类型和生物学活性，以利于进一步分析与鉴定。常用的转膜方法有两种：湿转（wet transfer）和半干转移（semidry transfer）。两种方法均卓有成效，且各有所长，可根据实验情况不同进行选择。湿转是一种传统方法，必须将凝胶和滤膜完全浸没于缓冲液中，具有缓冲液用量大、需要冷却装置等缺点，而操作简单成功率高，分子量大的蛋白质转移得比较清楚；而半干转移装置中，凝胶和滤膜只与浸透了缓冲液的滤纸和电极接触，相对电场强，转移效率高；半干转移需要相应的电转移仪。以下以湿转为例介绍转膜的操作步骤。

（1）凝胶电泳结束前 30min，在盛有转移缓冲液的搪瓷盘内放入转膜用的塑料支架、海绵垫、玻璃棒、滤纸和 NC 膜。

（2）制备转膜"三明治"：将夹子打开使黑的一面保持水平，按照海绵垫—滤纸—凝胶—NC 膜—滤纸—海绵垫顺序放在支架上。确保每一层之间都没有气泡，可以在放置最上层泡沫垫前使用玻璃棒轻轻碾压，以去除所有的气泡。合上夹子，放入盛有转膜缓冲液的转膜槽中，NC 膜置正极一侧，凝胶置负极一侧，在槽的周边放置冰盒。

（3）在低温环境中，100V（开始的电流约为 220mA）转移 1h，或者 14V、4℃ 条件下转移过夜，转膜结束后，切断电源，取出 NC 膜。

4. 免疫学检测 利用抗原抗体反应对样品进行特异组分的分析和鉴定。常用的固相免疫检测法有放射自显影法、酶免疫测定及免疫荧光法等。其中以酶免疫测定法应用较广,因其灵敏、快速、简便易行。目前大多采用酶标记抗体间接染色法,其大致步骤是将转印后的NC膜或PVDF膜先与第一抗体(简称一抗)共育,而后再与酶标记的第二抗体(抗抗体,简称二抗)共育,最终通过二抗上偶联的酶作用于化学底物或发光底物,使待测蛋白结合部位的膜显色或发光,从而对转印在滤膜上的待测蛋白进行定性或定量分析。

(1)标记:转膜完成后,取出NC膜,用铅笔在膜的上沿做好标记,PBST漂洗5~10min。

(2)封闭:用镊子夹起NC膜的一角放入含有封闭液(5%脱脂奶粉)的平皿中,室温下平板摇床上低速摇动封闭1h。

(3)洗膜:PBST洗膜1次。

(4)孵育一抗:将NC膜浸泡在用封闭液稀释的一抗溶液中,室温下平板摇床上孵育1~2h,或4℃孵育过夜。

(5)洗膜:弃去一抗溶液,PBST洗膜3次,每次5~10min。

(6)孵育二抗:将NC膜浸泡在用封闭液稀释的HRP标记的二抗溶液中,置于平板摇床上室温孵育1h。

(7)洗膜:将孵育好二抗的膜用PBST漂洗3次,每次5~10min;随后PBS漂洗1次。

(8)蛋白检测:根据二抗偶联的酶或发光分子的不同,可有酶底物显色法、酶底物化学发光法、底物荧光法以及放射自显影法,以前两种为常见。二抗上偶联的酶分解普通底物如二氨基联苯胺(DAB)可显色;分解化学发光底物如鲁米诺可产生可见光。下面介绍酶底物化学发光法。

1)取等体积的ECL化学发光试剂A液和B液,充分混匀,配成新鲜的ECL工作液。

2)在暗室内用镊子将漂洗过的NC膜取出,沥干,蛋白面朝上置于X射线胶片暗盒内一个塑料薄片上,用移液器吸取ECL工作液覆盖在膜的上面,从一角开始小心地将另一塑料薄片盖在NC膜上,将NC膜与ECL工作液孵育2~5min,用滤纸吸掉四周多余的ECL工作液。

3)在黑暗中取出X射线感光胶片,裁剪适当大小,打开X射线胶片暗盒,把X射线感光胶片覆盖在NC膜上,关上X射线胶片暗盒,夹好夹子,分别曝光不同的时间如数秒到数分钟。

4)显影、定影:曝光完成后,打开X射线胶片暗盒,取出X射线胶片,迅速浸入显影液中显影,待出现明显条带后,即刻终止显影;显影结束后,马上将X射线胶片浸入定影液中。该步骤现已有仪器进行操作。

5)分析:将胶片进行扫描或拍照,用凝胶图像处理系统Image J分析目标条带的分子量和吸光度值。

6)膜的再生与检测:如果需要,杂交产物可以从膜上剥离,因而可以使用其他的抗体进行再次检测。用过的膜浸泡于甘氨酸洗脱缓冲液(25mmol/L 甘氨酸,1% SDS,pH 2.0)中,室温振摇30min,随后PBST漂洗3次,每次10min,继续从封闭步骤重新开始进行下一轮免疫印迹检测。

【实验结果】

1. 底物显色法 选择与酶相匹配的显色液进行显色。ALP可以催化底物5-溴-4-氯-3-吲哚-磷酸盐/硝基四氮唑蓝(BCIP/NBT)在原位转变为蓝色化合物。HRP催化底物3,3′-二氨基联苯胺(DAB)与H_2O_2反应产生棕色的条带,DAB反应快,易过度显色,使背景过深,需要及时终止。

2. 化学发光法　在增强化学发光（enhanced chemiluminescence, ECL）中，HRP 在 H_2O_2 存在下，氧化化学发光物质鲁米诺使其发光，通过 X 射线胶片感光显示蛋白质所在的位置及含量（图 7-8，彩图 13）。ECL 检测敏感度较高，可以检测 pg 水平的目标蛋白。

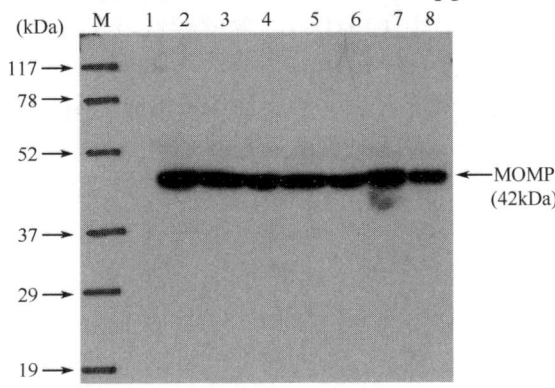

图 7-8　免疫印迹检测衣原体主要外膜蛋白（MOMP）

M：预染的蛋白质分子量标准；1：HeLa 细胞裂解物；2～8：衣原体感染 HeLa 细胞裂解物

3. 其他　若二抗为放射性同位素标记，则通过放射自显影技术（autoradiography）检测，可见蛋白质条带。FITC-标记的二抗可通过紫外线灯光线检测蛋白质条带；胶体金标记的二抗通过微小的金颗粒包裹，与一抗结合时可出现红色条带等。

【注意事项】

1. 选用合适浓度的分离胶，使目的蛋白可以得到较好的分辨力。

2. NC 膜有 0.45μm 和 0.2μm 两种规格，大于 20kDa 的蛋白选择用 0.45μm 的膜，小于 20kDa 的蛋白建议选择 0.2μm 的膜。如果所分离的蛋白质需要进行测序，则必须选用 PVDF 膜。蛋白质的转膜操作中应戴手套，避免手直接接触 NC 膜或 PVDF 膜；在操作过程中，NC 膜要始终在液体中，不能干燥。PVDF 膜在使用之前需要用甲醇进行浸泡以活化 PVDF 膜上面的正电基团，使它更容易与带负电荷的蛋白质结合。确认裁剪的膜和滤纸与凝胶尺寸相同。

3. 转膜时，NC 膜等固相载体膜置于正极一侧，凝胶置于负极一侧，凝胶中的蛋白质由负极向正极转移至膜上，因此操作中切记勿接错正负极接头。

4. 蛋白质电转移时，待转移蛋白的分子量决定转膜时间，分子量大，转膜时间长，反之则短；此外，转膜时间不宜过长，否则蛋白可能会移出 NC 膜。大电流转膜时，常常导致电转移缓冲液过热现象，故电泳应在具有冷却水循环的电泳槽内或冰浴进行。

5. 固相载体（NC 膜、PVDF 膜等）除与蛋白质结合外，还可与作为检测试剂的特异性抗体发生非特异性结合，从而使免疫印迹的背景增加，因此需要对膜上的潜在结合位点进行封闭处理。常见的封闭剂有 5% 脱脂奶粉、2%BSA 或 10% 血清。分析磷酸化蛋白选用 BSA 封闭液。

6. 蛋白印迹中转移在膜上的蛋白处于变性状态，空间结构改变，因此那些识别构象表位的抗体不能用于免疫印迹检测。

7. 洗涤液可以采用 PBST 或 TBST。对于某些抗体，TBST 比 PBST 可以产生更强的信号。

8. ECL 试剂 A 溶液主要成分为鲁米诺（氨基苯二酰一肼）及特制发光增强剂，B 溶液

主要成分为 H_2O_2 及特殊稳定剂；工作液不宜暴露于强光下过久，避光保存，在暗室操作。

9. DAB 有潜在的致癌可能，操作时需小心，避免沾染。

【思考题】

1. 样品经 SDS-PAGE 后，凝胶上有目标蛋白，但为什么不能转移到膜上？

2. 若样品中蛋白质分子量很小（10kDa），含量较低，在进行免疫印迹时应注意哪些问题？

3. 如何解决免疫印迹技术中最常见的非特异性条带本底过高的问题？

（陈超群　陆春雪　张　舟）

第三篇　综合性实验

第8章　免疫细胞检测技术

免疫细胞检测技术是检测参与免疫应答各种细胞数量和功能的方法。在免疫系统或其他系统的疾病、接种疫苗、某些临床治疗措施或某些外界环境因素的影响下，免疫细胞的数量或功能会发生改变。检测免疫细胞水平和功能对于某些疾病的诊断和发病机制研究、免疫治疗、预防接种的效果评估及环境因素对机体免疫功能的影响，均具有重要的意义。免疫细胞检测的方法很多，可根据实验目的和要求选用。

实验三十二　T淋巴细胞增殖试验

淋巴细胞增殖试验又称淋巴细胞转化试验。T淋巴细胞在体外培养时，受特异性抗原或有丝分裂原[如植物血凝素（PHA）或刀豆蛋白A（ConA）]刺激后，细胞内核酸和蛋白质合成增加，同时细胞形态转化为淋巴母细胞，即为淋巴细胞转化现象。计算T淋巴细胞受刺激后的转化率是检测机体细胞免疫功能的指标之一。试验方法包括形态学计数法、^{3}H-胸腺嘧啶核苷（^{3}H-TdR）掺入法和MTT比色法等。

一、形态学计数法

【实验目的】　熟悉形态学计数法检测T淋巴细胞增殖的原理及方法。

【实验原理】　T淋巴细胞表面有PHA受体，T细胞在体外培养时，当受到非特异性的有丝分裂原PHA刺激后，T淋巴细胞表面的PHA受体与PHA结合，进行有丝分裂，可转化为淋巴母细胞，细胞的形态和结构发生明显的改变，通过染色镜检，即可计算出淋巴细胞的转化率。

【实验材料】

1. 肝素抗凝的新鲜血液标本。

2. 1% 粗制PHA（PHA-M）（以无菌生理盐水配制，所选用的PHA，最好先测定最适浓度）。

3. 细胞营养液　含20%小牛血清的RPMI-1640，每毫升营养液含青、链霉素各200单位（小牛血清要经56℃ 30min灭活）。

4. 0.87% NH_4Cl 溶液。

5. 瑞氏染液（或吉姆萨染液）。

6. 离心机、培养小瓶、吸管、显微镜、恒温箱等。

【实验方法】

1. 细胞培养　取培养小瓶按下列顺序加入样品和试剂。

（1）3ml细胞营养液。

（2）1ml肝素抗凝全血。

（3）实验瓶内加0.2ml PHA（对照瓶内不加PHA）。

（4）混匀后将小瓶以30°~45°放入37℃恒温箱培养72h。

2. 制片

（1）吸弃瓶内上清液。

（2）取 0.87%NH_4Cl 溶液 3ml 左右（一般为血液体积的 5 倍），加入瓶内充分混匀，置 37℃ 15min 以破坏红细胞。

（3）瓶内细胞悬液移至离心管内，加适量生理盐水混匀后，1000r/min 离心 10min，洗涤 2 次。

（4）吸弃上清液，将混匀后细胞沉淀物取样推片，待干燥后做瑞氏染色（染色液配制见附录）。

3. 镜下计数 分别取推片头、中、尾三段，计数 200 个淋巴细胞，包括转化和未转化的淋巴细胞（表 8-1，图 8-1、8-2，彩图 14、彩图 15）。以下三种均可作为转化的淋巴细胞：

（1）淋巴母细胞：体积明显增大，为成熟淋巴细胞的 3~4 倍。核膜清晰、核染色质疏松呈细网状。核内见明显核仁 1~4 个。胞质丰富，嗜碱性，有伪足样突起，胞质内有时可见小空泡。

（2）过渡型淋巴细胞：具有上述淋巴母细胞的某些特征。核质疏松，可见核仁，胞质增多，嗜碱性强。比静止淋巴细胞大。

（3）核分裂细胞：核呈有丝分裂，可见许多成堆或散在的染色体。

表 8-1 淋巴细胞转化的形态学特征

观察项目	未转化淋巴细胞	过渡型淋巴细胞	淋巴母细胞
细胞大小	6~9μm	12~16μm	12~20μm
细胞核	较小、嗜碱性强	增大、嗜碱性减弱	大、嗜碱性减弱
染色质	致密	疏松	疏松可呈网状
核仁	无	有或无	清晰，1~4 个
胞质	极少	增多，嗜碱性	增多，嗜碱性
浆内空泡	无	有或无	有或无

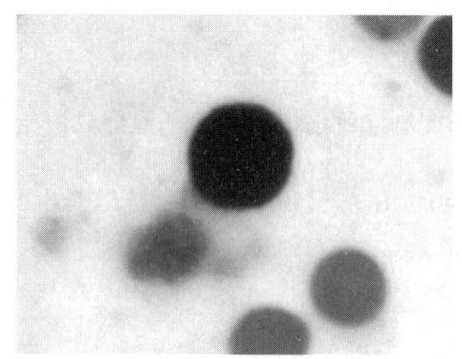

图 8-1 未转化淋巴细胞

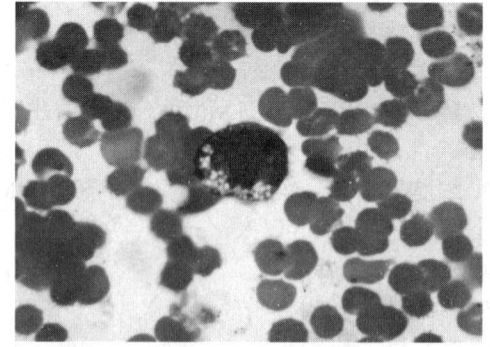

图 8-2 淋巴母细胞

【实验结果】 据上述形态学指标，计算出淋巴细胞转化的百分率。

$$淋巴细胞转化率（\%）=\frac{转化的淋巴细胞数}{转化和未转化的淋巴细胞总数}\times 100\%$$

淋巴细胞转化率能反映细胞免疫功能，正常参考值为 50%~70%。

【注意事项】

1. 形态学计数法不需特殊设备，没有放射性污染，一般实验室均可采用。但判定结果受主观因素影响较大,重现性较差,测定效率低,已逐渐被同位素掺入法等方法所取代。

2. 培养瓶的玻璃质量可影响转化率,可选用中性玻璃小瓶(如链霉素或胰岛素瓶);培养瓶应有足够的空间,一般 10ml 小瓶加 2ml 培养基较好。

二、^{3}H-胸腺嘧啶核苷(^{3}H-TdR)掺入法

【实验目的】 掌握 ^{3}H-TdR 掺入法检测 T 淋巴细胞增殖的原理,熟悉该方法的操作步骤。

【实验原理】 T 淋巴细胞受特异性抗原或 PHA 刺激后,在转化为淋巴母细胞的过程中,DNA 合成明显增加。细胞转化程度越高,DNA 合成也越多。此时若将合成 DNA 的前体物质胸腺嘧啶核苷用放射性同位素 ^{3}H(氚)标记,加入到培养系统中,即可被转化的淋巴细胞摄取而掺入 DNA 分子内,培养终止后,测定淋巴细胞内掺入的 ^{3}H-TdR 的放射量,即能判定淋巴细胞的转化程度。

此法较形态学计数法客观、准确,重复性也好,但有放射性污染的潜在危险,且需一定设备条件。

【实验材料】
1. 肝素抗凝的新鲜血液标本。
2. PHA(1mg/ml)。
3. 细胞营养液(配制方法见附录)。
4. ^{3}H-TdR 工作液(100μCi/ml)。
5. 蒸馏水、生理盐水、5% 三氯乙酸、无水乙醇等。
6. 玻璃纤维滤纸、负压抽滤装置、96 孔平底培养板等。
7. 闪烁液(配制方法见附录)及液体闪烁计数仪、5% CO_2 培养箱、恒温箱等。

【实验方法】
1. 微量全血法
(1)每份血标本用 6 个培养瓶,分别加入 2ml 细胞营养液和 0.2ml 肝素抗凝新鲜血液。
(2)在第 1~3 瓶内各加 PHA 0.1ml(终浓度为 25~50μg/ml)。第 4~6 瓶不加 PHA 作为阴性对照。
(3)放 37℃恒温箱内培养 3d。终止培养前 12~18h,每瓶内加入 ^{3}H-TdR 1μCi/10μl,继续培养。
(4)终止培养后,每瓶内加入蒸馏水 5ml,溶解红细胞。分别吸出各瓶材料置玻璃纤维滤膜上,经负压抽滤除去未掺入细胞内的游离 ^{3}H-TdR。再依次用 5% 三氯乙酸固定,无水乙醇脱色。
(5)将玻璃纤维滤膜置 60~80℃烘干,顺次放入测量瓶内,加 5ml 闪烁液,置液体闪烁计数仪内测量样品的放射性,以每分钟脉冲数(counts per minute,cpm)表示。

2. 分离淋巴细胞的 ^{3}H-TdR 掺入法
(1)按"外周血淋巴细胞分离技术"分离和制备淋巴细胞悬液(见第一篇第 2 章实验三),用细胞营养液调整细胞浓度为 $1×10^6$/ml。
(2)试验在 96 孔平底培养板上进行,每份标本加 6 孔。3 孔为试验孔(3 个复孔),每孔加细胞悬液 0.1ml、PHA 20μg/0.1ml。另外 3 孔为对照孔,每孔加细胞悬液 0.1ml,营养液 0.1ml。
(3)置 37℃ 5%CO_2 培养箱培养 56h 后,每孔加 ^{3}H-TdR 1μCi/10μl,继续培养 16h。

(4）终止培养，用多头细胞收集器收集细胞于玻璃纤维滤纸上。用生理盐水充分洗涤，以洗除游离的 ^{3}H-TdR。

(5）滴加 5% 三氯乙酸 5ml 固定细胞，并除去酸溶性小细胞。

(6）滴加无水乙醇 5ml 脱水、脱色。

(7）同上法"（5）"。

【实验结果】

1. 计算刺激组（加 PHA 刺激）及对照组（未加 PHA 刺激）3 份样品的 cpm 均值（每一标本作 3 份复管）。

2. 计算刺激指数（stimulating index，SI）作为判断淋巴细胞转化程度的指标。

$$刺激指数（SI）= \frac{刺激组（加PHA刺激）cpm均值}{对照组（未加PHA刺激）cpm均值}$$

【注意事项】

1. PHA 在刺激淋巴细胞转化时有一个最适浓度，浓度过高或过低都会影响淋巴细胞的转化率。

2. 本实验细胞培养时间较长，故整个实验过程应严格无菌操作，否则因污染会导致实验失败。

3. 实验过程中使用的同位素，须严格按照同位素操作规则进行操作，以防污染环境。

4. 同位素掺入法的影响因素较多，如细胞浓度、PHA 浓度、培养时间、培养液成分及 ^{3}H-TdR 的活性等，故应严格控制实验条件。

三、MTT 比色法

【实验目的】 掌握 MTT 比色法检测 T 淋巴细胞增殖的原理，熟悉该方法的操作步骤。

【实验原理】 MTT，商品名为噻唑蓝，MTT 比色法是一种通过测定细胞能量代谢水平用以间接反映细胞增殖情况的检测方法。当 T 细胞受到丝裂原 ConA 作用后发生增殖活化，其胞内线粒体琥珀酸脱氢酶活性相应升高，能将 MTT 还原为甲臜结晶，后者溶于有机溶剂（如 DMSO、盐酸异丙醇等），甲臜产量与细胞活性成正比。可用酶标仪测定细胞培养物的 A 值，根据 A 值的大小计算反应体系中细胞增殖程度。本方法的敏感性与 ^{3}H-TdR 掺入法大致相同，且经济、简便，无放射性污染。

【实验材料】

1. 小鼠（25g 左右）。

2. RPMI-1640 培养液、Hank's 液。

3. ConA（1μg/μl，用 RPMI-1640 液配成）、MTT 工作液、0.01mol/L 盐酸异丙醇。

4. 络合碘、75% 乙醇。

5. 无菌尖吸管、刻度吸量管、无菌平皿、离心管、无菌解剖器械等。

6. 96 孔平底培养板。

7. 5% CO_2 培养箱、酶标仪、离心机等。

【实验方法】 小鼠脾细胞悬液的制备（也可以采用按前述方法分离人外周血制备的 PBMC 悬液用于细胞培养），方法如下：

1. 颈椎脱臼法处死小鼠，无菌操作取脾脏，放入盛 5ml Hank's 液的无菌平皿中，在筛网上轻轻研磨并过筛，制成细胞悬液，计数。细胞悬液移入一离心管中，1000r/min 离心 10min，弃去上清液，用 RPMI-1640 培养液稀释成 $2.5×10^6$/ml 的脾细胞悬液，然后加入

ConA（终浓度为 2μg/μl），同时设置不加 ConA 的阴性对照孔。

2. 将上述细胞悬液加入 96 孔平底培养板中，每孔 100μl。将培养板置于 37℃、5% CO_2 培养箱中培养 48～72h，在培养结束前 4～6h，于培养板各孔内加入 MTT（5mg/ml），10μl/孔，继续培养 6h。

3. 各孔内加入 0.01mol/L 盐酸异丙醇 100μl，30min 内（或加 2%SDS 100μl/孔，过夜）用酶标仪在波长 570nm 处测定 A 值。

【实验结果】

$$刺激指数（SI）= \frac{刺激组（加PHA刺激）A均值}{对照组（未加PHA刺激）A均值}$$

【注意事项】

1. 由于本实验需要培养 2～3d 才能观察结果，因此应严格无菌操作，避免污染。

2. 获取脾细胞时操作要轻柔、迅速，以免损伤细胞而影响实验结果。

四、CCK-8 试验

【实验目的】 掌握 CCK-8 试验检测 T 淋巴细胞增殖的原理，熟悉该方法的操作步骤。

【实验原理】 CCK-8 全称 Cell Counting Kit-8，是一种基于 WST-8 而广泛应用于细胞增殖和细胞毒性的灵敏度高、无放射性的比色检测试剂盒。CCK-8 溶液可以直接加入到细胞样品中，不需要预配各种成分。该试剂中含有 WST-8[化学名：2-(2-甲氧基-4-硝苯基)-3-(4-硝苯基)-5-(2, 4-二磺酸苯)-2H-四唑单钠盐]，WST-8 在电子耦合试剂存在的情况下，可以被线粒体内的脱氢酶还原为具有高度水溶性的黄色甲臜产物。甲臜量与活细胞数量成正比，细胞增殖越多越快，则颜色越深；细胞毒性越大，则颜色越浅。因此可利用这一特性，通过测定活性细胞数目来间接反映直接进行细胞增殖能力和细胞毒性。

【实验材料】

1. CCK-8 检测试剂盒。

2. RPMI-1640 培养液、Hank's 液。

3. 酶标仪（带有 450nm 滤光片）。

4. 5% CO_2 培养箱、离心机等。

5. 无菌尖吸管和刻度吸量管、无菌解剖器械等。

6. 96 孔平底培养板。

【实验方法】 小鼠脾细胞悬液的制备（也可以采用按前述方法分离人外周血制备的 PBMC 悬液用于细胞培养）：

1. 颈椎脱臼法处死小鼠，无菌操作取脾脏，放入盛 5ml Hank's 液的无菌平皿中，在筛网上轻轻研磨并过筛，制成细胞悬液，计数。细胞悬液移入一离心管中，1000r/min 离心 10min，弃去上清液，用 RPMI-1640 培养液稀释成 $3.5×10^4$/ml 的脾细胞悬液，然后加入 ConA（终浓度为 2μg/μl），同时设置不加 ConA 的阴性对照孔。

2. 将上述细胞悬液加入 96 孔平底培养板中，每孔 100μl。将培养板置于 37℃、5% CO_2 培养箱中培养 48～72h，在培养结束前 4～6h，于培养板各孔内加入 CCK-8 溶液，10μl/孔，继续培养 4～6h。

3. 置于酶标仪 450 nm 处，检测各孔的吸光度值并计算刺激指数（SI），评价脾细胞增殖情况。

【实验结果】

$$刺激指数（SI）= \frac{刺激组（加ConA刺激）A均值}{对照组（未加ConA刺激）A均值}$$

【注意事项】

1. 由于每孔加入 CCK-8 量比较少，有可能因试剂沾在孔壁上而带来误差，建议将移液器吸头浸入培养液中加入且在加完试剂后轻轻敲击培养板以帮助混匀；或者直接配制含 10% CCK-8 的培养基（现用现配），以换液的形式加入。

2. 当使用标准 96 孔板时，贴壁细胞的最小接种量至少为 1000 个/孔（100μl 培养基）。检测白细胞时的敏感度相对较低，因此推荐接种量不低于 2500 个/孔（100μl 培养基）。

3. 当在培养箱内培养时，培养板最外一圈的孔最容易干燥挥发，由于体积不准确而增加误差。一般情况下，最外一圈的孔加培养基或者 PBS，不作为测定孔用。

4. MTT 比色法中甲臜结晶是非水溶性的，需要使用有机溶剂如 DMSO 进行溶解。MTT 逐渐被更加简便和安全的 CCK-8 法所取代。

【思考题】

1. T 淋巴细胞增殖反应试验的原理是什么？是否可用特异性抗原作为刺激剂进行淋巴细胞转化试验？如果可以，其机制是什么？转化率与用非特异性有丝分裂原作为刺激剂比较，哪个转化率高？为什么？

2. 试比较形态学计数法、^{3}H-TdR 掺入法、MTT 比色法和 CCK-8 法进行淋巴细胞转化试验的优缺点。为什么 PHA/ConA 能刺激人的 T 细胞转化而不能刺激 B 细胞转化？PWM（美洲商陆丝裂原）能否用于人的 T 细胞增殖反应试验？

实验三十三　E 花环形成试验

【实验目的】　掌握 E 花环形成试验的原理；熟悉该试验的操作步骤。

【实验原理】　人类 T 细胞膜表面有 E 受体（ER），即 SRBC 受体，在体外一定条件下，当 T 细胞与 SRBC 混合并紧密接触时，可形成以 T 细胞为中心、四周环绕 SRBC 的玫瑰花样花环，光学显微镜下可见，简称 E 花环（E 为红细胞 erythrocyte 的简写）。根据 E 花环形成细胞的多少，即可测知外周血中 T 细胞的总数，即 Et（t 为 total 的缩写）。其中有一部分 T 细胞的 E 受体对 SRBC 有较高的亲和力，经短暂接触、低速离心后，即可与 SRBC 形成花环，此类 T 细胞称为活性玫瑰花环形成细胞，即 Ea（a 为 active 的缩写）。Ea 能反映 T 细胞的体内功能活性，用以表示机体细胞免疫功能和动态变化；Et 则代表被检外周血中 T 细胞的总数和百分率，一般不反映机体的细胞免疫功能。

【实验材料】

1. 淋巴细胞分离液 [（1.077±0.001）g/ml]、肝素抗凝剂（用 Hank's 液或生理盐水稀释成 1000U/ml，肝素用量约为 25U/ml）、pH 7.2 的 Hank's 液（不含 Ca^{2+}、Mg^{2+}）等。

2. 0.4% 锥虫蓝染液。

3. SRBC 悬液。

4. 0.8% 戊二醛溶液（用 Hank's 液稀释）、瑞氏染液。

5. 水平离心机、恒温箱、冰箱、显微镜、血细胞计数板、无菌试管、毛细吸管、刻度吸管等。

6. 10% 小牛血清 RPMI-1640。

【实验方法】

1. Ea 花环试验

（1）分离人 PBMC，计数后配成 $2.5×10^6$/ml 浓度（参见第一篇第 3 章实验九）。

1）静脉取血 2ml，注入盛有肝素（约 25U/ml 血）的无菌试管内摇匀，使血液抗凝，抗凝血用等量 Hank's 液稀释，并充分混匀。

2）取无菌中试管一支，自管底加入 2ml 淋巴细胞分离液（保持分离液液面之上管壁不受玷污）。

3）用滴管将稀释后的抗凝血沿试管壁缓慢叠加于分层液面上，应保持两种液体界面清晰。

4）平衡试管重量后置于水平式离心机内以 2000r/min 离心 20min。离心后试管内容物分为三层，上层为血浆（内含血小板），中层为淋巴细胞分离液，底层为红细胞和粒细胞。在上层和中层界面处有一个富含单个核细胞的白色云雾状狭窄带，即 PBMC 层。

5）将毛细吸管轻轻插到白色云雾层，小心吸出该层细胞，置入另一支离心管中；也可先吸去上层的血浆层（含血小板），再用另一支毛细吸管小心吸取 PBMC 层（要尽量吸取所有的单个核细胞，又要避免吸取过多的分层液或血浆，以免混入其他细胞成分）。加入 5 倍以上体积的不含钙、镁的 Hank's 液洗涤细胞 2 次，每次 1500r/min 离心 10min，吸弃上清液。

6）最后一次吸弃上清液后，加入 0.5ml Hank's 液（或含 10% 小牛血清的 RPMI-1640）重悬细胞，计数细胞后再调整细胞至 $2.5×10^6$/ml。一般每毫升健康成人外周血可分离出 $(1～2)×10^6$ 个单个核细胞。

7）细胞活力检测：取 0.1ml 细胞悬液与等量 0.4% 锥虫蓝染液混匀，5～10min 后取一滴于血细胞计数板上充池，高倍镜下计数四个大方格内的细胞总数。死细胞被染成蓝色，体积较大且无光泽；活细胞体积较小而透明，不着色。计数 200 个淋巴细胞，计算出活细胞百分率，一般细胞活性应在 95% 以上。

（2）取保存于阿氏红细胞保存液中的 SRBC（或适量新鲜配制的 SRBC）5ml，用 Hank's 液洗涤 3 次后，取少量经适当（约 200 倍）稀释后滴于血细胞计数板内，镜下计数，配成 $6×10^7$/ml 浓度。

（3）取 0.5ml PBMC 悬液（$2.5×10^6$/ml）和 0.5ml SRBC 悬液（$6×10^7$/ml），加于 1 支圆底小试管内，充分混匀后，置 37℃ 水浴 5min。

（4）取出后，在水平离心机内 1000r/min 离心 5min。

（5）用毛细吸管吸弃大部分上清液。将试管放在手心轻轻搓动，悬起细胞，加 2 滴 0.8% 戊二醛液，轻轻混匀，室温下静置 5min 以固定细胞。

（6）取一滴细胞悬液于载玻片上，轻轻涂布使面积约为 2～3cm²。于室温或 37℃ 恒温箱使涂片干燥，瑞氏染色：在干燥的血膜上滴加瑞氏染液几滴，覆盖血膜，染色 1min，再在染液上滴加等量蒸馏水，染色 3～5min，水洗，甩去水滴，吸水纸印干，高倍镜或油镜观察[或：在第（5）步后，在试管内加 1% 美蓝 1～2 滴，室温下染色 3～5min，取 1 滴细胞悬液于玻片上，加盖玻片后在高倍镜下计数]。

（7）淋巴细胞周围凡有 3 个以上 SRBC 紧密附着者，即为 Ea 花环形成细胞。于油镜下计数 200 个淋巴细胞中的花环形成细胞数，计算出 Ea 花环形成的百分率。

Ea 花环形成试验简易操作流程：

PBMC 的分离：

静脉采血 4ml
↓
加入 2 支肝素抗凝管
↓
加等量 Hank's 液稀释
↓
转移至淋巴细胞分离液上
↓
2000r/min 水平离心 20min
↓
吸取 PBMC 层，Hank's 液洗涤 1 次
↓
0.5ml Hank's 液悬起细胞

Ea 花环的形成：
加入 0.5ml SRBC 悬液，与 0.5ml PBMC 悬液混合
↓
500r/min 离心 5min，弃上清液后悬浮细胞（留约 0.5ml 细胞）
↓
加 2 滴 0.8% 戊二醛液室温固定细胞（5min）
↓
制作血膜片，自然干燥
↓
瑞氏染液染色 1min
↓
加等量蒸馏水混匀，染 3～5min
↓
水洗，印干，油镜观察结果

2. Et 花环试验

（1）将 SRBC 配成 1.8×10^8/ml 浓度。

（2）于圆底小试管内加入 0.1ml 待检的淋巴细胞悬液（2.5×10^6/ml）和 0.1ml SRBC（1.8×10^8/ml），混匀，置 37℃水浴 10min，于水平离心机 500～1000r/min 离心 5min。静置 4℃冰箱 2h。

（3）弃去大部分上清液，轻轻悬起细胞，加 1 滴 0.8% 戊二醛液固定，静置 5min。

（4）其余操作同 Ea 花环试验中的（6）、（7）项；计数 Et 花环形成的百分率。

【实验结果】

$$E 花环形成率（\%）= \frac{形成花环细胞数}{形成花环细胞数+未形成花环细胞数} \times 100\%$$

淋巴细胞周围凡有 3 个以上 SRBC 紧密附着者，即为 E 花环形成细胞（图 8-3，彩图 16）。健康人外周血 Et 花环形成率约为 60%～70%，Ea 花环形成率约为 20%～30%。

【注意事项】

1. SRBC 最好用新鲜的，一般采血后保存于阿氏红细胞保存液中，2 周内可用。超过 2 周，与淋巴细胞结合能力下降。

2. 从采血到测定不要超过 4h,分离的淋巴细胞放置时间也不要超过 4h,否则 SRBC 受体会自行脱落。可用锥虫蓝检查淋巴细胞活力,活细胞数应不少于 95%。

3. 计数 E 花环前,应将沉于管底的细胞予以重悬,但只宜轻缓旋转试管,使细胞团块松开即可,不能强力吹打,以免花环解离。

4. 整个操作过程的室温以 16~23℃较好,过高或过低会使 E 花环形成率降低。

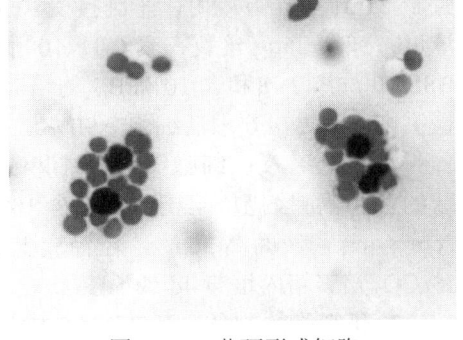

图 8-3　E 花环形成细胞

5. 配制 PBMC 悬液应用 10%~20% 小牛血清为好。不加小牛血清,E 花环形成率降低。

6. 进行 Et 花环试验时,SRBC 与 PBMC 的比例,一般以 100∶1 为宜。

【思考题】

1. E 花环形成的原理是什么?是否只有 T 细胞能形成 E 花环?

2. Et 花环试验与 Ea 花环试验的操作步骤有什么不同?二者的临床意义有何不同?

3. 重悬细胞时为什么只能轻缓旋转试管,而不能用力吹打或摇匀细胞悬液?加入戊二醛固定的目的是什么?

4. 为什么 PBMC 与 SRBC 混合后要进行离心沉淀?

实验三十四　CTL 杀伤功能测定(^{51}Cr 释放法)

【实验目的】　熟悉 CTL 杀伤功能测定的原理,了解 ^{51}Cr 释放法的操作步骤。

【实验原理】　细胞毒性 T 淋巴细胞(cytotoxic T lymphocyte,CTL/Tc)是直接对靶细胞具有细胞毒作用的效应 T 细胞,杀伤作用具有特异性,即由某种抗原致敏的 CTL,只对带有相同抗原的靶细胞产生杀伤作用,并受到 MHC Ⅰ 类分子的限制(CD8$^+$ TCRαβCTL)。CTL 的杀伤功能检测常采用 ^{51}Cr 释放试验,用放射性同位素铬酸钠(Na$_2$^{51}CrO$_4$)标记靶细胞时,铬酸盐离子(^{51}CrO$_4^{2-}$)以渗透方式进入细胞质并与细胞质内蛋白结合。当这种靶细胞被效应细胞杀伤后,则 ^{51}Cr 从靶细胞内释放出来,通过测定受损伤或死亡靶细胞释放到上清液中 ^{51}Cr 的放射脉冲数(cpm),即可计算出效应细胞的细胞毒活性。

【实验材料】

1. 动物　不同 H-2 的近交系小鼠。

2. 靶细胞　已知 H-2 的瘤株,如 P815（H-2^d）。

3. 试剂　Na$_2$^{51}CrO$_4$ 溶液,比活性 250~500mCi/mmol,浓度 1mCi/ml(英国 Amersham)或 28mCi/ml。2.5%Triton X-100、0.5% 锥虫蓝染液、丝裂霉素 C、Tris-NH$_4$Cl 溶液(溶解小鼠脾细胞中夹杂的红细胞)。BSS/10(含 10% 小牛血清的平衡盐溶液)等。

4. 器材　培养瓶、玻璃滴管、离心管、试管架、血细胞计数板、定量加样器及加样塑料头、青霉素瓶、96 孔微量细胞培养板(圆底或平底)。倒置及光学显微镜、离心机及盛放 96 孔培养板的离心用吊篮、γ 计数仪、CO$_2$ 培养箱等。

【实验方法】

1. 效应细胞的制备　用单向混合淋巴细胞培养(mixed lymphocyte culture,MLC)诱导产生 CTL。按常规方法制备反应细胞(除去红细胞的甲小鼠脾细胞)。刺激细胞按下面步骤制备:选择遗传背景(H-2)与甲小鼠不同的乙品系小鼠,制备除去红细胞的脾细胞悬液,置于 25ml 培养方瓶内，平卧接受 ^{60}Co 2.000rad γ 射线照射。洗涤 1 次后，调整细胞至所需浓度；或用 25μg 丝裂霉素 $C/1×10^7$ 脾细胞/ml 浓度处理，经 37℃、水浴 30min 后，依次用 BSS/10 洗涤 2 次和含 10%FBS 的培养基洗涤 1 次后，调整细胞至所需浓度。用锥虫蓝染色检测细胞活力，要求活细胞＞90%。

将 $2×10^7$ 反应细胞（甲小鼠脾细胞）与 $2×10^7$ 刺激细胞（γ 射线照射或丝裂霉素 C 处理的乙小鼠脾细胞）混于 20ml 含 10%FBS 的培养基中，加入 50ml 培养方瓶内（底面积为 2cm×4cm，液面高 3cm）。轻轻旋上瓶盖，并设单纯反应细胞或刺激细胞的对照瓶。37℃ 5%CO_2 培养箱内培养 4d 或 5d。

2. 靶细胞的制备 若在 MLC 中诱导的是 $H-2^d$ 抗原特异性的 CTL，可采用 DBA/2 小鼠肥大细胞瘤株 P815（$H-2^d$）为靶细胞。同位素标记靶细胞的方法是先常规培养 P815 细胞，实验前一天换上新鲜培养液，实验当天检测细胞活力应大于 95%。然后，取 $2×10^6/0.5ml$ P815 细胞加入 100μCi $Na_2^{51}CrO_4$，37℃ 水浴 2h，结束后洗涤 3 次，调整细胞浓度至 $1×10^5/ml$。

3. 细胞毒试验 收集效应细胞入离心管内，取离心后细胞沉淀部分，用含 10%FBS 的培养基调节活细胞浓度至 $1.0×10^7/ml$，并可根据不同效靶比例要求，对倍稀释成 $5×10^6/ml$、$2.5×10^6/ml$、$1.25×10^6/ml$ 细胞悬液。然后在 96 孔板中加入 $1×10^4/0.1ml$ 的标记细胞，实验孔加入不同比例的效应细胞 0.1ml，自然释放孔加入 0.1ml 含 10%FBS 的培养基，最大释放孔加入 0.1ml 2.5%TritonX-100，每组 3~4 个复孔。再经 500r/min 离心 30s，使效、靶细胞接触，然后置 CO_2 培养箱内温育 4~6h，最后经 1000~1500r/min 离心 5~10min，依次吸出每孔中上清液 0.1ml 置于小塑料管内盖紧，在 γ 计数仪上进行测定。

【实验结果】 分别计算实验组、自然释放组及最大释放组 cpm，按下列公式进行计算：

$$^{51}Cr\ 特异性释放率（\%）= \frac{实验组 cpm - 自然释放组 cpm}{最大释放组 cpm - 自然释放组 cpm} ×100\%$$

4h 自然释放率＞10%~15%，最大释放率通常＞90%。特异性释放率随效/靶比例 6.25∶1、12.5∶1、25∶1、50∶1 和 100∶1 而递增，两者间常呈相关性。由于 CTL 特异性杀伤力强，一般采用的效/靶比例为 50∶1。

【注意事项】

1. 细胞活力大小是实验成败的关键，故操作时动作要迅速。培养过程使 pH 恒定在 7.2~7.4 之间。

2. 靶细胞处于对数生长期标记率高。为此，实验前一天务必换液，确保细胞生长良好。在靶细胞标记过程中，由于 ^{51}Cr 进入靶细胞质内，细胞脆性增大，因此振荡动作要轻柔。

3. ^{51}Cr 自然释放率常随效靶细胞作用时间延长而偏高，如作用时间为 18h，自然释放率可高于 20%，故宜做短程试验；^{51}Cr 半寿期短，存放时间最好不要超过 2 个半寿期，否则标记率低，自然释放率高。

4. 国产 ^{51}Cr 比活性低，欲达到要求的放射强度，务必加大 ^{51}Cr 用量，这就不可避免地增加了铬含量，造成对靶细胞损伤，致 4h 自然释放率往往超过允许范围（＞15%），此时只能中止实验。

5. 经单向混合淋巴细胞反应（mixed lymphocyte reaction，MLR）后，培养物中包含不少死细胞，有条件可采用 20% Metrizamide 分离去之。

【思考题】

1. CTL 杀伤靶细胞的机制和特点是什么？与补体的溶细胞机制有何区别？

2. 怎样理解 CTL 杀伤靶细胞时的抗原特异性和 MHC 限制性？

3. 欲检查某种肿瘤抗原或免疫原性治疗药物与CTL杀伤功能的关系，怎样设计实验？

实验三十五　B细胞溶血空斑试验

【**实验目的**】　掌握B细胞溶血空斑试验的原理；了解其操作方法，学会结果观察。

【**实验原理**】　溶血空斑试验，又称空斑形成细胞（plaque forming cell，PFC）试验，是一种体外测定抗体形成的B细胞数目和功能的方法。其基本原理是用SRBC致敏的B细胞与SRBC在琼脂凝胶中混合，B细胞分泌的抗体与SRBC结合，在补体的作用下，结合了抗SRBC抗体的SRBC则产生溶血形成空斑，一个空斑即代表一个抗体形成细胞，空斑大小表示抗体生成细胞产生抗体的多少。PFC试验具有特异性高、筛检力强、能直接观察等优点，可作为判断机体体液免疫功能的指标之一。PFC试验可分为直接PFC试验和间接PFC试验。IgM生成细胞可用直接法检测，其他类型Ig由于溶血效应较低，不能直接检测，可用间接检测法，即在小鼠脾细胞和SRBC混合时，再加抗鼠Ig抗体（如兔抗鼠Ig），使抗体生成细胞所产生的IgG或IgA与相应抗Ig抗体结合成复合物，此时能活化补体导致溶血，称间接PFC试验。

以下介绍直接PFC试验。

【**实验材料**】

1. 20%SRBC悬液（用Hank's液配制）。

2. 补体（新鲜豚鼠血清，用前经SRBC吸收，临用时用Hank's液稀释为1:10）、10mg/ml右旋糖酐、生理盐水、0.5%锥虫蓝染液等。

3. 琼脂（上层培养基琼脂含量0.7%，底层培养基琼脂含量1.4%，用Hank's液配制）。

4. FBS（56℃、30min灭活）。

5. 动物　体重18～25g的纯系小鼠。

6. 器材　剪刀、镊子、解剖板、平皿、血细胞计数板、离心机、注射器、纱布、试管等。

【**实验方法**】

1. 将熔化的底层培养基倾注平皿，成一薄层，凝固后备用。

2. 将每管含2ml上层培养基的试管加热熔化后，放47～49℃水浴保温。

3. SRBC悬液的制备　以无菌操作抽取绵羊血，保存于阿氏红细胞保存液液内，置4℃保存，一般不超过2周。实验时取保存的羊血，用生理盐水洗涤3次，每次2000r/min离心5min，制成SRBC悬液，计数，然后按实验需要配制成20%及$2×10^9$/ml的SRBC悬液。

4. 免疫小鼠脾细胞悬液的制备

（1）SRBC免疫小鼠：腹腔注射SRBC（$2×10^9$个/ml）0.5ml或尾静脉注射0.2ml。

（2）免疫后4d，断颈法处死小鼠。取出脾脏放在已加入6ml Hank's液的平皿中。在100目不锈钢网上研磨，制备单个脾细胞悬液，将细胞用预冷Hank's液洗涤2次，再将沉淀重悬于Hank's液内，置冰浴中。

（3）脾细胞计数并用锥虫蓝检查活细胞的百分率。脾细胞计数并调整细胞数为（5～10）×10^7/ml；另取少量脾细胞悬液与等量0.5%锥虫蓝染液混匀，静置数分钟，计数核被染色死细胞的百分数，从总细胞数中将死细胞数扣除。

5. 试验平皿的制备　将底层培养基和所有试剂（除脾细胞外）预温40℃左右。向水浴保温的上层培养基中加入以下各试剂：① FBS 0.1ml；②右旋糖酐 0.1ml；③ 20%SRBC悬液 0.1ml；④脾细胞悬液［（5～10）×10^6细胞/ml］0.1ml。将上述混合液迅速倾注于铺有底层培养基之平皿内，避免倾入气泡。在水平台上使上层培养基铺平，凝固后，放37℃孵育 1h。然后于每个平皿内加 1:10 稀释的补体 1.5~2ml，使其均匀覆盖表面，37℃再次孵育 30min，即可用肉眼或放大镜观察溶血空斑，并计数。

【实验结果】 将平皿划分小格，用放大镜观察并计数溶血空斑总数，再换算出每百万脾细胞中所含抗体形成细胞数。如用于药物筛选，可比较给药组和对照组每百万脾细胞（1×10^6）中抗体形成细胞数的平均值，以表示药物的刺激作用或抑制作用。

【注意事项】

1. SRBC 最好用新鲜脱纤维的 SRBC。洗涤 SRBC 时，离心速度以 2000r/min 离心 10min 为宜，不超过 3 次。用前镜检如有变形，表示脆性增大，不宜采用。

2. 免疫动物必须用纯系动物，杂种动物个体差异大，难以比较。最好先做几次预试验，使每个平皿空斑数控制在 100~150 个左右为宜。

3. 补体浓度以 1:10 为宜，无须经过滴定。但若用琼脂铺板时则补体原液不必稀释，以阻止琼脂的抗补体作用。加入的补体应均匀覆盖于上层琼脂上。

4. 所有器皿和各种试剂在加入上层培养基前均需预温，各种试剂与 0.7%琼脂迅速充分混匀后，立即倾倒于底层琼脂上，并避免产生气泡。

5. 离体的脾细胞应不离冰浴，防止抗体分泌和细胞死亡。

6. 0.7%琼脂必须置 47~49℃水浴保温。如温度过高会导致 SRBC 溶血或所加入脾细胞的死亡。

【思考题】

1. 简述溶血空斑试验的原理及其实际应用。

2. 在本试验中，SRBC 有什么作用？

实验三十六　ELISPOT 检测特异性抗体形成细胞

酶联免疫斑点试验（enzyme linked immunospot assay，ELISPOT assay）是细胞免疫学研究中最敏感的检测方法之一，可以在单细胞水平检测细胞因子的分泌情况。由于是单细胞水平检测，ELISPOT 比 ELISA 和有限稀释法等具有更高的敏感度，能从 20 万~30 万个细胞中检出 1 个分泌该蛋白的细胞。并且该方法能够对抗原刺激后的活细胞进行功能性检测，具有较高的特异性、直观可信度高，并且易操作，已被广泛用于抗体形成细胞及细胞因子分泌细胞的测定。

【实验目的】 掌握 ELISPOT 检测特异性抗体形成细胞实验的原理；了解其实验操作方法，学会结果观察。

【实验原理】 淋巴细胞受特异性抗原等刺激后产生并分泌特异性抗体，此抗体被 96 孔微量板底部 PVDF 膜上预先包被的特异性抗原捕获。去除细胞后，被捕获的抗体与生物素标记的二抗结合，后者再与 ALP 或 HRP 标记的亲和素结合。加底物显色后，PVDF 膜上出现紫红色或褐色的斑点表明细胞产生了抗体，一个斑点代表一个分泌细胞，通过酶联免疫分析仪（Elispot reader）对斑点进行自动计数和分析，可从单细胞水平评价 B 细胞功能。

【实验材料】

1. Ig ELISPOT 检测试剂盒，淋巴细胞分离液。

2. 特异性抗原（如 HBsAg）、阳性对照刺激物 SPA。

3. 生物素标记的羊抗人 IgG，ALP 标记的亲和素。

4. 显色液（BCIP/NBT）、2%BSA 等。

5. CO_2 培养箱、冰箱、酶联免疫分析仪、移液器等。

【实验方法】
1. 细胞准备 分离人 PBMC（参见第一篇第 3 章实验九）。
2. 包被 将适量浓度（20μg/ml）的抗原（如 HBsAg、SPA）100μl/孔，分别包被 PVDF 96 孔板，4℃孵育过夜。
3. 封闭 扣弃液体，无菌 PBS 洗板 3 次，加入封闭液（2% BSA），200μl/孔，室温静置 1h。
4. 细胞培养 选取合适的培养条件刺激细胞。PBS 洗板 3 次，扣弃液体，加入 PBMC 悬液 100μl/孔，37℃、5%CO_2 培养箱中孵育 36h。
5. 加检测抗体 弃取培养液，PBST 洗板 3 次，拍干，加入 1:500 稀释的生物素标记的羊抗人 IgG，100μl/孔，37℃孵育 1h。洗板后加 1:200 稀释的 ALP 标记的亲和素，100μl/孔，37℃孵育 1h。
6. 显色 弃去液体，PBST 洗板 4 次，扣弃液体，加显色液（BCIP/NBT），100μl/孔，室温显色 5~15min。
7. 读取数据 显色结束后，扣弃显色液，吸水纸上轻拍，使膜干燥，ELISPOT 计数分析软件读取斑点数。

【实验结果】 采用酶联免疫分析仪（Elispot reader）对斑点进行自动计数和分析，每个斑点对应一个抗体形成细胞，斑点的大小与抗体的分泌量呈正比。

【注意事项】
1. 细胞处理及培养过程中要注意无菌操作，避免污染。
2. 细胞在 ELISPOT 板上进行孵育时要避免震动，包括开关 CO_2 培养箱。
3. 洗涤要充分，避免假阳性。洗涤时，移液器吸头不要接触到 PVDF 膜，去除液体时宜采用倾倒的方式。洗涤最后一次要用高质量的吸水纸拍干。

【思考题】
1. 简述 ELISA 和 ELISPOT 技术的原理有何异同。
2. 在本实验中，生物素和亲和素是什么关系？在实验中起什么作用？

实验三十七 吞噬细胞吞噬杀菌作用及溶菌酶的溶菌作用

病原微生物一旦突破体表防御屏障侵入机体，首先接触的是遍布全身的大、小吞噬细胞，它们分布于血液和组织中，并可在某些趋化因子的作用下被吸引至微生物侵入部位。吞噬细胞依据其形态大小分为两类：一类是血液中的单核细胞及组织器官中的巨噬细胞，称为大吞噬细胞；另一类是血液中的中性粒细胞称为小吞噬细胞。它们是机体固有免疫的重要因素。溶菌酶主要是由吞噬细胞合成并分泌的一种碱性蛋白质，可水解 G^+ 菌细胞壁的 β-1,4 糖苷键。

一、巨噬细胞的吞噬作用——大吞噬现象

【实验目的】 熟悉巨噬细胞吞噬功能的体外测定方法。
【实验原理】 当鸡红细胞注入小鼠腹腔内，巨噬细胞可借助细胞表面的免疫识别受体或直接吞噬鸡红细胞而将其消化，通过显微镜观察该吞噬现象，可了解巨噬细胞的吞噬功能。

【实验材料】

1. 体重 25g 左右的小鼠。
2. 5ml、1ml 无菌注射器，6 号、9 号针头，10ml 离心管，清洁载玻片，烧杯，解剖剪，眼科镊，湿盒，解剖板，图钉，显微镜，水浴箱等。
3. **4% 淀粉肉汤** 称面粉 3g、可溶性淀粉 5g，加营养肉汤至 100ml，混匀，先微火加热，不断搅拌使呈糊状。再高压蒸汽灭菌。临用时，与无菌营养肉汤等量混合。
4. Hank's 液、生理盐水、PBS、70% 乙醇等。
5. **2% 鸡红细胞** 无菌操作抽取鸡翅静脉血，抗凝，置于离心管中，用无菌生理盐水洗 3 次，最后一次 2000r/min 离心 10min，用 Hank's 液将鸡红细胞配成 2% 浓度。
6. 瑞氏染色液。

【实验方法】

1. 实验前 3d 给小鼠腹腔内无菌注射 4% 淀粉肉汤 1ml。
2. 实验当天给小鼠腹腔内注射 Hank's 液 3～4ml，轻揉腹部，让小鼠活动 10min。
3. 眼球放血后颈椎脱臼处死小鼠，并将小鼠钉在解剖板上。
4. 70% 乙醇消毒腹部皮肤，左手持镊提起腹中部，用解剖剪在皮肤上剪 5mm 长的小口，将皮肤朝头尾部方向剥开，暴露腹壁。
5. 用镊子提起腹壁，避开血管剪一小口，用 5ml 注射器（带 9 号针头）或毛细吸管吸取腹腔液滴于载玻片上，每片 2～3 滴，并滴加等量的 2% 鸡红细胞悬液，充分混匀。
6. 将载玻片置于湿盒内，放 37℃ 水浴箱内 35～45min，其间轻晃动载玻片 2 次。
7. 取出后，将载玻片在生理盐水中漂洗 2 次，洗去未吸附在载玻片上的细胞。待其自然干燥。

8. 用瑞氏染色液染色

（1）于载玻片上滴加瑞氏染色液数滴覆盖血膜，染色 1min。

（2）滴加等量的 PBS（可用蒸馏水代替）与染色液混合，染 8～10min，注意勿使染液干涸。

（3）流水冲洗，印干后用油镜观察结果。

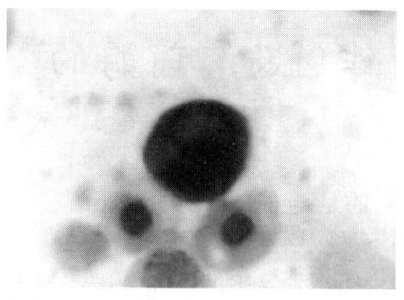

图 8-4 巨噬细胞吞噬鸡红细胞（大吞噬现象）

【实验结果】 因巨噬细胞为贴壁生长细胞，能黏附在清洁载玻片上，故经瑞氏染色后，镜下可见巨噬细胞呈椭圆形、肾形或马蹄形，其核较大，染色质比较疏松，染成淡紫蓝色，胞质染成浅灰蓝色，如有吞噬作用发生，可见巨噬细胞胞质中有 1 个以上的有核鸡红细胞（图 8-4，彩图 17）。如果吞噬的鸡红细胞较多，则巨噬细胞核被挤到一侧，其形态不典型。随机计数 100 个巨噬细胞，分别计数吞噬有鸡红细胞的巨噬细胞数和被吞噬的鸡红细胞总数，计算吞噬百分率和吞噬指数。

巨噬细胞核大，呈椭圆形、肾形或马蹄形。核染色质比较疏松，染成淡紫色，胞质染成浅灰蓝色。图 8-4 所示，在巨噬细胞胞质中有 3 个鸡红细胞被吞噬。

$$吞噬百分率（\%）= \frac{吞噬鸡红细胞的巨噬细胞数}{100个巨噬细胞} \times 100\%$$

$$吞噬指数 = \frac{100个吞噬细胞中所吞噬的鸡红细胞数}{100个巨噬细胞}$$

此外，在计数时，应同时注意鸡红细胞被消化的程度，可分为三级。Ⅰ级：未消化，鸡红细胞核清晰，着色正常；Ⅱ级：轻度消化，鸡红细胞核模糊，核肿胀，着色淡；Ⅲ级：完全消化，鸡红细胞核溶解，染色极淡。

吞噬百分率和吞噬指数增高，表明机体大吞噬细胞的吞噬能力强，反之则吞噬能力弱。

【注意事项】

1. 所用器材要干净。

2. 越接近涂片末梢细胞数越多，故计数时应取片子的前、中、后三段计数，以提高准确性。

3. 凡需要瑞氏染色的涂片必须在空气中自然干燥后再染色，避免加热干燥。否则细胞因受热脱水而皱缩，影响吞噬现象的观察。

4. 各实验室要根据自己的条件建立正常参考值。

二、中性粒细胞的吞噬作用——小吞噬现象

（一）体外法

【实验目的】 熟悉体外细菌计数法测定中性粒细胞吞噬功能的方法。

【实验原理】 血液内的中性粒细胞与可被吞噬而又易于计数的颗粒物质（如葡萄球菌）混合，孵育一定时间后，颗粒物质被中性粒细胞吞噬。根据吞噬率和吞噬指数可反映中性粒细胞的吞噬功能。

【实验材料】

1. 抗凝剂 3.8% 枸橼酸钠。

2. 白色葡萄球菌孵育 18h 肉汤培养物（10 亿/ml）。

3. 清洁载玻片、无菌注射器（1ml）、6 号和 9 号针头、无菌肉汤、试管、显微镜、水浴箱等。

4. 瑞氏染色液、pH 6.8 磷酸盐缓冲液（或蒸馏水）等。

【实验方法】

1. 白色葡萄球菌孵育 18h 肉汤培养物（10 亿/ml），加热 100℃，15min，4℃备用。

2. 自静脉采血 0.2ml，置于含 3.8% 枸橼酸钠 0.2ml 的小试管中，混匀，防止凝血（或：选一位同学静脉采血 4ml，分别加入含 2ml 3.8% 枸橼酸钠的 2 支试管中各 2ml，混匀，供全班使用）。

3. 取葡萄球菌菌液 0.1ml，加入上述血液中，混匀（或：在上述 2 支试管中各加入葡萄球菌菌液 1ml，混匀）。

4. 37℃水浴静置孵育 30min。

5. 取出试管，用毛细管吸取白细胞层（即沉淀红细胞的表层），制成血膜，自然干燥。

6. 瑞氏染色

（1）于玻片上滴加瑞氏染液数滴覆盖血膜涂层，染色 1min。

（2）滴加与染色液等量的蒸馏水（或 PBS）于涂片上，轻摇载玻片，混匀染色液，染 3～5min。

（3）流水缓慢冲洗，吸水纸印干后用油镜观察。

小吞噬试验操作流程：静脉采血 4ml→加入 2 支含枸橼酸钠抗凝管各 2ml，混匀→每支试管加入葡萄球菌菌液 1ml，混匀→ 37℃水浴/培养箱孵育 30min →吸取白细胞层（沉淀红细胞的表层）推玻片制成血膜，自然干燥→滴加瑞氏染液覆盖涂片染 1min →加等量蒸馏水

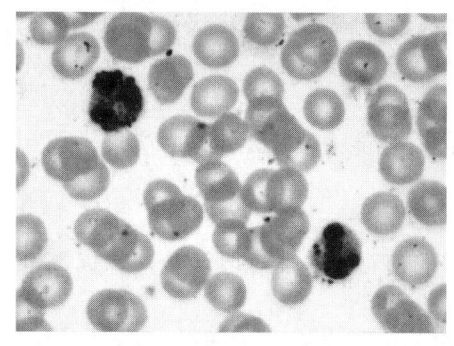

图 8-5 中性粒细胞吞噬葡萄球菌（小吞噬现象）

混匀，染 3～5min →水洗，印干，油镜观察。

【实验结果】 中性粒细胞的细胞核染成深紫红色，核分 2～5 叶，细胞质染成淡粉红色，白色葡萄球菌染成深紫色（图 8-5，彩图 18）。随机计数 100 个中性粒细胞，分别计数吞噬有细菌的吞噬细胞数和所吞噬的细菌总数，分别计算出吞噬百分率和吞噬指数。

$$吞噬百分率（\%）= \frac{吞噬细菌的中性粒细胞数}{100个中性粒细胞} \times 100\%$$

$$吞噬指数 = \frac{100个中性粒细胞中所吞噬的细菌数}{100个中性粒细胞}$$

正常情况下，对大肠埃希菌的吞噬百分率约为 90%，对葡萄球菌的吞噬百分率约为 85%。

【注意事项】

1. 所用器材要干净。

2. 越接近涂片末梢细胞数越多，故计数时应取片子的前、中、后三段计数，以提高准确性。

3. 凡需要瑞氏染色的涂片必须在空气中自然干燥后再染色，避免加热干燥。否则细胞因受热脱水而皱缩，影响吞噬现象的观察。

4. 葡萄球菌菌液的浓度可能会影响到吞噬百分率和吞噬指数；此外，也与受试者本身的免疫状况有关。

（二）体内法

【实验目的】 熟悉体内细菌计数法测定中性粒细胞吞噬功能的测定方法。

【实验原理】 小鼠腹腔内的中性粒细胞通过趋化、调理、吞入、杀伤和消化等步骤，清除病原体及衰老、死亡的细胞。吞噬功能测定可辅助确定吞噬功能缺陷。

【实验材料】

1. **白色葡萄球菌菌液** 将白色葡萄球菌接种于营养琼脂斜面上，培养 18～24h，用无菌生理盐水洗下培养物，经 Mafaland 比浊法配成每毫升 3×10^8 个细菌的悬液备用。

2. 清洁载玻片，无菌注射器（1ml），6 号针头、9 号针头，显微镜等。

3. 无菌肉汤。

4. **小鼠（雌雄随机）** 体重 25g 左右。

5. 瑞氏染色液，PBS（或蒸馏水）等。

【实验方法】

1. 于实验前 1h 给小鼠腹腔内注射 1ml 肉汤，诱导浆液渗出。

2. 用带 6 号针头的注射器向小鼠腹腔内注射白色葡萄球菌菌液 1ml，让小鼠活动。

3. 分别在注射菌液 30～45min 后按前述方法处死并剖开小鼠并用带 9 号针头的注射器或毛细吸管抽取腹腔液涂片，自然干燥。

4. 瑞氏染色后，油镜观察。

【实验结果】 同体外法。

【注意事项】 同体外法。

三、中性粒细胞的杀菌功能测定——硝基四氮唑蓝还原试验

【实验目的】 掌握硝基四氮唑蓝（NBT）还原试验测定中性粒细胞杀菌功能的原理和方法。

【实验原理】 中性粒细胞在杀菌过程中能量消耗剧增，耗氧量增加，葡萄糖己糖磷酸旁路代谢的活力增强，此时如加入NBT，葡萄糖分解的中间产物6-磷酸葡萄糖氧化所脱的氢可被NBT接受，NBT被还原，从淡黄色变成蓝黑色，以点状或斑块状颗粒沉积于胞质中，这种细胞称为NBT阳性细胞。镜下检查NBT阳性细胞数量便可推知中性粒细胞的功能，临床上也可作慢性肉芽肿等吞噬细胞功能缺陷病的辅助诊断指标。

【实验材料】
1. 清洁小试管（12mm×100mm），湿盒，载玻片，毛细吸管等。
2. 肝素抗凝的人外周血。
3. 生理盐水。
4. **NBT试剂** 0.28%NBT生理盐水溶液0.6ml、小牛血清0.5ml、生理盐水0.3ml的混合液。
5. 瑞氏染色液。
6. 水浴箱、显微镜等。

【实验方法】
1. 滴加一滴肝素抗凝的人血标本于清洁载玻片上，湿盒内放置10min，在此期间中性粒细胞可黏附在载玻片上。
2. 用生理盐水轻轻冲洗玻片，冲去未黏附的细胞，并用吸水纸吸去多余的水分。
3. 标本上加1滴NBT试剂，放湿盒内于37℃水浴反应20min。取出载玻片，自然干燥。
4. 瑞氏染色，油镜镜检。

【实验结果】 中性粒细胞胞质中出现点状或块状蓝黑色沉淀物的为NBT阳性细胞。计数100个中性粒细胞，求出NBT阳性细胞百分率。百分率越高，表明中性粒细胞的吞噬功能越强。正常NTB阳性率低于10%。阳性细胞百分率可作为区别细菌性与病毒性感染的指标之一，当机体受细菌感染时，NBT阳性细胞增多，受病毒感染时，NBT反应一般正常。

【注意事项】
1. 在吞噬试验过程中载玻片不能干，否则吞噬作用将不能进行。
2. 在染色前，玻片上的标本一定要自然干燥，不宜加热烘干，否则细胞会固缩而影响细胞形态。
3. 瑞氏染色时染液与PBS的比例一定要合适。
4. NBT染液用前要过滤，不要残留颗粒。
5. 所用载玻片必须干净，以避免玻璃表面杂质参与NBT的还原作用。

【思考题】
1. 为什么说吞噬细胞是机体抗感染的重要防线？如果吞噬功能丧失，对机体会有什么影响？
2. 吞噬百分率与吞噬指数有何异同？
3. 小吞噬试验与NBT还原试验意义上有什么区别？
4. 为何NBT还原试验可以区别受试者是受细菌感染还是受病毒感染？

四、溶菌酶的溶菌作用

【实验目的】 掌握溶菌酶杀菌的机制，了解溶菌酶的来源及杀菌试验方法。

【实验原理】 溶菌酶主要是由吞噬细胞合成并分泌的一种分子量约为 14.7kDa 的碱性蛋白质，属乙酰氨基多糖酶，不耐热。由于它的高等电点（pI=11.0），能与细菌牢固结合，从而水解细菌细胞壁肽聚糖，使细菌死亡或裂解，主要作用于革兰氏阳性细菌，溶菌酶还有激活补体和促吞噬作用。

溶菌酶广泛存在于机体的泪液、唾液、痰、鼻腔分泌物及血清等体液中，检测体液溶菌酶水平在一定程度上反映单核巨噬细胞系统的功能状态。

溶菌酶的溶菌活性可通过对革兰氏阳性微球菌的裂解作用进行测定。本实验介绍纸片法进行唾液溶菌酶溶菌活性的测定。

【实验材料】

1. PBS，生理盐水，溶菌酶标准品。
2. 微球菌普通琼脂斜面 26～36h 培养物。
3. 受检者唾液。
4. 3% 琼脂（用 PBS 配制）。
5. 1ml、5ml 无菌吸管，无菌毛细吸管，无菌平皿，无菌滤纸片（直径 4mm），塑料小杯，小镊子，恒温箱等。

【实验方法】

1. 含微球菌琼脂平板的制备 取无菌熔化的 3% 琼脂 10ml，待冷至 60～70℃时加入 5ml 预热的微球菌菌液，迅速混匀，倾注于无菌平皿内，平放待凝。

2. 收集唾液标本置于塑料小杯内。

3. 溶菌酶标准品的配制 称取溶菌酶干粉 5mg，使其溶解于 0.15mol/L pH 6.4 的磷酸盐缓冲液 5ml 内，即获 1000μg/ml 溶菌酶溶液。然后将其做 1∶5、1∶10、1∶20、1∶40 和 1∶80 倍比稀释，成为每毫升含 200μg、100μg、50μg、25μg 和 12.5μg 的标准溶菌酶液。

4. 取滤纸片分别于标准溶菌酶液、待检标本（唾液）和生理盐水（阴性对照）中浸透。

5. 用记号笔在含微球菌的琼脂平板底面先做好标记，再用小镊子分别夹取含不同浓度溶菌酶的滤纸片及含待测标本或对照的纸片，小心平贴于琼脂表面。

6. 置平板于 37℃恒温箱 18～24h 后观察结果。

【实验结果】 观察滤纸片周围是否出现透明的溶菌环。如有，用游标尺测量溶菌环直径。以标准品溶菌酶的浓度为横坐标，相应浓度溶菌环直径的均值为纵坐标，在半对数坐标纸上绘制标准曲线。并根据检测样品的溶菌环直径，从标准曲线上找出其相应溶菌酶浓度，乘以样品的稀释倍数，则可对标本中所含溶菌酶做定量测定。

【注意事项】

1. 滤纸片应浸有足够的标准品或样品，但它们不能成滴溢出。
2. 最好在每个琼脂平板上都放有不同浓度的标准品滤纸片，可以尽量减少平板间的结果误差。

【思考题】

1. 溶菌酶的溶菌作用有何生物学意义？
2. 为什么要对溶菌酶进行定量测定？

实验三十八 NK细胞杀伤活性检测

NK细胞是无须致敏即可杀伤靶细胞的效应淋巴细胞,其杀伤特点是无抗原特异性及无MHC限制性,属于固有免疫细胞,是抗肿瘤、抗胞内病原体感染和免疫调节的重要细胞,也参与移植排斥反应和某些自身免疫疾病的发生。目前国内外多采用检测NK细胞活性来研究不同疾病状态下NK细胞的杀伤功能。体外NK细胞活性测定的方法较多,常用的有形态学方法、同位素释放法、酶释放法、特异性荧光染料释放法、MTT比色法以及流式细胞术等。在此介绍两种常用的方法。

一、同位素 ^{51}Cr 释放法

【**实验目的**】 熟悉同位素 ^{51}Cr 释放法检测NK细胞杀伤活性的原理,了解其操作步骤。

【**实验原理**】 将用同位素 ^{51}Cr 标记的靶细胞与淋巴细胞共同培养时,靶细胞可被其中的NK细胞杀伤,^{51}Cr 从被杀伤的靶细胞中释放出来,释放量与NK细胞活性成正比。

【**实验材料**】

1. **铬酸钠（$Na_2^{51}CrO_4$）** 注意 ^{51}Cr 的半寿期为27.72d。
2. **SDS** 用无菌生理盐水配制成2%浓度。
3. **靶细胞** 培养24～48h的YAC-1细胞株。
4. **效应细胞** 人PBMC或小鼠脾细胞。
5. 新生牛血清(NCS)、RPMI-1640培养液、淋巴细胞分离液、水浴箱、96孔细胞培养板、CO_2培养箱、微量移液器等。

【**实验方法**】

1. **靶细胞的标记** 取培养24h生长良好的 $2\times10^6/0.5ml$ YAC-1细胞,加入100～200μCi $Na_2^{51}CrO_4$,置37℃水浴90min,每间隔15min振摇一次。然后用含5%NCS的RPMI-1640培养液洗涤3次以除去游离的 $Na_2^{51}CrO_4$。计数活细胞数量,用RPMI-1640培养液调整细胞浓度至 $1\times10^5/ml$;检测细胞的 ^{51}Cr 标记率。

2. **效应细胞的制备** 按前述方法分离人PBMC或小鼠脾细胞,用锥虫蓝染色法计数活细胞数,用RPMI-1640培养液配制成 $1\times10^7/ml$ 的细胞悬液备用。

3. **效-靶细胞作用** 在96孔细胞培养板中,先每孔加100μl标记的靶细胞,然后,实验孔:每孔加100μl效应细胞;空白对照孔:每孔加100μl培养液;最大释放对照孔:每孔加100μl 2%SDS。每个标本设3个复孔。37℃、5%CO_2培养箱孵育4h,然后用微量移液器吸取各孔上清液0.1ml,加于小塑料试管内(勿将细胞吸出),用γ计数仪测量cpm值。

【**实验结果**】 根据下式计算 ^{51}Cr 自然释放率和NK细胞毒活性:

$$^{51}Cr\ 自然释放率(\%) = \frac{自然释放对照孔cpm均值}{最大释放对照孔cpm均值} \times 100\%$$

$$细胞毒活性(\%) = \frac{实验孔cpm均值 - 自然释放对照孔cpm均值}{最大释放对照孔cpm均值} \times 100\%$$

注:自然释放对照孔即没有加入效应细胞的靶细胞空白对照孔,因没有效应细胞直接杀死靶细胞,靶细胞释放出来的 ^{51}Cr 量为自然释放量,也即阴性对照孔。最大释放对照孔即加入了2% SDS作用于靶细胞,SDS对靶细胞的杀伤作用较效应细胞的杀伤作用强,所以称为最大释放对照孔,也即阳性对照孔。

【注意事项】

1. 靶细胞的质量是影响细胞标记率、自然释放率及实验稳定性的重要因素。一般要求靶细胞的 ^{51}Cr 自然释放率＜10%。

2. 吸取细胞培养上清液时，应尽可能不扰动沉淀的细胞。

3. 各管（孔）加入的靶细胞不能太少，靶细胞的同位素标记率不小于 0.1cpm/细胞，否则会增加实验误差。

4. 每次实验应根据 ^{51}Cr 的半寿期适当调整需要的同位素用量。

5. 注意实验防护和避免环境污染等。

二、乳酸脱氢酶释放法

【实验目的】 熟悉乳酸脱氢酶（LDH）释放法检测 NK 细胞杀伤活性的原理，了解该方法的操作步骤。

【实验原理】 活细胞细胞质内的 LDH 正常情况下不能透过细胞膜。当靶细胞受到效应细胞的攻击而损伤时，细胞膜通透性改变，LDH 可释放至介质中，使乳酸盐脱氢，再使 NAD 还原成 NADH，后者再通过递氢体吩嗪二甲酯硫酸盐（PMS）还原碘硝基氯化氮唑蓝（INT）或 NBT 形成有色的甲臜类化合物，在 490nm 或 570nm 波长读取 A 值，计算 NK 细胞活性。

【实验材料】

1. LDH 底物溶液（临用前配制） NBT 4mg、氧化型辅酶 I（NAD）10mg、PMS 1mg，加蒸馏水 2ml 溶解，混匀后取上液 1.6ml 加 1 mol/L 乳酸钠 0.4ml，然后加入 PBS 至 10ml。

2. 1%NP-40（壬基酚聚氧乙烯醚） 用 RPMI-1640 培养液配制。

3. 1mol/L 枸橼酸终止液。

4. Hank's 液（pH 7.2～7.4）、RPMI-1640 培养液。

5. 人外周血或小鼠；靶细胞 YAC-1 细胞株。

6. 96 孔细胞培养板、移液器、生物安全柜、CO_2 培养箱、酶标仪、离心机等。

【实验方法】

1. 靶细胞制备 取培养 24～48h 的靶细胞，Hank's 液洗涤 3 次，用 RPMI-1640 培养液调整细胞浓度至 $1×10^5$/ml，备用。

2. 效应细胞的制备 分离人 PBMC 或小鼠脾细胞，Hank's 液洗涤 3 次，用 RPMI-1640 培养液调整细胞浓度至 $1×10^7$/ml。

3. 效-靶细胞作用 将效应细胞和靶细胞悬液各 100μl（效靶比 100:1）加入 96 孔细胞培养板孔，每份标本设 3 复孔，同时设靶细胞自然释放对照组（100μl 靶细胞悬液 +100μl 培养液）和最大释放对照组（100μl 靶细胞悬液 +100μl 1% NP-40 液），1000r/min 离心 2min，置 37℃、5%CO_2 培养箱中孵育 2h。

4. 酶促反应 取出培养物，吸取各孔上清液 100μl 于另一培养板孔中，置 37℃预温 10min，每孔加入新鲜配制的 LDH 底物溶液 100μl，室温避光反应 10～15min。每孔加入 1mol/L 枸橼酸终止液 30μl，以终止酶促反应。用酶标仪在 570nm 波长下读取各孔 A 值，计算各组复孔的平均值。

【实验结果】 按下式计算 NK 细胞毒指数：

$$细胞毒指数（\%）=\frac{实验组 A 值-自然释放对照组 A 值}{最大释放对照组 A 值-自然释放对照组 A 值}×100\%$$

正常参考值：55.35%±14.92%。

【注意事项】
1. 一般要求靶细胞的自然释放率＜10%。
2. 靶细胞和效应细胞必须新鲜，细胞存活率应＞95%。
3. 吸取细胞培养上清液时，勿扰动沉淀的细胞。
4. 比色时环境温度应保持恒定。
5. LDH 基质液应临用前配制。
6. 在一定范围内，NK 细胞活性与效靶比值成正比。一般效靶比值不应超过 100∶1。

【思考题】
1. NK 细胞和 CTL 细胞杀伤靶细胞的特点有何异同？
2. 检测 NK 细胞和 CTL 细胞杀伤活性的方法各有哪些？哪些方法最常用？

（陆春雪　雷爱华）

第9章 细胞因子及其受体的检测

细胞因子（cytokine，CK）是由免疫细胞及组织细胞经刺激后合成分泌的、介导细胞间相互作用的一类可溶性小分子多肽或糖蛋白。CK 在免疫细胞的发育分化、免疫应答及免疫调节、炎症反应等方面发挥着重要作用。CK 通过与相应细胞因子受体（cytokine receptor，CKR）结合后启动细胞内的信号转导途径而发挥效应。某些病理过程如肿瘤、感染、免疫缺陷病、移植排斥反应和自身免疫病等常伴有 CK 和（或）CKR 的异常表达。因此，检测 CK 和（或）CKR，有助于阐明临床疾病的发生机制，辅助诊断某些特定疾病，评估机体免疫状态，监测临床疾病治疗效果和指导用药。

CK 和 CKR 的检测方法主要包括三大类：①生物学活性检测法：通过检测 CK 对靶细胞的功能影响，包括细胞增殖或增殖抑制法、细胞病变抑制法、细胞毒活性法等。此类方法较敏感、可靠，应用最广，但需要培养特定的靶细胞，检测耗时长，影响因素多。②免疫学检测法：应用免疫标记技术检测 CK 和 CKR 的含量和（或）分布，可区分可溶性 CK 与细胞内 CK，可溶性 CKR 和细胞膜型 CKR。常用的检测法有 ELISA、ELISPOT 和流式细胞术等。此类方法较简单，重复性好，但所测定的只代表相应细胞因子的量而不代表活性。③分子生物学检测法：应用分子生物学方法检测 CK 和 CKR mRNA 的存在和含量。常用的检测法有实时定量 RT-PCR、分子杂交法、Northern blot、免疫 PCR（Im-PCR）等。此类方法只能检测基因表达情况，不能直接提供有关因子的浓度及活性等信息，主要用于机制探讨。

本章介绍肿瘤坏死因子（TNF）的生物学活性测定，分泌型与细胞内白细胞介素-2（IL-2）的免疫学检测法，膜型与分泌型 IL-2 受体（IL-2R）的免疫学检测法。

实验三十九 肿瘤坏死因子的生物学活性测定

肿瘤坏死因子（tumor necrosis factor，TNF）包括 TNF-α 和 TNF-β，前者主要由活化的单核/巨噬细胞产生，后者主要由活化的 T 细胞产生。TNF 具有直接导致某些肿瘤细胞死亡、抗病毒及诱导 MHC 分子表达、促进单核/巨噬细胞前体细胞分化及多种细胞因子（如 IL-1、IL-2、IL-6 等）合成和分泌等生物学活性。检测 TNF 生物学活性常用同位素掺入法、染料摄入法与 MTT 比色法。本实验以 MTT 比色法为例介绍分泌型 TNF 的生物学活性检测。

【实验目的】 掌握 MTT 比色法检测 TNF-α 的原理和操作步骤。

【实验原理】 活细胞内线粒体琥珀酸脱氢酶能将外源性 MTT 还原为甲臜，后者溶于有机溶剂（如 DMSO），甲臜产量与细胞活性成正比。利用对 TNF-α 细胞毒作用高度敏感的小鼠成纤维细胞系 L929 测定 TNF-α 的生物学活性。当 TNF-α 杀伤 L929 后，使其增殖活性降低，线粒体琥珀酸脱氢酶还原 MTT 成甲臜能力减低，根据甲臜吸光度值（A 值）的大小计算 L929 细胞死亡情况而间接反映 TNF-α 的活性。

【实验材料】

1. L929 细胞株。
2. 含 TNF 待测样品及 TNF 标准品。
3. RPMI-1640 培养基（含 10% 小牛血清）、0.05% 胰蛋白酶。
4. 0.5% MTT 工作液、DMSO、PBS 等。
5. 放线菌素 D（储存液浓度为 100mg/ml）。

6. 96孔细胞培养板、移液器、生物安全柜、CO_2培养箱、酶标仪等。

【实验方法】

1. 0.05%胰蛋白酶消化法收集处于对数生长期的L929细胞，用含10%小牛血清的RPMI-1640培养液调整细胞浓度至$2×10^5$/ml。

2. 取96孔细胞培养板，每孔加入100μl细胞悬液，置37℃、5%CO_2培养箱孵育2~3h。

3. 吸弃细胞培养上清液，每孔分别加入100μl TNF倍比稀释待测样品和标准品，各设双复孔，阴性对照孔加培养液，并设空白对照孔。同时向各孔加入放线菌素D（终浓度0.5~1.0μg/ml），37℃下培养24~48h。

4. 吸弃上清液后PBS洗涤细胞2次。

5. 每孔分别先后加入10μl 0.5%MTT和100μl培养液继续孵育4~6h。

6. 离心弃上清液，每孔加入DMSO100μl混匀，使还原产物充分溶解，酶标仪于570nm测定A值。

【实验结果】 先分别计算待测标本、各对照孔的平均A值，再进行下列计算。

细胞毒性（%）=（1- 实验孔平均A值/对照孔平均A值）×100%

【注意事项】

1. L929细胞不宜生长过密，浓度控制在（1.5~2.5）$×10^5$/ml。

2. 掌握好加MTT时间，最好在加TNF的孔中细胞出现明显病变而对照孔细胞生长良好时加入。

3. 加入DMSO后要充分摇匀，测定A值在其加入后1h内完成。

【思考题】

1. TNF有哪些类型？分别由什么细胞生产？
2. MTT比色法检测分泌型TNF的生物学活性的原理是什么？
3. 实验中放线菌素D的作用是什么？

实验四十　白细胞介素-2的免疫学检测

白细胞介素-2（interleukin 2，IL-2）主要由活化T细胞产生，是T细胞增殖所必需的一种重要的细胞因子，还能促进NK细胞、巨噬细胞活化和增殖，B细胞增殖和分泌抗体，体外能促进LAK细胞形成。通过对人血清、体液或人淋巴细胞培养上清液中的血清IL-2水平的测定，可对恶性肿瘤、红斑狼疮、心血管疾病、肝病、肾病综合征、再生障碍性贫血及艾滋病等进行诊断、疗效观察及预后判定，并用于器官移植排斥反应的早期诊断。本节介绍人IL-2常用的免疫学检测法。

一、ELISA检测分泌性IL-2

【实验目的】 掌握ELISA双抗体夹心法检测人IL-2的原理，熟悉试验操作步骤和结果判读。

【实验原理】 采用双抗体夹心法ELISA检测待测样品中的人IL-2。选用两种针对IL-2分子不同表位的mAb，即用于包被的抗体（mAb1）和酶标抗体（mAb2）。如果待测样品中含有IL-2，则形成mAb1-IL-2-mAb2复合物，通过酶催化底物的显色反应，测定样品的A值绘制标准曲线，从而获得IL-2的含量。

【实验材料】

1. 待测人血清标本、人IL-2标准品（50ng/ml）、阴性对照。

2. 抗人 IL-2 单克隆抗体（mAb1），HRP 标记的抗 IL-2 单克隆抗体（mAb2）。

3. 包被液、稀释液、洗涤液、显色液 A（TMB）、显色液 B（H_2O_2）、终止液（2mol/L H_2SO_4）等。

4. 酶标反应板、酶标仪、微量移液器、恒温箱、冰箱等。

【实验方法】

1. 包被 将稀释好的包被抗体（mAb1）加入 96 孔酶标反应板，100μl/孔，置 37℃ 孵育 2h 后，4℃ 过夜。

2. 洗涤 吸弃孔内包被液，用洗涤液洗 3 次，每次静置 3min。

3. 封闭 加封闭液 200μl/孔，室温静置 1h。

4. 洗涤 重复步骤 2。

5. 加样 加待测样品、阴性对照、倍比稀释的标准品及空白孔，100μl/孔，37℃下孵育 1~2h。标准品的稀释方法：取标准品 120μl（50ng/ml），倍比稀释成 7 个浓度（6ng/ml、3ng/ml、1.5ng/ml、0.75ng/ml、0.375ng/ml、0.1875ng/ml、0.09375ng/ml）。

6. 洗涤 重复步骤 2。

7. 加酶标抗体 各孔加入稀释好的 HRP 标记的抗 IL-2 单克隆抗体（mAb2），100μl/孔，37℃ 孵育 1h。

8. 洗涤 重复步骤 2。

9. 显色 各孔加入配好的显色液，100μl/孔，37℃下避光反应 20min。

10. 终止反应 加入终止液，50μl/孔。

11. A 值测定 用酶标仪于 450nm 波长下测定各孔 A 值。

【实验结果】

1. 空白孔和阴性对照孔应无色，各阳性孔呈蓝色，加入终止液后转为黄色，标准品各孔颜色由深到浅。

2. 以标准品各稀释度 IL-2 含量为横坐标（X），相应的 A 值为纵坐标（Y），绘制标准曲线。根据所测得 A 值，从标准曲线查得待测样品的 IL-2 含量。

【注意事项】

1. 勿用溶血或血脂过高的血清进行检测。

2. 加样时间尽量在 5min 内，如标本数目多，推荐使用排枪加样。

3. 洗涤要彻底，否则易造成假阳性。

4. 反应孔不能有残留气泡，否则影响实验结果。

5. 读取 A 值应在加入终止液后 20min 内完成。

【思考题】

1. IL-2 主要由何种细胞产生？检测 IL-2 有何临床意义？

2. ELISA 夹心法检测 IL-2 的原理是什么？

二、酶联免疫斑点试验检测分泌性 IL-2

ELISPOT 结合细胞培养与 ELISA 技术，用抗体捕获培养细胞所分泌的细胞因子，并通过酶联斑点显色显示细胞因子的分泌水平。该技术检测细胞因子具有以下优点：①敏感度高，比传统 ELISA 方法高 2 或 3 个数量级，能从 20 万~30 万个细胞中检出 1 个分泌细胞因子的细胞；②能检测单个活细胞分泌细胞因子的功能；③双色 ELISPOT 可同时检测两种细胞因子；④操作简便，可同时实现多个样本的高通量检测。

【实验目的】 掌握 ELISPOT 检测小鼠 IL-2 的原理，熟悉试验操作步骤和结果判读。

【实验原理】 先将已知细胞因子特异性单抗（包被抗体）包被固相载体，加入待检的效应细胞，经刺激物刺激孵育一定时间后洗去细胞，如待检效应细胞产生相应细胞因子与已包被的抗体结合，再加入生物素标记的细胞因子特异性抗体，形成双抗体夹心复合物（包被抗体和生物素化抗体是针对细胞因子中不同表位的抗体），生物素再与后加入的 ALP 或 HRP 标记的亲和素结合，酶催化底物显色后在细胞因子生成的位置呈现黑蓝色斑点，每个斑点代表一个分泌相应细胞因子的细胞，斑点颜色深浅与细胞分泌细胞因子的量相关（图 9-1）。

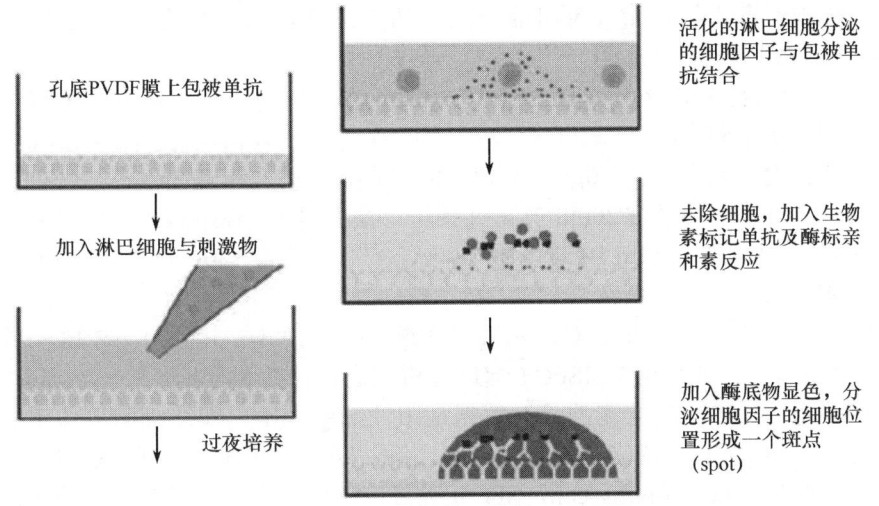

图 9-1　ELISPOT 检测细胞因子原理示意图

【实验材料】

1. 纯化级抗鼠 IL-2 特异性单抗（包被抗体，最终工作浓度为 10μg/ml）；生物素标记的抗鼠 IL-2 特异性单抗（检测抗体，最终工作浓度为 2μg/ml）。

2. 封闭剂：含 5%BSA 的 PBS；ELISPOT 稀释缓冲液：含 1%BSA 的 PBS；PBS，PBST。

3. RPMI-1640 培养基（含 10% 小牛血清）。

4. 分泌 IL-2 的小鼠细胞。

5. 丝裂原、抗体或其他相应的刺激物。

6. ALP 偶联的亲和素，BCIP/NBT 显色液。

7. CO_2 培养箱，解剖显微镜（10× 或 30× 放大倍数），灭菌 PBS，双蒸水等。

8. 96 孔 PVDF 膜微孔板，ELISPOT 自动分析仪等。

【实验方法】

1. 包被　加入 50μl 含包被抗体的包被缓冲液至微孔板，封盖，室温下孵育 2h 或 4℃孵育过夜。

2. 洗涤　弃去包被缓冲液，灭菌 PBS 洗板 3 次（200μl/孔），最后一次用力甩掉孔中的洗涤液，倒置在灭菌的吸水纸上拍干。

3. 封闭　每孔加入 200μl 封闭剂，37℃孵育 30min。

4. 洗涤　封闭结束后吸弃封闭剂，灭菌 PBS 洗板 3 次，方法同步骤 2。

5. 预培养　每孔加入 100μl 含 10% 小牛血清的 RPMI-1640 培养基，室温孵育 10min，吸弃培养液后倒置在灭菌的吸水纸上拍干。

6. 培养　选取另外一块微孔板，用含 10% 小牛血清的 RPMI-1640 培养基准备 2~4 倍稀释浓度的细胞悬液，从细胞板向包被板的每孔加入总量≤100μl的单细胞悬液，起始细胞数为10^5个/孔或10^6个/孔。每个实验条件设立3个复孔。如条件允许，设立一个已知分泌IL-2的细胞系作为阳性对照。

7. 刺激 向细胞孔中加入丝裂原、抗体或其他相应的刺激物。未刺激的细胞（只加培养基）作为背景对照及体内激活的对照。37℃、5%CO_2培养箱中孵育6~24h。

8. 洗涤 每孔用200μl洗涤液充分洗涤10次以完全移除细胞。最后一次用预冷的双蒸水洗涤裂解残存的细胞。洗涤完后，用力甩掉孔中的液体，倒置在灭菌的吸水纸上拍干。

9. 检测抗体孵育 每孔加入50μl含检测抗体（生物素标记的抗小鼠IL-2特异性单抗）的稀释缓冲液。37℃孵育2h。

10. 洗涤 弃去检测抗体缓冲液，PBST洗板6次（200μl/孔）。最后用力甩掉孔中的液体，倒置在灭菌的吸水纸上拍干。

11. 亲和素孵育 每孔加入50μl ALP偶联的亲和素，37℃孵育2h。

12. 洗涤 洗液洗涤6次（200μl/孔）并拍干。最后再用PBS洗涤一次并拍干。

13. 加底物 每孔加入50μl BCIP/NBT溶液，37℃孵育5~30min，直至看到有蓝色斑点形成。

14. 结果观察 每孔用200μl双蒸水洗涤3遍，自然风干。用10×或30×放大倍数的解剖显微镜计数斑点，或采用ELISPOT自动分析仪进行计数和分析。

【实验结果】 ELISPOT检测的最终数据是阳性细胞频率，即在细胞群体中，受某种特异性抗原刺激而分泌某种细胞因子的阳性细胞比例。细胞总数在实验开始已确定，需要统计的是斑点形成细胞（spot forming cell，SFC）数目，SFC计数可在显微镜下或采用酶联斑点分析仪自动化进行。

阳性细胞频率=（统计膜上SFC数目/当初加入孔内的细胞总数）×100%

在双色标记系统中，可同时检测两种细胞因子的阳性细胞频率。

【注意事项】

1. 不同的ELISPOT检测包被条件可能不同，因此最佳包被抗体的浓度应做预实验设定。包被抗体的浓度通常为常规ELISA所用浓度的5~10倍（如5~10μg/ml）。抗体通常稀释于碳酸盐缓冲液中（pH 9.6），也可以采用PBS或硼酸盐缓冲液（pH 8.4）。

2. 细胞应尽快铺板，准备细胞的时间应该预先设计好。人外周血细胞和小鼠脾细胞均需破碎红细胞，以尽量避免红细胞对结果的干扰。

3. 细胞铺板后的最佳孵育时间应根据待测细胞因子及刺激物而定。孵育时间过短，则最终斑点数会有所减少；孵育时间过长，则背景会随之升高，均不利于得到准确的结果。

4. 要设立无刺激物的阴性对照，阳性对照细胞应该100%有效。

【思考题】

1. ELISPOT检测细胞因子的原理是什么？

2. ELISPOT检测法的优点有哪些？

三、流式细胞术检测细胞内细胞因子

仅对细胞因子进行定量和活性检测已不能满足需求，将流式细胞术（FCM）与细胞内细胞因子染色技术相结合，可从单细胞水平检测细胞因子的表达，显示细胞群体的异质性，反映体内细胞的状态和细胞质内细胞因子的水平。具有快速、简便、安全、高敏感度、高效（可以在同一个细胞内同时检测多种细胞因子）等优点。现以FCM检测人PBMC内的细胞因子为例加以介绍。

【实验目的】 掌握FCM检测胞内细胞因子的原理，了解试验操作步骤和结果判读。

【实验原理】 将细胞用特定抗原或多克隆激活剂如佛波酯（PMA）、离子霉素（Ionomycin）激活，同时用分泌抑制剂如莫能菌素（Monensin）、布雷菲德菌素A（Brefeldin A，BFA）抑制细胞因子释放，使其在细胞内累积，经多聚甲醛固定和皂苷破膜增加细胞膜通透性，使荧光素标记的抗细胞因子抗体进入细胞结合细胞内细胞因子，再应用FCM从单细胞水平检测不同细胞亚群中的细胞因子，了解不同细胞亚群的状态。

【实验材料】

1. 人PBMC。
2. 含10%小牛血清的RPMI-1640培养液。
3. 溶于100%乙醇的200μg/ml PMA，保存在-20℃；溶于DMSO的10mmol/L（7.5mg/ml）的Ionomycin（Ca^{2+}盐），保存在-20℃；溶于DMSO的10mg/ml的BFA，保存在4℃。
4. 4%多聚甲醛，0.1%皂苷-PBS（含5%脱脂奶粉、1mmol/L Ca^{2+}、1mmol/L Mg^{2+}、0.1%皂苷和0.1%BSA的PBS），BSA，脱脂奶粉，PBS。
5. 用0.1%皂苷-PBS稀释的0.1mg/ml不含特异性抗体的同种抗体。
6. 用0.1%皂苷-PBS稀释的0.1mg/ml抗人IL-2单抗。
7. 异藻蓝蛋白（allophycocyanin，APC）标记的抗人IL-2单抗。
8. 细胞培养板，96孔塑料软板或V形底离心管，CO_2培养箱，混匀振荡器，离心机，冰箱，流式细胞仪等。

【实验方法】

1. 细胞准备 分离人PBMC（参见第3章），用RPMI-1640培养液调节细胞浓度为2×10^6个/ml。取上述细胞悬液，加入6孔细胞培养板中，2ml/孔。

2. 刺激 用终浓度1μmol/L Ionomycin和20ng/ml PMA刺激细胞产生细胞因子，同时用10μg/L BFA抑制细胞分泌细胞因子。CO_2培养箱中培养5h。

3. 固定 将细胞转移到15ml离心管中，用预冷的PBS洗涤细胞1次，留下少许液体悬浮细胞，使细胞完全分散于离心管中。于每管中加入3ml预温的4%多聚甲醛，充分混悬细胞，室温固定5min。再加入12ml含0.1%BSA的PBS，混匀终止反应。1500r/min离心10min，弃上清液取沉淀（也可用1ml含10%DMSO的PBS悬浮细胞，分装保存于-80℃冰箱备用）。

4. 通透 取上述固定的细胞（或复苏冻存的细胞，用含0.1%BSA的PBS洗涤细胞2次），用含0.1%皂苷-PBS悬浮细胞至1×10^6个/100μl。室温放置1h，封闭非特异性结合位点，并增加细胞膜的通透性，以利于APC标记的抗IL-2单抗能进入细胞内与胞质中的IL-2特异性结合。

5. 抗体孵育 取96孔塑料软板或V形底离心管，每孔（管）加入上述细胞悬液20μl，离心去上清液。每孔（管）中加50μl同种抗体（染色试验管）、未标记APC的抗IL-2单抗（未标记APC的单抗可以封闭特异性结合位点，作为阴性对照）。室温孵育1h。

6. 每孔（管）中加50μl APC标记的抗IL-2单抗，4℃作用30min，用0.1%皂苷-PBS洗涤细胞3次（增加细胞通透性），将细胞悬浮于含0.1% BSA的PBS中，即可进行FCM分析。

【实验结果】 IL-2阳性细胞数占细胞数的百分率。

【注意事项】

1. 标本处理 血液推荐使用肝素钠抗凝，避免使用枸橼酸钠与EDTA等可络合钙的抗凝剂，因其可限制钙依赖性激活过程。血样在 8h 内分析，超过 8h 会导致细胞因子阳性细胞活性降低（一般会减少 5%）。如不能在 8h 之内检测，应将真空采血管水平室温放置。试剂中污染的 LPS 是强细胞激活剂，可能会混淆试验结果。

2. 刺激激活 检测不同的细胞因子应根据情况选择不同的刺激剂组合和刺激时间，以保证最佳的检测效果。例如，检测 IFN-γ 可选择 PMA 和 Ionomycin 同时刺激。

3. 选择合适的对照 为保证结合的真实和可靠性，应设置以下对照：①未刺激对照：激活时由于 BFA 能抑制胞内蛋白转运，因此激活过程中产生的抗原与细胞因子会滞留胞内，未刺激对照也应加入 BFA。②同型对照：许多细胞表面表达 IgFc 受体，如 B 细胞、NK 细胞、粒细胞、巨噬细胞，能非特异性结合检测抗体而产生深背景染色。使用 IgFc 受体阻断剂用于消除背景染色。在人可用过量的与荧光抗体来源相同、相同标记、相同剂量但亚型无关的纯化 Ig 或血清。在小鼠可用纯化的抗小鼠的 CD16/32，在大鼠可用纯化的抗大鼠的 CD32。

4. 荧光素的选择 检测相对低表达细胞因子（如 IL-4）时，应选用藻红蛋白（PE）或 APC 标记；单检测某一细胞因子时最好也选用 PE 或 APC 标记；同时检测多种细胞因子时，弱表达的选用 PE 或 APC，高表达的（如 IFN-γ）最好用异硫氰酸荧光素（FITC）标记。

实验四十一 白细胞介素-2 受体的检测

白细胞介素-2 受体（interleukin 2 receptor，IL-2R）是能与 IL-2 结合的细胞因子受体，包括膜结合型 IL-2R（membrane bound IL-2R，mIL-2R）和可溶性 IL-2R（soluble IL-2R，sIL-2R）两种。sIL-2R 可因某种因素由 mIL-2R 从细胞表面脱落释放进入体液而形成。sIL-2R 作为一种拮抗物可与 mIL-2R 竞争结合 IL-2。在正常人血清和尿液中可检出低水平的 sIL-2R，而在某些疾病如移植排斥反应、恶性肿瘤、自身免疫性疾病等发生时，sIL-2R 在血清等体液中的水平增高。应用标记的抗 IL-2R 的抗体和抗原抗体反应可检测待测样品中 mIL-2R 含量，也可检测 sIL-2R。

一、可溶性白细胞介素-2 受体的检测

【实验目的】 掌握 ELISA（双抗体夹心法）检测可溶性 IL-2R 的原理，熟悉其测定的方法及结果判读。

【实验原理】 将已知的抗 IL-2R 特异性抗体包被在固相载体上，加入待测标本（sIL-2R）使之与包被抗体特异性结合，再加入抗 IL-2R 特异性酶标抗体，形成包被抗体-待测标本-酶标抗体的双抗体夹心复合物。洗去未结合酶标抗体，加入底物，酶催化底物而显色，测定待测和标准品的 A 值可定量检测 sIL-2R。

【实验材料】
1. 待测人血清样本。
2. 抗人 IL-2Rα 单抗、酶标抗体。
3. IL-2Rα 阳性对照、阴性对照血清。
4. 封闭液（1%BSA-PBS）、底物 A 液（TMB）、底物 B 液（H_2O_2）、PBS、终止液（2mol/L H_2SO_4）。
5. 96 孔酶标反应板、恒温箱、微量移液器、冰箱、试管、吸管、滴管等。

【实验方法】
1. 先用 5μg/ml 的抗人 IL-2Rα 单抗包被 96 孔酶标反应板，100μl/孔，置 4℃ 下过夜，次

日取出甩尽液体,备用。

2. 加封闭液,200μl/孔,置 37℃下温育 80min,洗涤 1 次。

3. 每孔分别加入待测血清、阳性对照(倍比稀释)、阴性对照各 50μl,并设空白孔。加样均设双复孔。37℃下温育 30~40min。用 PBS 液洗板 3 次,每次 3min,甩干。

4. 各孔加入酶标抗体,100μl/孔,37℃下温育 30min。用 PBS 液洗板 3 次,每次 3min,甩干。

5. 各孔分别加入底物 A 液、B 液,50μl/孔,混匀。37℃下避光温育 10~15min。

6. 于各孔加入终止液终止反应,50μl/孔。

7. 用酶标仪于波长 490nm 测定各孔 A 值。

【实验结果】

1. 空白孔和阴性对照孔应为无色,各阳性对照孔呈黄色,且各孔颜色呈由浅到深的梯度。

2. 以阳性对照各浓度为横坐标,相应的 A 值为纵坐标,绘制标准曲线。

3. 根据待测标本孔的 A 值,从标准曲线上获得待测 sIL-2R 含量。

【注意事项】

1. 待测标本采集后应尽快检测,否则须置 −20℃保存,尽量避免反复冻融。

2. 血清标本应充分离心,不得有凝块和溶血。

3. 为避免交叉污染,吸取不同样品时要更换转移器吸头。

4. 洗涤时洗液要加满孔,保证洗涤时间充分;显色时孔中不能有残留气泡,否则会影响 A 值准确性。

5. 结果要及时观察。

【思考题】

1. 可溶性受体有哪些作用?

2. 简述细胞因子受体类型和特点。

二、膜结合型白细胞介素-2 受体 α 的检测

【实验目的】 掌握间接免疫荧光法检测 mIL-2Rα 的原理,熟悉其测定的方法。

【实验原理】 用未标记的抗 IL-2Rα 特异性抗体(一抗)与细胞表面待测 mIL-2Rα 抗原结合,而后加入荧光素(如 FITC)标记的抗-抗 IL-2Rα 特异性抗体(二抗)与一抗结合,形成抗原-一抗-标记二抗复合物。借助荧光显微镜直接观察或利用 FCM 分析细胞群体中 mIL-2Rα$^+$ 细胞比例。

【实验材料】

1. PHA 刺激的待测人 PBMC。

2. 一抗:鼠抗人 IL-2Rα mAb;二抗:FITC 标记的羊抗鼠 IgG。人 Ig、5% FBS-Hank's 洗涤液、1%BSA、2% 多聚甲醛。

3. 荧光显微镜,流式细胞仪。

4. 试管、带刻度的吸管、毛细吸管、微量移液器、血细胞计数板、倒置显微镜、冰箱、离心机等。

【实验方法】

1. 用 5% FBS-Hank's 液将 PHA 刺激的人 PBMC 调至浓度为 1×10^7/ml(细胞存活率应在 95% 以上),而后将待测细胞加入试管,100μl/管。

2. 往试管内加入人 Ig（封闭非特异性结合点），100μl/管，孵育 15min，以去除抗体的 Fc 段非特异性结合。

3. 加入一抗，每管 100μl，4℃孵育 30~60min。加入 2ml 预冷的 5% FBS-Hank's 液，洗涤 2~3 次，1500r/min 离心 5min。

4. 用 1%BSA 对二抗进行适量稀释（如 1∶8 或 1∶16），加入稀释的二抗，100μl/管，4℃孵育 30min。加入 2ml 预冷的 5%FBS-Hank's 液，洗涤 2~3 次，1500r/min 离心 5min。

5. 2% 多聚甲醛固定细胞后，用毛细吸管吸取固定后的细胞滴加于载玻片上，置荧光显微镜高倍镜下计数荧光阳性细胞，计算荧光阳性细胞百分比。或进行 FCM 分析，分析荧光阳性细胞百分比及平均荧光强度。

【实验结果】

1. 用荧光显微镜计数时，先在普通光源下计数淋巴细胞总数，每份标本应至少计数 200 个淋巴细胞，然后在荧光光源下计数荧光阳性细胞（mIL-2Rα$^+$细胞）数，计算 mIL-2Rα$^+$细胞数百分比，mIL-2Rα$^+$ 细胞数百分比 =（荧光阳性细胞数/200 个淋巴细胞）×100%。荧光阳性细胞特点：细胞膜呈明亮的黄绿色斑点状或帽状（半月形）荧光，有时还可见整个细胞膜周围呈环状荧光。

2. FCM 可分析荧光阳性细胞（mIL-2Rα$^+$细胞）百分比，也可分选细胞。

【注意事项】

1. 应去除样品中的红细胞，以免影响结果。

2. 待测细胞活性应大于 95%。

3. 混杂的多形核细胞也可呈片状或均匀非特异性荧光，在普通光源下应排除其干扰。

4. 荧光标本应避光保存，减少荧光猝灭。

【思考题】

1. 简述 IL-2R 的种类和作用。

2. 检测 IL-2R 有哪些方法？其原理如何？

（曾铁兵　丁　楠　陈超群）

第10章 细胞凋亡检测

细胞凋亡（apoptosis），又称细胞程序性死亡（programmed cell death，PCD），是指细胞在一定的生理或病理条件下，遵循自身的程序，自己结束其生命的过程。细胞凋亡有别于细胞坏死，其有一系列的细胞形态学和生物化学的改变，包括出现染色质浓缩、DNA 降解、凋亡小体形成等，据此可以将二者区别开来。细胞凋亡的检测有定性或定量两类方法。定性可以通过光镜、电镜和荧光显微镜等形态学观察，也可通过琼脂糖电泳来检测特征性 DNA 梯形条带。定量检测的首选方法为流式细胞术。原位末端标记法则既可用于定性，又可用于半定量。此外，与荧光显微镜技术相比，激光共聚焦技术提供了更高的分辨率。荧光显微镜和（或）激光共聚焦与定时摄影技术相配合，可以记录凋亡过程的动态变化。细胞凋亡的检测方法有很多种，以下主要介绍几类目前常用的测定方法。

实验四十二 凋亡细胞的形态学检测

针对凋亡细胞固有的形态特征，有不同的细胞凋亡形态学检测方法。早期凋亡主要依赖光镜和电镜进行形态学观察。光镜主要是对吉姆萨染色、瑞氏染色、HE 染色等的切片进行观察，在镜下可见凋亡的细胞变圆、变小、核浓染或者裂解成为大小不等的碎片等凋亡形态。但是光镜检查不可观察细胞的超微结构变化，提供的信息有限，现已不常用。利用相差显微镜，在高倍镜下观察可见凋亡细胞膜的泡化及细胞膜和核膜的折光性改变，但这些改变不是普遍现象。相对而言，电镜的分辨率高，可以显示细胞各个亚器官的变化。荧光显微镜既可定位，又可做定量分析，因而更常用。以下主要介绍荧光显微镜对凋亡细胞的形态学检测。

【实验目的】 了解利用荧光显微镜进行凋亡细胞形态学检测的试验原理、方法及结果判定。

【实验原理】 体外培养的活细胞经荧光素染色，荧光显微镜下呈均匀荧光染色，而凋亡细胞呈致密浓染的颗粒状和块状荧光，差异明显。常用荧光色素有：①吖啶橙；② Hoechst 33258；③ Hoechst 33342；④碘化丙啶（PI）；⑤溴化乙锭（EB）。前三种可进入活细胞和死细胞，而后两种仅能进入死细胞。本实验采用 Hoechst 33342 和 PI 双染法。细胞发生凋亡时，染色质会固缩。Hoechst 33342 可以穿透细胞膜，染色后凋亡细胞荧光会比正常细胞明显增强。PI 不能穿透细胞膜，对细胞膜完整的正常细胞或凋亡细胞不能染色。而坏死细胞细胞膜的完整性丧失，PI 可将其染色。

【实验材料】
1. 细胞染色缓冲液、Hoechst 33342 染色液、PI 染色液、PBS 等。
2. 微量移液枪、台式离心机、4℃冰箱、荧光显微镜等。
3. 1.5ml 离心管、洁净玻片等。

【实验方法】
1. 将检测细胞样品（$1\times10^4 \sim 1\times10^6$ 细胞数）置于 1.5ml 离心管内，500～1000r/min 离心 5～10min，弃上清液，0.8～1ml 细胞染色缓冲液轻轻重悬细胞。
2. 分别加入 5μl Hoechst 33342 染色液和 PI 染色液。
3. 温和轻拍离心管混匀后 4℃孵育 20～30min。
4. 500～1000r/min 离心 5min 弃上清液，加入 PBS 轻悬细胞洗涤一次，离心弃大部分上清液，余液轻轻吹打混匀，涂片荧光显微镜镜检。如为贴壁细胞可不收集细胞，直接向培养瓶、板或细胞爬片依次按照上述比例加入细胞染色缓冲液、Hoechst 33342 染色液和 PI 染色液，4℃孵育 20～30min 后用 PBS 洗涤一次后置镜下观察。

【实验结果】

1. 活细胞为弱红色荧光 + 弱蓝色荧光，凋亡细胞为弱红色荧光 + 强蓝色荧光，坏死细胞为强红色荧光 + 强蓝色荧光。

2. 细胞凋亡过程中细胞核染色质的形态学改变分为三期：Ⅰ期的细胞核呈波纹状或呈折缝样，部分染色质出现浓缩状态；Ⅱa 期细胞核的染色质高度凝聚、边缘化；Ⅱb 期的细胞核裂解为碎块，产生凋亡小体。

【注意事项】

1. 染色后宜尽快检测。

2. Hoechst 33342 对人体有害，PI 对人体有刺激性，需注意防护。

【思考题】

1. 什么是细胞凋亡？凋亡的细胞在形态学上有何特征？

2. 哪些荧光素可进入死细胞？哪些可进入活细胞？哪些既可进入死细胞又可进入活细胞？

（周秀萍　曾铁兵　丁　楠）

实验四十三　凋亡细胞的生化特征检测

细胞凋亡发生时其线粒体呼吸链受损，使细胞生成 ATP 的量减少；跨膜电位降低，细胞色素 c 从线粒体内漏到胞质中；线粒体膜的通透性升高。胞质中 Ca^{2+} 和 Mg^{2+} 浓度升高，可激活核酸内切酶和蛋白酶。激活的核酸内切酶可将染色质裂解成单个核小体和寡聚核小体，形成 180～200bp 大小的 DNA 片段，而蛋白酶可以控制不同阶段的凋亡的发生，与此同时胞质中 pH 也发生了改变。针对凋亡细胞的各期生化特征变化，目前常用的检测方法有线粒体膜势能的检测、DNA 片段化检测、TUNEL 法检测、Caspase-3 活性的检测等。以下主要介绍一种 DNA 片段化检测方法——凝胶电泳 DNA 片段测定法。

【实验目的】　掌握凝胶电泳 DNA 片段测定法的原理、方法及结果判定。

【实验原理】　细胞凋亡时主要的生化特征是其染色质发生浓缩，染色质 DNA 在核小体单位之间的连接处断裂，形成核小体（180～200bp）及其整数倍的寡核苷酸片段，细胞经处理后，分离提纯 DNA 片段，进行琼脂糖凝胶电泳和溴化乙锭染色，即可在凋亡细胞群中观察到典型的梯状电泳图谱（DNA ladder）。若细胞量很少，还可在分离提纯 DNA 后，将 ^{32}P-ATP 和末端脱氧核苷酸转移酶（TdT）标记 DNA，再进行电泳和放射自显影，观察凋亡细胞中 DNA ladder 的形成。坏死细胞在损伤因子作用下使 DNA 无规律断裂，并伴组蛋白的降解，故在凝胶电泳时呈模糊、弥散膜状条带。

【实验材料】

1. 8～10 周龄小鼠 1 只，18g 左右（用于制备凋亡细胞）。

2. 100μg/ml 蛋白酶 K、8mol/L KAc、70% 乙醇、氯仿、无水乙醇、生理盐水、无菌双蒸水、2% 琼脂糖凝胶、4μg/ml DEX（地塞米松）等。

3. 细胞裂解液

　　20%SDS　　　　　　　　　　2.5ml

1mol/L Tris-HCl	5ml
5mol/L NaCl	2ml
0.5mol/L EDTA（pH8.0）	0.2ml
用双蒸水补足至	100ml

4. 1.5ml EP 管、加样器、吸嘴。

5. 离心机、水浴箱、DNA 浓度测定仪、电泳仪等。

【实验方法】

1. 取小鼠胸腺细胞，尽量去除组织，经过一定的剪切、研磨处理后，用 RPMI-1640 培养基调细胞浓度至 2×10^6/ml，加 DEX（4μg/ml），37℃ 5%CO_2 培养箱孵育 5h 后，用 70% 乙醇 –20℃固定 2h，获得凋亡细胞。

2. 加 400μl 细胞裂解液，充分摇匀后再加蛋白酶 K（10μg/ml）置 65℃水浴消化至少 2h 或过夜。

3. 加 75μl 8mol/L KAc，4℃ 15min，再加 750μl 氯仿，充分混匀后，以 5000r/min 离心 10min 后，将上清液移至一新的 EP 管。

4. 加入 750μl 无水乙醇沉淀 DNA，轻柔摇匀即可见乳白色沉淀，若不明显时可置 –20℃过夜，12 000r/min 离心 10min 后，用 70% 乙醇洗 DNA 两次。

5. 加 50μl 无菌双蒸水，37℃溶解 DNA，测定 DNA 的浓度。

6. 2% 琼脂糖凝胶 80V 电泳 2h。

【实验结果】 观察到凋亡细胞出现清晰的梯状电泳图谱（DNA ladder）（图 10-1，2,3,5 泳道条带），坏死细胞出现模糊、弥散膜状条带（图 10-1，1,4,6,7 泳道条带，左侧为 DNA marker）。

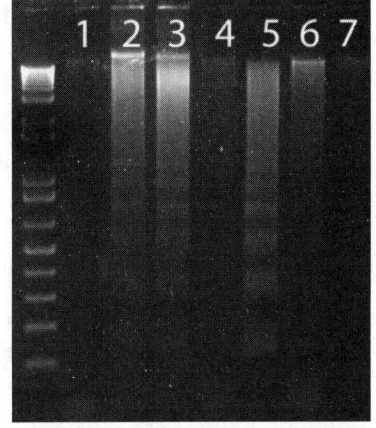

图 10-1 凋亡细胞与坏死细胞的 DNA ladder

【注意事项】

1. 制备小鼠胸腺细胞悬液时，注意将组织去除干净。

2. 样本须先经 70% 乙醇固定，以防止抽提出降解的 DNA，70% 乙醇、无水乙醇均应储存在 –20℃预冷；蛋白酶 K 储存液浓度为 2mg/ml，临用前用缓冲液 10 倍稀释成 100μg/ml；8mol/L KAc 置 4℃保存。

3. 抽提蛋白时应用力摇匀，吸移上清液时注意不要将蛋白层吸动，以免蛋白质污染；溶解 DNA 时，可根据 DNA 量的多少加适量的水溶解，溶解的时间尽可能长些，以便 DNA 溶解充分。

4. 电泳时，尽可能保持低电压状态，电泳时间相应长些。

5. 因凝胶中含有强致癌物溴化乙锭，应有相应的生物安全保护措施。

6. 当凋亡细胞数少于待测细胞总数的 10% 时，难以出现明显的 DNA ladder。

【思考题】

1. 凋亡的细胞有何生化特征？

2. 什么是凋亡细胞的 DNA ladder？凋亡细胞为何会形成 DNA ladder？

实验四十四　凋亡细胞的流式细胞术检测

用流式细胞术（flow cytometry，FCM）检测细胞凋亡既可定性又可定量，且具有操作简单、快速和敏感等许多优点。但在检测样品前，须排除细胞碎片，获得单细胞悬液，并调试流式细胞仪的阈值，才能更好检测。所以该方法检测细胞凋亡的关键是样品制备。细胞在通过流式细胞仪激光焦点时发生光的散射，通过对不同角度反射光的分析，可以得到细胞大小、形状和结构的变化。凋亡细胞经碘化丙啶（PI）、Hoechst 等亲 DNA 染料可染出相应颜色，结合的染料量与细胞 DNA 含量成正比，因此可以定量检测凋亡细胞。根据细胞处理及染料使用的差异可分为固定细胞单染、双染法和非固定细胞单染、双染法等类型。经固定的凋亡细胞其染色体 DNA 的可染色性下降，而且细胞膜通透性也有影响。因此发展了用 FCM 检测"细胞活性"鉴定染料染色的方法。此方法无须细胞固定即可直接用 DNA 染料染色，且所需染料浓度要比固定细胞染色所用染料浓度要低得多。以下介绍非固定细胞染色法中的 Hoechst 33342/PI 双染色法和 Annexin V/PI 双染色法。

一、Hoechst 33342/PI 双染色法

【实验目的】　了解 Hoechst 33342/PI 双染色法的原理、方法及结果判定。

【实验原理】　FCM 可根据细胞膜完整性将细胞分为"活细胞"和"死细胞"，正常细胞和凋亡细胞归为活细胞，细胞膜完整。活细胞染料如 Hoechst 33342 能少许进入正常细胞膜而对细胞无明显细胞毒作用。凋亡细胞早期细胞膜的完整性无明显改变，但细胞膜的通透性已有增强，因此进入凋亡细胞中的 Hoechst 33342 比正常细胞的多；而且凋亡细胞染色体 DNA 的结构发生改变，能更有效与染料结合；此外，凋亡细胞胞膜上的 p-糖蛋白泵功能受到损伤不能有效地将 Hoechst 33342 排出使之在细胞内积累。上述因素导致了凋亡细胞内 Hoechst 33342 荧光强度比正常细胞明显增高。而 PI 染料不能进入细胞膜完整的活细胞中，即正常细胞和凋亡细胞在未经固定时对 PI 拒染，坏死细胞由于膜完整性在早期即已破坏，可被 Hoechst 33342 及 PI 染色。根据这些特性，用 Hoechst 33342 结合 PI 染料即可在流式细胞仪上将正常细胞、凋亡细胞和坏死细胞区别开来。

【实验材料】

1. 用 PBS 配成 10μg/ml 的 Hoechst 33342 储存液，4℃避光保存。
2. 用 PBS 配成 5μg/ml 的 PI 染液，4℃避光保存。
3. 400 目的筛网。
4. 离心机、流式细胞仪等。

【实验方法】

1. 悬浮生长的细胞在培养的状态下加入 Hoechst 33342（终浓度为 1μg/ml）37℃孵育 7～10min。
2. 低温 500～1000r/min 离心 5min，弃去染液。
3. 加入 1.0ml PI 染液，4℃避光染色 15min。
4. 400 目的筛网过滤 1 次。
5. 流式细胞仪分析：Hoechst 33342 用氪激光激发的紫外线荧光，激发光波波长为 352nm，发射光波波长为 400～500nm，产生蓝色荧光；PI 用氩离子激光激发荧光，激发光波波长为 488nm，发射光波波长大于 630nm，产生红色荧光。分析蓝色荧光对红色荧光的散点图或地形图。

【实验结果】 在蓝色荧光对红色荧光的散点图上（图10-2，彩图19），活细胞为低蓝色/低红色（Hoechst 33342+/PI+），凋亡细胞为高蓝色/低红色（Hoechst 33342++/PI+），坏死细胞为高蓝色/高红色（Hoechst 33342+/PI++）。

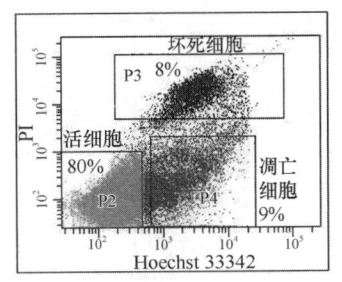

图10-2 活细胞、凋亡细胞、坏死细胞的 Hoechst 33342/PI 双染色流式散点图

【注意事项】
1. 在红色荧光对蓝色荧光散点图上，还可见到细胞凋亡区向细胞坏死区迁移的轨迹，可能是凋亡细胞的 DNA 进一步降解的缘故。
2. 用 Hoechst 33342 染料与细胞孵育时间不宜过长，一般控制在 20min 之内为宜。太长可引起 Hoechst 33342 发射光谱由蓝光向红光迁移，导致红色荧光与蓝色荧光比例改变，影响结果判断。

二、Annexin V/PI 双染色法

【实验目的】 了解 Annexin V/PI 双染色法的原理、方法及结果判定。

【实验原理】 磷脂酰丝氨酸（phosphatidylserine，PS）是一种带负电荷的磷脂，正常主要存在于细胞膜内面，在细胞凋亡早期时 PS 转移到细胞膜表面而暴露在细胞膜外。膜联蛋白 V（Annexin V）是一种 Ca^{2+} 依赖的磷脂结合蛋白，与 PS 有高度亲和性，并可以与 FITC、PE 等荧光素结合。因此，采用 Annexin V-FITC 等探针可以检测暴露在细胞膜表面的 PS。但 PS 转移到细胞膜外也可发生在细胞坏死中，即坏死细胞也可与 Annexin V 结合。两种细胞死亡方式的区别在于凋亡的早期细胞膜是完整的，而细胞坏死在早期阶段细胞膜的完整性就已被破坏。细胞膜完整的活细胞和早期凋亡细胞对 PI 染料是拒染的，但是膜完整性被破坏的晚期凋亡细胞或坏死细胞可被 PI 染色。因此，Annexin V 结合 PI 对细胞样本进行双染色可以用于分析活细胞、凋亡细胞及坏死细胞。由于正常细胞不被染色，凋亡细胞可被标记上 Annexin V，坏死细胞和凋亡晚期细胞可被 PI 染色，因此利用 FCM 可以将各群细胞明显区分。

【实验材料】
1. 孵育缓冲液（10mmol/L HEPES/NaOH，pH 7.4，140mmol/L NaCl，5mmol/L $CaCl_2$）。
2. FITC-Annexin V/PI 细胞凋亡试剂盒。
3. 主要设备 生物安全柜、离心机、流式细胞仪等。

【实验方法】
1. 悬浮细胞直接收集到 10ml 的离心管中，每样本细胞数为 $(1\sim5)\times10^6$/ml，500～1000r/min 离心 5min，弃去培养液。
2. 用孵育缓冲液洗涤 1 次，500～1000r/min 离心 5min。
3. 用 100μl 的标记溶液重悬细胞，室温下避光孵育 10～15min。
4. 500～1000r/min 离心 5min 沉淀细胞，用孵育缓冲液洗 1 次。
5. 加入荧光（SA-FLOUS）溶液 4℃下孵育 20min，避光并不时振动。
6. 流式细胞仪激发光波长用 488nm，用一波长为 515nm 的通带滤器检测 FITC 荧光，另一波长大于 560nm 的滤器检测 PI，进行流式细胞仪分析。

【实验结果】 在双变量流式细胞仪的散点图上（图10-3，彩图20），左下象限活细胞显示为 FITC–/PI–；右上象限坏死细胞显示为 FITC+/PI+；右下象限凋亡细胞显现为 FITC+/PI–。

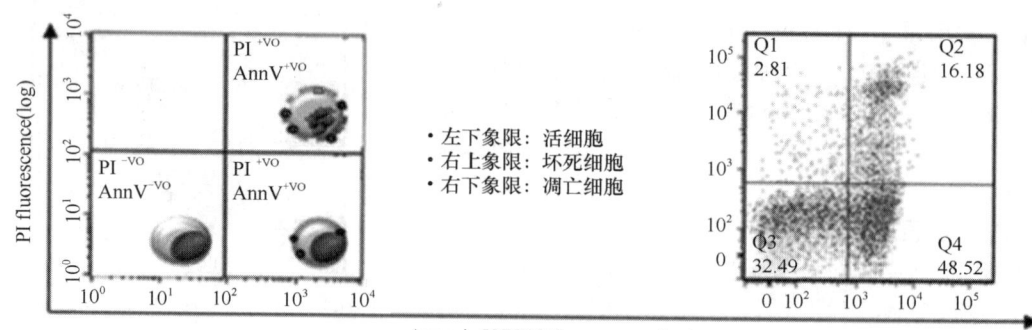

图 10-3　活细胞、凋亡细胞、坏死细胞的 Annexin V/PI 双染色流式散点图

【注意事项】

1. Annexin V-FITC 是光敏物质，在操作时要注意避光，观察时动作要迅速。染色后应立即上机检测，1h 内检测完毕。

2. PI 具有毒性，有潜在的致畸作用，操作时要戴乳胶手套，注意防护。

【思考题】

1. 比较各细胞凋亡检测方法在原理上有何差异？

2. 考虑敏感度、安全和实验室具体情况，你觉得采用什么方法为好？

（王斯倩　姚　玲　曾铁兵　丁　楠）

第11章 HLA 分型技术

HLA 是人类白细胞抗原（human leukocyte antigen）的简称，是 *HLA* 基因（或 *HLA* 基因复合体）编码的产物，通常称为 HLA 分子或 HLA 抗原。*HLA* 基因复合体位于人第 6 号染色体短臂，共有 224 个基因座。经典的 *HLA* I 类基因包括 B、C、A 三个基因座，其产物称为 HLA I 类分子；经典的 *HLA* II 类基因包括 DP、DQ、DR 三个亚区，其产物称为 HLA II 类分子；*HLA* III 类基因主要为补体基因，其产物主要为补体 C4、C2 和 Bf。HLA 分型对于寻找合适的器官移植供者和受者、分析疾病易感基因、法医学上进行亲子鉴定以及研究种族差异、人类的起源与进化等方面，均有重要意义。

HLA 分型技术主要包括血清学分型技术、细胞学分型技术和 DNA 分型技术。血清学分型法是一种古老而应用广泛的方法；细胞学分型法因其用于分型的细胞难以获得以及操作烦琐而逐渐被分子生物学方法所取代；DNA 分型法，又称等位基因分型法或分子生物学分型法，除可用于各种 HLA 型别的检测外，还有利于发现新的等位基因，是一种具有发展潜力的 HLA 分型法。

实验四十五　HLA 的血清学分型法

血清学分型方法无需特殊的仪器设备，操作简便易行，在临床大器官移植方面仍发挥着重要作用。其缺点是需要花费大量时间去筛选抗血清，且不同批号的抗血清其检测结果常有不同。该法主要用于 HLA I 类抗原的分型；若对 HLA II 类抗原中的 HLA-DR 和 HLA-DQ 抗原进行分型，所用抗血清必须经血小板吸收，以除去针对 HLA I 类抗原的抗体，从而避免 HLA I 类抗原抗体反应造成的假阳性。HLA-DR、HLA-DQ 抗原主要存在于 B 细胞和单核细胞，故待测细胞也应为纯化的 B 细胞。

【实验目的】　了解 HLA 的血清学分型法检测 HLA-A、HLA-B、HLA-C、HLA-DR 和 HLA-DQ 抗原的原理和方法。

【实验原理】　应用一系列已知的抗 HLA 的特异性标准分型血清，与待测的淋巴细胞混合，若淋巴细胞上有相应的 HLA 抗原，在补体的介导下引起淋巴细胞膜损伤，导致细胞膜的通透性增加、细胞死亡，染料（锥虫蓝或伊红）可通过细胞膜进入细胞内使细胞着色，故可用于指示死细胞或濒死细胞；若淋巴细胞上没有相应的 HLA 抗原，则细胞存活，活细胞不被染料着色。

此法因分型血清和淋巴细胞用量少，故称为微量淋巴细胞毒性试验（microlymphocytotoxicity test），又称补体依赖的细胞毒性（complement dependent cytotoxicity，CDC）试验，目前国际上统一采用 Terasaki 改良的微量细胞毒试验，用于检测血清学鉴定抗原（serologically defined antigen，SD 抗原），包括 HLA-A、HLA-B、HLA-C、HLA-DR 和 HLA-DQ 抗原。

【实验材料】

1. HLA 分型血清　取多次经产妇或计划免疫志愿者的血清进行筛选，但筛选工作十分复杂，所得抗血清须经标准品鉴定。此项工作通常由从事血液与输血研究的专业机构完成，为各实验室提供成套的标准 HLA 分型血清微量细胞毒试验板（简称 HLA 分型板，通称 Teraski 板）。

2. 家兔补体　家兔补体质量对 HLA 分型结果影响甚大，一般是从多只健康家兔（至少 10 只）心脏采血分离血清，经检查合格后混合，小量分装，冷冻干燥后低温（−30℃以下）

保存，2年内不失效。-60℃保存可使用半年。亦可选用质量可靠的商品补体制剂。

3. 对照血清 阳性对照为马抗人淋巴细胞血清，阴性对照为不含HLA抗体的、经56℃ 30min 灭活处理的 AB 型人血清。

4. 5% 伊红水溶液 伊红 Y 5.0g 溶于 100ml 重蒸水中，用滤纸过滤 2～3 次后使用。

5. 中性福尔马林 37% 甲醛以 1mol/L NaOH 调 pH 至 7.2，配成 10% 浓度。

6. 淋巴细胞分离液（密度 1.077g/ml）。

7. 其他 微量移液器、倒置显微镜、水平离心机、培养箱等。

【实验方法】

1. 按常规方法分离外周血单个核细胞（PBMC），内含淋巴细胞。调整细胞浓度至 $(2.5～3.07)\times10^6$/ml。

2. 用锥虫蓝染色法检查所分离细胞的活性：取 2 滴细胞悬液加 1 滴 2% 锥虫蓝染液，5～10min 后取样做湿片高倍镜检。活细胞不着色，死细胞染成蓝色。计数 200 个细胞，计算活细胞百分率，一般细胞活性应在 95% 以上。

3. 从超低温冰箱取出 HLA Ⅰ 类抗原分型试验板，待其放至室温，做好标记。同时设阳性血清对照、阴性血清对照及补体对照。

4. HLA-A、B、C 抗原分型时，分型板每孔加待检淋巴细胞悬液 1μl（含 2000～2500 个细胞），轻轻振动反应板，使细胞与血清充分混合，25℃ 培育 30min。

5. 每孔加入兔补体 5μl，混匀，25℃ 温育 60min。

6. 每孔加入 5% 伊红水溶液 5μl，室温染色 5min。

7. 每孔加 10% 中性福尔马林 10μl，固定和终止反应。

8. 静置 2h 或 4℃ 过夜，使细胞充分沉到孔底后，分型板用倒置相差显微镜观察。

【实验结果】 结果判断原则为：阳性对照-死亡细胞应大于 80%；阴性对照-死亡细胞应小于 2% 左右。估计死细胞占全部细胞的百分比，可以反映出抗原抗体反应的强度。国际通用的判断方法为 NIH 记分法，其读数记分标准见表 11-1。

表 11-1 读数记分标准

死细胞占比（%）	记分	意义
	0	因沉渣过多无法判断结果或无细胞
1～10	1	阴性
11～20	2	可疑阴性
21～40	4	可疑阳性
41～80	6	阳性
>80	8	强阳性

【注意事项】

1. 微量反应板（分型板）本身应对细胞无毒性。

2. 分型用的血液标本以玻璃珠脱纤维抗凝为好，可使淋巴细胞获得率高、血小板污染较少，结果易观察。将血液注入装有玻璃珠的瓶内轻轻摇动 15～20min，至有白色纤维蛋白凝块包绕于玻璃珠外为止。

3. 反应温度应控制在 25℃ 或室温。

4. 应避免补体受热或反复冻融而失去活性。

【思考题】

1. 为什么对 HLA Ⅱ 类抗原中的 HLA-DR 和 HLA-DQ 抗原进行血清学分型时，所用抗血清必须经血小板吸收？血小板表面有几类 HLA 抗原？

2. 血清学方法中的 HLA 分型血清通常取自多次妊娠的经产妇，原因是什么？

实验四十六　HLA 的细胞学分型法

细胞学分型法是以混合淋巴细胞培养（mixed lymphocyte culture，MLC）或称混合淋巴细胞反应（mixed lymphocyte reaction，MLR）为技术基础的 HLA 分型法，能用本法测定的抗原称为淋巴细胞鉴定的抗原（lymphocyte defined antigen，LD 抗原），包括 HLA-D 和 HLA-DP 抗原。MLC 法又分为单向 MLC 法和双向 MLC 法。

一、双向 MLC 法

【实验目的】　了解双向 MLC 法的原理和实验方法。

【实验原理】　遗传型不同的两个个体的淋巴细胞在体外混合培养时，由于二者细胞上的 HLA 抗原不同，能相互刺激导致对方淋巴细胞增殖，故称双向 MLC。如果两者的 HLA 抗原相配，则相互刺激作用很小，细胞无明显增殖；如果两者的 HLA 抗原不相配，则相互刺激作用大，细胞被活化并增殖，形态上呈现细胞转化和分裂现象，可通过形态法计数转化细胞百分比；此外，还可通过 ^{3}H-TdR 掺入法来反映淋巴细胞的增殖强度（两者细胞的 HLA 抗原不相配，相互刺激，细胞增殖活跃、DNA 合成增加，^{3}H-TdR 掺入量也会随之增加）。本试验中，双方的淋巴细胞既是刺激细胞，又是反应细胞。

本法不能判断 HLA 型别，只能说明供、受者 HLA 抗原相配的程度，双向 MLC 强度与两个体之间 HLA 抗原差异成正比，器官或细胞移植时，应选择 MLC 最弱者作为供体。

【实验材料】

1. 淋巴细胞分离液、肝素、瑞氏染液。

2. 含 20%AB 血清的 RPMI-1640 培养液：加 20% 灭活的 AB 血清、1% 双抗（青霉素、链霉素各 10 000U/100ml）。

3. ^{3}H-TdR、闪烁液、5% 三氯乙酸等。

4. 水平离心机、生物安全柜、CO_2 培养箱、倒置显微镜、48 孔细胞培养板、β 液体闪烁计数器、孔径为 0.3μm 的玻璃纤维滤纸、培养管（11mm×60mm 玻璃小试管，用橡皮塞塞紧）等。

【实验方法】

1. 形态学计数法

（1）静脉采血：无菌采集静脉血 10~20ml 于加肝素的无菌瓶中（每毫升全血需 30~50U 肝素抗凝）。

（2）分离 PBMC：按常规法用淋巴细胞分离液分离 PBMC，用含 20%AB 型血清的 RPMI-1640 培养液调整细胞浓度至 $1×10^6$/ml。

（3）细胞培养：试验分反应管和自身对照管。反应管中加双方细胞 0.2ml，自身对照管中加自身细胞 0.4ml，用橡皮塞塞紧，置 37℃ 培养箱中培养 6d。每个试验组设 3 个平行管。

（4）涂片：用毛细滴管吸弃上清液，沉淀物涂片。涂片时推片头尾不宜过长，一个标本涂 2 张，一厚一薄。

（5）染色观察：待涂片自然干燥后，将瑞氏染液滴加于细胞涂层上染 1min，加等量蒸馏水摇匀后再染 8~10min，用蒸馏水洗去染液，晾干后高倍镜或油镜下观察计数，计算细胞转化率。

分别取推片头、中、尾三段，计数 200 个淋巴细胞，包括转化和未转化的淋巴细胞。以下三种均可作为转化的淋巴细胞：

1）淋巴母细胞：体积明显增大，为成熟淋巴细胞的 3~4 倍。核膜清晰、核染色质疏松呈细网状。核内见明显核仁 1~4 个。细胞质丰富，嗜碱性，有伪足样突起，胞质内有时可见小空泡。

2）过渡型淋巴细胞：具有上述淋巴母细胞的某些特征。核质疏松，可见核仁，细胞质增多，嗜碱性强，比静止淋巴细胞大。

3）核分裂细胞：核呈有丝分裂，可见许多成堆或散在的染色体。

2. ^{3}H-TdR 掺入法

（1）静脉采血：无菌采集静脉血 10~20ml 于加肝素的无菌瓶中（每毫升全血需 30~50U 肝素抗凝）。

（2）分离 PBMC：按常规法用淋巴细胞分离液分离 PBMC，用含 20%AB 型血清的 RPMI-1640 培养液调整细胞浓度至 1×10^6/ml。

（3）细胞培养：试验分反应管和自身对照管。反应管中加双方细胞 0.2ml，自身对照管中加自身细胞 0.4ml，用橡皮塞塞紧，置 37℃培养箱中培养 5d。每个试验组设 3 个复管。

（4）在培养 5d 的培养物中加入浓度为 25μCi/ml 的 ^{3}H-TdR 20μl，轻轻摇匀后继续培养 18h。

（5）终止培养，用多头细胞收集器收集细胞于玻璃纤维滤纸上。用生理盐水充分洗涤，以洗除游离的 ^{3}H-TdR。

（6）加 5% 三氯乙酸 5ml 固定细胞。

（7）加无水乙醇 2ml 脱水脱色。

（8）将玻璃纤维滤膜置 60~80℃烤箱烘干，顺次放入测量瓶内，加 5ml 闪烁液，置 β 液体闪烁计数器中测量样品的放射性，换算成每分钟脉冲数（cpm）。

【实验结果】

1. 形态学计数法　根据上述形态学指标，计算出淋巴细胞转化的百分率。

$$淋巴细胞转化率（\%）=\frac{转化的淋巴细胞数}{转化和未转化的淋巴细胞总数}\times100\%$$

2. ^{3}H-TdR 掺入法　MLC 的结果可用 cpm、SI 或相对反应值（relative response，RR）表示。cpm 能反映 ^{3}H-TdR 掺入细胞的程度。SI 在一定程度上反映出细胞的刺激强度。SI_{AmB} = cpm_{AmB}/cpm_{BmB}；SI_{BmA} = cpm_{BmA}/cpm_{AmA}。

SI_{AmB} 表示 A 细胞刺激 B 细胞的强度，SI_{BmA} 表示 B 细胞刺激 A 细胞的强度。

RR：因 SI 受对照组影响较大，有时会造成一些假象。为了克服因对照组敏感性不同而引起的误差，引出了 RR 的概念。

$$RR(\%)=\frac{试验cpm-对照cpm}{参考cpm-对照cpm}\times100\%$$

参考 cpm 可被认为是无关者刺激的结果。该值可以是实验室备有的混合刺激细胞的反应均值，也可以是 3 个无关刺激反应的均值，或是一组试验中的最高值。

【注意事项】

1. 形态学计数法不需特殊设备，没有放射性污染，一般实验室均可采用。但判定结果受主观因素影响较大，重现性较差，测定效率低，已逐渐被同位素掺入等方法所取代。

2. 细胞培养需要一个稳定的 pH 环境，最好放在 5% CO_2 培养箱中培养。

3. 因整个培养时间长达 6d，故每一步骤都要严格无菌操作，所有器材和试剂都必须经高压灭菌或过滤除菌；否则，因污染可能会导致试验失败。

4. 试验过程中使用的同位素，须严格按照同位素操作规则进行操作，以防污染环境。

5. 同位素掺入法的影响因素较多，如细胞浓度、培养时间、培养液成分及 ^{3}H-TdR 的活性等，故应严格控制实验条件。

【思考题】

1. 双向 MLC 法中的形态学计数法和 ^{3}H-TdR 掺入法，各有何优缺点？

2. 在器官或细胞移植时，供、受者需采血进行双向 MLC，为什么说应选择 MLC 最弱者作为供体？

二、单向 MLC 法

单向 MLC 法的原理是：将已知 HLA 型别的分型细胞通过丝裂霉素 C 或 X 射线照射预处理，使其失去增殖能力而成为刺激细胞；受检者的 PBMC 仍具有增殖能力，作为反应细胞。两者混合培养时，若反应细胞与分型细胞（即刺激细胞）的 HLA 不同，反应细胞受刺激细胞表面的 HLA 抗原刺激发生应答而增殖，用 ^{3}H-TdR 掺入法测定细胞的增殖强度，以判断受检者的 HLA 型别。根据选用的刺激细胞类型不同，单向 MLC 法可分为阳性分型法和阴性分型法。

1. 阴性分型法 使用的刺激细胞为标准分型细胞，即表面只有一种 LD 抗原的纯合子分型细胞（homozygous typing cell，HTC），故阴性分型法又称为纯合子细胞分型法。当 HTC（刺激细胞）与待分型细胞（反应细胞）混合培养时，若待分型细胞的 LD 抗原与 HTC 相同，则不发生或仅出现轻微的增殖反应；反之，则会发生细胞增殖反应，增殖的强度与两种细胞表面 LD 抗原的差异成正比。

2. 阳性分型法 由于 HTC 难以获得，有时只能选用预致敏淋巴细胞作为标准分型细胞，进行 HLA-D、HLA-DP 的分型，故阳性分型法又称为预致敏淋巴细胞分型法（primed lymphocyte typing，PLT）。以 HLA-DP 分型为例，在进行 PLT 之前，将反应细胞（未处理的 PBMC）与已知的、只有某种 HLA-DP 不同（即 HLA-A、HLA-B、HLA-C、HLA-D、HLA-DR 和 HLA-DQ 相同）的刺激细胞共育进行单向 MLC，即可获得只对 HLA-DP 具有识别能力的致敏淋巴细胞。在进行 PLT 时，以此预先致敏的淋巴细胞为反应细胞，而用丝裂霉素 C 或 X 射线照射处理的待测细胞作为刺激细胞，进行单向 MLC。若待测细胞的 HLA 型别与致敏淋巴细胞预先所识别的型别相同，则会对此型 HLA 抗原呈现明显的再次应答，即阳性反应；反之，不出现明显的再次应答，则说明待测细胞没有此 HLA-DP 抗原。

HLA-D 抗原可用阴性分型法和阳性分型法检测，HLA-DP 抗原只能用阳性分型法检测。细胞分型法的分型细胞或是来源困难，或是制备烦琐，且试验耗时较长，不适合临床常规检验，已逐步被分子生物学分型法所取代。单向 MLC 法的操作步骤在此不再赘述。

实验四十七 HLA 的 DNA 分型法

经典的 HLA 血清学分型法和细胞学分型法，作为传统的 HLA 分型技术，在临床器官移植中曾发挥了重要的作用。但血清学分型法标准分型血清难以获得，细胞学分型法的标准分型细胞来源受限；此外，血清学的表型相同，DNA 的核苷酸序列不一定完全相同；HLA 的个体遗传学差异的本质不是血清学方法所检测的基因产物，而是在编码基因产物的

DNA水平上。因此，应用分子生物学技术，在DNA水平上进行HLA分型正逐步取代血清学和细胞学分型方法。目前常用的DNA分型方法有限制性片段长度多态性-聚合酶链反应（PCR-restriction fragment length polymorphism，PCR-RFLP）、单链构象多态性-聚合酶链反应（PCR-single strand conformation polymorphism，PCR-SSCP）、序列特异性寡核苷酸-聚合酶链反应（PCR-sequence specific oligonucleotide，PCR-SSO）及序列特异性引物-聚合酶链反应（PCR-sequence specific primer，PCR-SSP）等。以下重点介绍PCR-SSP方法。

【实验目的】 了解PCR-SSP法进行HLA DNA分型的原理和方法。

【实验原理】 编码各种（或各类）HLA抗原表型的等位基因均可用相应的序列特异性引物进行扩增。通过核苷酸碱基序列的多态性和已知的DNA序列，设计各种具有型特异性、组特异性或等位基因特异性的引物，通过控制PCR反应条件，特异性引物仅扩增与其相应的等位基因，而不扩增其他的等位基因。这种特异性的PCR扩增产物可通过琼脂糖凝胶电泳检出，是鉴定特异性等位基因的基础。

HLA基因扩增的特异性包括：座位特异性（locus-specific），如HLA-A、HLA-B、HLA-DRB1等；组特异性（group-specific），如DRB1-01、DRB1-02等；等位基因特异性（allele-specific），如DRB1-0401、DRB1-0402等。PCR扩增产物的特异性取决于引物的序列和扩增条件。

PCR-SSP法操作简便快速，实验结果容易判断，纯合子也易于检出，是目前临床器官移植配型的常用方法之一。不足之处在于，为检出所有的等位基因，必须用多个引物进行扩增。以下以HLA-DRB和HLA-DR2位点的检测为例进行介绍。

【实验材料】

1. 基因组DNA抽提 抗凝全血（抗凝剂为5%EDTA-Na$_2$，抗凝剂∶血=1∶5）、蛋白酶K、10%SDS、RBC裂解缓冲液（0.32mol/L蔗糖，1%TritonX-100，5mmol/L MgCl$_2$，12mmol/L Tris-HCl，pH7.5）、DNA稀释缓冲液（0.375mol/L NaCl，0.12mol/L EDTA-Na$_2$，pH8.0）、灭菌ddH$_2$O、饱和NaAc、TE液等。

2. PCR扩增 PCR扩增仪、紫外透射仪、电泳仪、EP管、微量移液器、移液器吸头、石蜡油、琼脂糖、*Taq* DNA聚合酶、10×PCR buffer（500mmol/L KCl，100mmol/L Tris-HCl，15mmol/L MgCl$_2$，0.1%明胶）、dNTPs溶液（各1.25mmol/L）、引物（各5µmol/L）、溴化乙锭、液体石蜡、DNA Marker、HLA-DR2阳性标准DNA、HLA-DR2阴性标准DNA、加样缓冲液等。

3. 2% 琼脂糖凝胶 称取2g琼脂糖，加100ml电泳缓冲液（1×TAE或0.5×TBE），充分煮沸溶解，加溴化乙锭5µl（100µg/ml）。

【实验方法】

1. 基因组DNA的抽提

（1）分离白细胞：将500µl抗凝全血与1ml RBC裂解缓冲液混匀，13 000r/min离心1min，收集白细胞/细胞核，弃上清液。用100µl无菌ddH$_2$O洗沉淀一次，弃上清液。

（2）蛋白质的消化：加80µl DNA稀释缓冲液、40µl 10%SDS、30µl蛋白酶K（10mg/ml）、180µl ddH$_2$O，混匀，55℃孵育10min。

（3）饱和NaAc沉淀蛋白质：加入1/4体积（110µl）的饱和NaAc，剧烈振荡15s，13 000r/min离心5min，将上清液倒入另一EP管内。

（4）异丙醇沉淀DNA：加入与上清液等体积的异丙醇，轻轻混匀，DNA呈絮状析出，13 000r/min离心30s，收集DNA。

（5）用预冷的70%乙醇洗涤DNA 3次（洗去DNA中的盐），离心，弃上清液，于室温放置3~5min（挥发残留的乙醇，但不要使DNA干燥，否则DNA极难溶解），加TE液50μl溶解DNA。

2. DNA的浓度测定及纯度判定

（1）DNA浓度测定：取DNA溶液用TE液适当稀释，以TE液作空白对照，在紫外分光光度计上读取A_{260}的光密度值，按下面公式计算DNA浓度：DNA浓度（μg/μl）= A_{260}×50×稀释倍数/1000。

（2）DNA纯度判定：在紫外分光光度计上读取A_{260}和A_{280}的，A_{260}/A_{280}的比值应介于1.8~2.0。

3. PCR-SSP法扩增HLA-DRB和HLA-DR2基因

（1）PCR-SSP法扩增HLA-DRB基因（座位/类特异性基因）

1）设计一对HLA-DRB基因类扩增的特异性引物。

2）PCR反应体系：

1×PCR buffer	2μl
2mmol/L dNTP	2μl
Primer HLA-DRB-AMP-A（5pmol）	1μl
Primer HLA-DRB-AMP-B（5pmol）	1μl
Taq DNA 聚合酶（1U/μl）	1μl
基因组DNA	4μl
灭菌ddH$_2$O	9μl

（2）PCR-SSP法扩增HLA-DR2基因（组特异性基因）：包括阳性对照、阴性对照和待测标本。

1）设计一对HLA-DR2基因组扩增的特异性引物。

2）PCR反应体系：

1×PCR buffer	2μl
2mmol/L dNTP	2μl
Primer HLA-DRB-AMP-2（5 pmol）	1μl
Primer HLA-DRB-AMP-B（5 pmol）	1μl
Taq DNA 聚合酶（1U/μl）	1μl
基因组DNA	4μl
灭菌ddH$_2$O	9μl

（3）HLA-DRB基因类扩增空白对照（不含基因组DNA）

1×PCR buffer	2μl
2mmol/L dNTP	2μl
Primer HLA-DRB-AMP-A（5pmol）	1μl
Primer HLA-DRB-AMP-B（5 pmol）	1μl
Taq DNA 聚合酶（1U/μl）	1μl
灭菌ddH$_2$O	13μl

（4）PCR 反应参数：PCR 反应体系的体积为 20μl，上述各组分加入 EP 管后，视 PCR 仪有无热盖，不加或滴加 2 滴石蜡油。PCR 反应条件为，95℃预变性 1～3min，95℃变性 15s，61℃退火 60s，72℃延伸 60s，35 个循环后 72℃延伸 5min。

4. PCR 扩增产物的检测　取 PCR 扩增产物 5μl 与 2μl 加样缓冲液混匀，点样于 2% 琼脂糖凝胶孔中，5V/cm 电压，电泳 10min，紫外灯或相机观察凝胶并记录结果。

【实验结果】

1. HLA-DRB 基因类扩增，能扩增所有 HLA-DRB 基因第二外显子区域，长 274bp；HLA-DR2 基因组扩增，仅特异性扩增 HLA-DR2 基因第二外显子区域，长 261bp。

2. HLA-DR2 阳性标本，在 HLA-DRB 基因类扩增和 HLA-DR2 基因组扩增中均有明亮的特异性 PCR 扩增产物条带；HLA-DR2 阴性标本，仅在 HLA-DRB 基因类扩增中有明亮的特异性 PCR 扩增产物条带。

3. HLA-DRB 基因类扩增空白对照，无任何 PCR 产物。

【注意事项】

1. 使用 EDTA 或枸橼酸盐抗凝，不要用肝素抗凝，因为肝素抑制 *Taq* DNA 聚合酶活性。

2. 提取 DNA 过程中用到的试剂、器材等，必须进行无 DNA 酶化处理，即通过高压、干燥等方法除去 DNA 酶。

3. DNA 制品的纯度：A_{260}/A_{280} 的比值应介于 1.8～2.0，若比值低于 1.8，表明有蛋白质污染，通常可再次进行酚、氯仿:异戊醇抽提除去蛋白质污染。如果采用淋巴细胞分离液先分离 PBMC，再提取基因组 DNA，所获得的 DNA 纯度要高得多。

【思考题】

1. 进行 HLA 的组织配型的方法有血清学分型法、细胞学分型法和 DNA 分型法，这三种方法各适合什么情况？各自有何优缺点？你认为哪种分型方法最有前景，为什么？

2. 经典的 HLA Ⅰ类抗原和 HLA Ⅱ类抗原是指哪些抗原？它们在组织细胞表面的分布情况如何？

（张　艳）

第12章 超敏反应试验

超敏反应是指机体接触某些抗原物质后发生的异常适应性免疫应答。根据超敏反应发生机制和临床特点，将其分为Ⅰ、Ⅱ、Ⅲ、Ⅳ四型，其中Ⅰ型、Ⅱ型、Ⅲ型超敏反应由抗体介导，而Ⅳ型超敏反应由T细胞介导。

超敏反应是异常的或病理性的免疫应答，具体表现为一组临床表现各异的疾病。Ⅰ型超敏反应是变应原与细胞表面的IgE结合，继而释放组胺等生物活性介质，引起一系列的病理反应；Ⅱ型超敏反应是细胞上的抗原与抗体结合时，由于补体、吞噬细胞或NK细胞的作用，细胞被破坏；Ⅲ型超敏反应是由中等大小可溶性的抗原抗体复合物沉积到毛细血管壁或组织中，激活补体或进一步招募白细胞而造成的；Ⅳ型超敏反应是T细胞介导的细胞免疫的一种病理表现。

实验四十八　Ⅰ型超敏反应检测

Ⅰ型超敏反应又称速发型超敏反应，主要由特异性IgE介导，是临床最常见的一种超敏反应性疾病。

一、实验动物过敏症

实验动物过敏症属于Ⅰ型超敏反应，与临床常见的青霉素和异种动物血清引起的过敏性休克相似，通过实验可进一步加深对Ⅰ型超敏反应机制的理解，提高医护人员对人类过敏性休克重要性的认识。

【实验目的】　掌握Ⅰ型超敏反应皮肤试验原理、特点、方法和临床意义；了解Ⅰ型超敏反应皮肤试验方法。

【实验原理】　先给动物注射异种蛋白，经过一定时间后，动物产生的IgE抗体结合于肥大细胞和嗜碱性粒细胞上，动物处于致敏状态。当第2次给动物注射较大量相同抗原时，抗原与细胞表面IgE结合，导致肥大细胞和嗜碱性粒细胞脱颗粒，释放生物活性介质，作用于效应器官，产生严重的过敏性休克。

【实验材料】
1. **动物**　豚鼠（250g左右）。
2. **抗原**　人血清、鸡蛋清。
3. **其他**　无菌注射器、针头、乙醇等。

【实验方法】
1. 取健康豚鼠2只，以甲、乙编号，分别从甲、乙2只豚鼠的腹腔或皮下注射1∶10稀释的人血清0.1ml，使动物致敏。
2. 致敏后14～21d，给甲豚鼠心脏注射未稀释的人血清1～2ml，给乙豚鼠心脏注射未稀释的鸡蛋清1～2ml。
3. 注射后，1～5min观察动物的状态。

【实验结果】
1. 注射人血清的豚鼠几分钟后出现烦躁不安、抓鼻、耸毛、咳嗽、打喷嚏等现象，继而发生呼吸困难、大小便失禁、全身倒向一侧，发生休克甚至死亡。注射鸡蛋清的豚鼠无任何症状出现。

2. 解剖豚鼠观察肺脏的变化，可见甲豚鼠肺脏极度气肿，而乙豚鼠肺脏正常。

【注意事项】

1. 致敏途径除皮下外，还可以采用腹腔免疫，一般在注射后2~3周，动物即可达到高致敏状态，并可维持几个月。在此期间用相同抗原进行再次注射时，可引起休克反应。

2. 做抗原再次注射时，应采用静脉或心内注射的途径，使抗原直接进入循环，才能引起明显的休克反应，如采用腹腔或皮下注射，只能产生延缓性休克，甚至不发生休克反应。

【思考题】

1. 结合动物实验，解释Ⅰ型超敏反应发生的机制，并说明为什么乙豚鼠无超敏反应发生？

2. 临床上给患者用抗毒素血清时为什么需要做皮肤试验？

二、皮肤速发型超敏反应

某些药物如青霉素、链霉素、细胞色素c等在临床使用过程中，或者某些易感体质接触花粉等其他变应原可引起超敏反应，出现皮疹、荨麻疹、皮炎、发热、血管神经性水肿、哮喘、过敏性休克等，其中以过敏性休克最为严重，甚至可导致死亡。为预防超敏反应的发生，对于易发生过敏反应的药物在使用前或确定某种变应原时，常需要做皮肤敏感试验。皮肤敏感试验可分为皮内试验、挑刺试验和斑贴试验等方法。

【实验目的】 掌握皮肤速发型超敏反应的原理和意义；熟悉速发型超敏反应基本操作方法。

【实验原理】 变应原进入机体刺激B细胞产生IgE类抗体，与外周组织中肥大细胞和嗜碱性粒细胞表面高亲和力的IgE受体结合。当相同变应原再次进入机体后，与已经致敏的肥大细胞或嗜碱性粒细胞表面IgE抗体特异性结合，IgE分子发生交联，触发致敏靶细胞释放多种介质，导致局部毛细血管内血浆的渗出，出现水肿、荨麻疹、红斑等局部皮肤过敏性反应。

【实验材料】

1. 蒿属花粉1∶1000稀释皮试液、无菌生理盐水、无菌磷酸组胺等。

2. 无菌注射器、75%乙醇等。

【实验方法】

1. 用75%乙醇消毒前臂屈侧处皮肤。

2. 在左侧前臂皮内注射蒿属花粉1∶1000稀释皮试液0.02ml，同时在间隔4cm以上处注射无菌磷酸组胺（0.01mg/ml）0.02ml作阳性对照。在右侧前臂屈侧处注射0.02ml生理盐水作为阴性对照，三者均在皮内形成皮丘。

3. 皮内注射15~20min后观察结果。

【实验结果】 根据局部皮肤的红肿反应，确定对某种变应原的敏感性。

阴性：皮丘无改变或小于对照，周围无红肿、无红晕。

阳性：皮丘隆起增大，局部出现红肿，周围有红晕或伴有小水疱。

【注意事项】

1. 严格消毒，避免感染。

2. 注入抗原浓度不宜过低，抗原量不宜过少。

3. 变应原注射时不宜过深进入皮下，应行皮内注射。

【思考题】
1. 临床上使用青霉素、链霉素等药物为什么要做皮试？
2. 皮肤速发型超敏反应的原理是什么？结果如何判断？

三、血清 IgE 测定

IgE 是介导 I 型超敏反应的抗体。过敏性鼻炎、外源性哮喘、变应性皮炎、荨麻疹等 I 型超敏反应性疾病，IgE 水平升高。因此检测血清总 IgE 和特异性 IgE 对 I 型超敏反应的诊断和过敏原的确定很有价值。

（一）血清总 IgE 测定

【实验目的】 掌握血清中总 IgE 的检测原理及意义；熟悉其操作方法。

【实验原理】 用羊抗人 IgE 包被固相载体，加入待检血清，再加入酶标记的羊抗人 IgE 抗体，最后加入底物显色，根据待检样品的吸光度值计算样品中 IgE 的含量。

血清总 IgE 是体内各种特异性 IgE 的总和，正常情况下血清 IgE 仅在 ng/ml 水平，用常规测定 IgG 或 IgM 的凝胶扩散法检测不出，必须用高度敏感的实验方法才能检测到。用于检测 IgE 的方法有放射免疫测定法、酶联免疫测定法、间接血凝试验等。本实验采用双抗体夹心 ELISA 法检测血清总 IgE。

【实验材料】
1. 待检血清、羊抗人 IgE 抗体、HRP 标记的羊抗人 IgE 抗体、IgE 标准品。
2. 底物 A（邻苯二胺）、底物 B（过氧化氢）。
3. 5%BSA、2mol/L 硫酸、碳酸盐缓冲液、洗涤液等。
4. 聚苯乙烯酶标反应板、恒温箱、酶标仪等。

【实验方法】
1. **包被** 将羊抗人 IgE 抗体用碳酸盐缓冲液稀释成 10μg/ml，包被聚苯乙烯酶标反应板，每孔 100 μl，4℃过夜。次日，弃孔内液体，并用洗涤液洗涤 3 次，每次 3~5min。
2. **封闭** 5% BSA 室温封闭 1h。
3. **加样** 在一排酶标孔中依次加入倍比稀释的 IgE 标准品 100 μl，浓度分别为 200U/ml、100U/ml、50U/ml、25U/ml、12.5U/ml、6.25U/ml、3.125U/ml、1.56U/ml。在另一排中加入 1∶10、1∶100 稀释的待检血清 100 μl，同时设阴性、阳性、空白对照。将上述加样的酶标反应板置于湿盒内，37℃孵育 2h 后，洗涤液洗涤酶标反应板。
4. **加酶标抗体** 每孔加入 HRP 标记的羊抗人 IgE 抗体 100 μl，37℃孵育 1h 后，洗涤液洗涤酶标反应板。
5. **加底物** 每孔加入底物 A、底物 B 各 50μl，37℃孵育 30min。
6. **终止反应** 每孔加入 2mol/L 硫酸 50μl。
7. **读值** 将酶标反应板置于酶标仪，测定 492nm 波长时各孔的吸光度值（A 值）。

【实验结果】 以 IgE 标准品的含量为横坐标，以各孔的 A 值为纵坐标，绘制标准曲线。根据标准曲线查出样品中 IgE 的含量，再乘以稀释倍数，即为待检样品中 IgE 的含量。IgE 标准品国际单位常用 U 表示，1U=2.4ng。

【注意事项】
1. 实验过程中检测样品时均设双孔测定，最后取其平均值。
2. IgE 标准品的倍比稀释要准确。
3. 在 ELISA 操作中，洗涤是关键，因此酶标反应板的洗涤一定要充分、彻底，避免出现假阳性。

【思考题】
1. 为什么血清总 IgE 的测定不能用常规测定 IgG 或 IgM 的凝胶扩散法测定？
2. 血清总 IgE 升高是否说明患者针对某种物质发生了 I 型超敏反应？

（二）特异性 IgE 测定

【实验目的】 掌握血清中特异性 IgE 的检测原理及意义；熟悉其操作方法。

【实验原理】 过敏患者的血清中存在着具有变应原特异性的 IgE 称为特异性 IgE，该抗体只能与该变应原特异性结合。因此需要用纯化的变应原代替抗 IgE 进行检测。特异性 IgE 在血清中的含量极低，常用的方法有放射免疫测定法和免疫酶测定法等。本实验采用间接 ELISA 法检测血清特异性 IgE。将纯化的变应原与固相载体结合，加入待检血清及参考对照，再与酶标记的抗 IgE 抗体反应，加入底物显色，通过标准曲线求出待检血清中特异性 IgE 的含量。

【实验材料】
1. 待检血清、蒿属花粉（变应原）、HRP 标记的羊抗人 IgE 抗体、5% 的 BSA。
2. 底物 A（邻苯二胺）、底物 B（过氧化氢）。
3. 终止液、碳酸盐缓冲液、洗涤液等。
4. 聚苯乙烯酶标反应板、恒温箱、酶标仪等。

【实验方法】
1. **包被** 将蒿属花粉用碳酸盐缓冲液稀释成 10μg/ml，包被聚苯乙烯酶标反应板，每孔 100μl，37℃过夜。次日，弃孔内液体，并用洗涤液洗涤 3 次，每次 3~5min。
2. **封闭** 5% 的 BSA 室温封闭 1h。
3. **加样** 依次加入 1:5、1:10 稀释的待检血清 100μl，各设 2 个复孔。同时设阴性、阳性、空白对照。将上述加样的酶标反应板置于湿盒内，37℃孵育 2h 后，洗涤液洗涤酶标反应板。
4. **加酶标抗体** 每孔加入 HRP 标记的羊抗人 IgE 抗体 100μl，37℃孵育 2h 后，洗涤液洗涤。
5. **加底物** 每孔加入底物 A、底物 B 各 50 μl，37℃孵育 15~30min。
6. **终止反应** 加入 2mol/L 硫酸，50 μl/孔，振荡数秒混匀。
7. **结果判定** 用酶标仪测定每孔在 492nm 波长处的吸光度值（A 值）。

【实验结果】 以正常对照组的 A 值 +2 个标准差为参照，高于或等于该值的 1.5 倍以上定为阳性。

【注意事项】
1. 试验过程中应设阴性、阳性、空白对照组。检测样品时均设双孔测定。
2. 为防止样品蒸发，试验时将反应板放于铺有湿布的密闭盒内，或加上盖或覆膜。

【思考题】
1. 血清中特异性 IgE 测定结果为阳性说明什么问题？
2. 血清中特异性 IgE 的测定方法有哪些？

实验四十九　II 型超敏反应检测

II 型超敏反应又称溶细胞型或细胞毒型超敏反应，是由 IgG 或 IgM 类抗体与靶细胞表面相应抗原结合后，在补体、吞噬细胞和 NK 细胞参与下，引起的以细胞溶解或组织损伤为主的病理性免疫反应，发作较快。

母子 Rh 血型不符引起的新生儿溶血病属于 II 型超敏反应，是由于产生了免疫性 Rh 抗体，该抗体为不完全抗体；某些引起自身免疫性溶血症和特发性自身免疫性贫血的抗体也是不完全抗体，该抗体与红细胞上相应抗原结合后不会出现凝集现象。

抗球蛋白试验由 Coombs 于 1945 年建立，故又称为 Coombs 试验，是检测抗红细胞不完全抗体的一种常用的方法。根据抗红细胞不完全抗体是否结合在红细胞表面，又可分为直接 Coombs 试验和间接 Coombs 试验两类；直接 Coombs 试验用于检测患者红细胞表面的不完全抗体，间接 Coombs 试验用于检测游离在血清中的不完全抗体。

一、直接 Coombs 试验

【实验目的】 熟悉直接 Coombs 试验的原理及应用，了解其操作方法。

【实验原理】 机体受某些抗原刺激后，可产生不完全抗体，由于这种抗体多半是 7S 的 IgG 类抗体，体积较小、长度短，只能与颗粒抗原一方相结合（又称单价抗体），因而不能出现肉眼可见的凝集反应。将含有不完全抗体的血清球蛋白免疫异种动物，获得不完全抗体的球蛋白抗体（第二抗体），此种抗体可以起到桥梁作用，连接已结合有不完全抗体的红细胞表面抗原，从而产生肉眼可见的红细胞凝集反应。试验时将含抗人球蛋白血清试剂直接加到细胞表面已结合不完全抗体的红细胞悬液中，即可见红细胞凝集（图 12-1，彩图 21）。可用玻片法定性测定，也可用试管法做半定量分析。常用于新生儿溶血病、自身免疫性溶血症、特发性自身免疫性贫血及医源性溶血性疾病等的检测。还可采用专一特异性的抗球蛋白的血清如抗 IgG 血清、抗 IgA 或抗 IgM 以及抗补体血清等，分析结合于红细胞上的不完全抗体的免疫球蛋白种类。

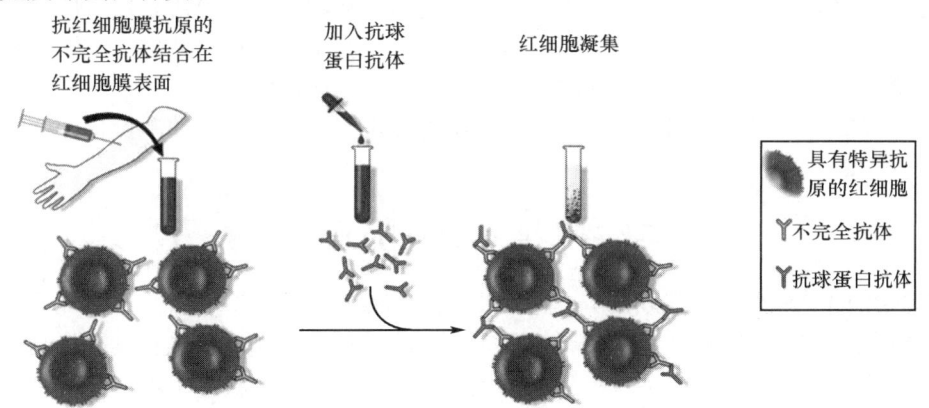

图 12-1　直接 Coombs 试验原理图

【实验材料】

1. 受检红细胞悬液：取患者抗凝血离心分离红细胞用生理盐水洗涤 3 次后按比容配成 5% 红细胞悬液。

2. 正常对照"O"型红细胞悬液：取正常人"O"型抗凝血离心分离红细胞用生理盐水洗涤 3 次后按压积配成 5% 红细胞悬液。

3. 抗人球蛋白血清（广谱）、抗 Rh（D）血清（广谱与单价）、正常 AB 型血清、生理盐水等。

4. 水浴箱，试管，离心机等。

【实验方法】

1. 取干净试管 3 支，分别标记为受检红细胞管、阳性对照红细胞管及阴性对照红细胞管。

1）受检红细胞管：加受检红细胞悬液 2 滴。

2）阳性对照红细胞管：加对照红细胞悬液 2 滴及 4 滴抗 Rh 血清混匀。

3）阴性对照红细胞管：加对照红细胞悬液 2 滴及 4 滴正常 AB 型血清混匀。

37℃水浴 1h，生理盐水洗涤 2 次后离心按比容重新配成 5% 细胞悬液备用。

2. 取干净试管 4 支，分别标记为受检管、阳性对照管、阴性对照管及生理盐水对照管。

1）受检管：加经第 1 步处理后的受检红细胞管中红细胞悬液 2 滴及抗人球蛋白血清 2 滴轻轻混匀。

2）阳性对照管：加经第 1 步处理后的阳性对照红细胞管中红细胞悬液 2 滴及抗人球蛋白血清 2 滴轻轻混匀。

3）阴性对照管：加经第 1 步处理后的阴性对照红细胞管中红细胞悬液 2 滴及抗人球蛋白血清 2 滴轻轻混匀。

4）生理盐水对照管：加经第 1 步处理后的受检红细胞管中红细胞悬液 2 滴及生理盐水 2 滴轻轻混匀。

置室温 30min 或 1000r/min 离心 1min 轻轻混合后，观察结果。

【实验结果】 阳性对照管出现红细胞凝集，阴性对照管和生理盐水对照管均不凝集，受检管出现凝集则为直接 Coombs 试验阳性，不出现凝集为阴性。

【注意事项】

1. 受检者红细胞必须要用生理盐水洗涤充分，以免残留血浆成分影响结果。

2. 标本采取后应立即进行试验，否则不完全抗体易从红细胞上脱落导致阴性结果。

3. 待测血样红细胞若含有天然冷凝集素，未及时分离红细胞而保存在较低温度（4℃）时，补体成分可能被冷反应自身抗体激活与红细胞结合造成假阳性。

4. 如需确定体内致敏红细胞上球蛋白类型，可分别用各型球蛋白的单价特异性抗人球蛋白血清进行检测。

二、间接 Coombs 试验

【实验目的】 熟悉间接 Coombs 试验的原理、方法及应用。

【实验原理】 用以检测血清中游离的不完全抗体。将受检血清首先和具有待测不完全抗体相应抗原的红细胞相结合，再加入抗不完全抗体的球蛋白抗体就可出现肉眼可见的红细胞凝集现象（图 12-2，彩图 22）。此试验多用于检测母体 Rh（D）抗体，以便及早发现和避免新生儿溶血病的发生。亦可对红细胞不相容的输血所产生的血型抗体进行检测。

【实验材料】

1. 受检红细胞悬液 取患者抗凝血离心分离红细胞，用生理盐水洗涤 3 次后按比容配成 5% 红细胞悬液。

2. 正常对照"O"型红细胞悬液 取正常人"O"型抗凝血离心分离红细胞用生理盐水洗涤 3 次后按压积配成 5% 红细胞悬液。

3. 受检者血清、抗人球蛋白血清（广谱）、抗 Rh（D）血清（广谱与单价）、正常 AB 型血清、生理盐水等。

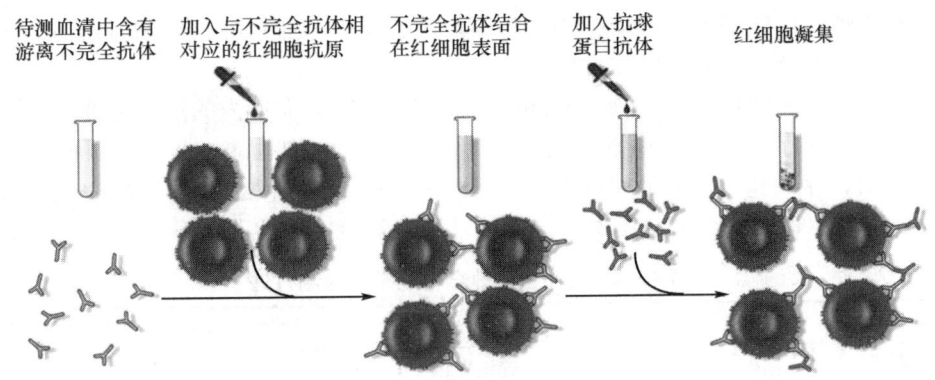

图 12-2　间接 Coombs 试验原理图

4. 水浴箱、试管、离心机等。

【实验方法】

1. 取干净试管 4 支，分别标记为受检管 A、阳性对照管 A、阴性对照管 A 及生理盐水对照管 A。

1）受检管 A：加受检者血清 2 滴及受检红细胞悬液 1 滴混匀。

2）阳性对照管 A：加抗 Rh 血清 2 滴及对照红细胞悬液 1 滴混匀。

3）阴性对照管 A：加正常 AB 型血清 2 滴及对照红细胞悬液 1 滴混匀。

4）生理盐水对照管 A：加生理盐水 2 滴及受检红细胞悬液 1 滴混匀。

37℃水浴 1h，生理盐水洗涤 2 次后离心按比容重新配成 5% 细胞悬液备用。

2. 另取干净试管 4 支，分别标记为受检管 B、阳性对照管 B、阴性对照管 B 及生理盐水对照管 B。

1）受检管 B：加经第 1 步处理后的受检管 A 中红细胞悬液 1 滴及抗人球蛋白血清 2 滴轻轻混匀。

2）阳性对照管 B：加经第 1 步处理后的阳性对照管 A 中红细胞悬液 1 滴及抗人球蛋白血清 2 滴轻轻混匀。

3）阴性对照管 B：加经第 1 步处理后的阴性对照管 A 中红细胞悬液 1 滴及抗人球蛋白血清 2 滴轻轻混匀。

4）生理盐水对照管 B：加经第 1 步处理后的生理盐水对照管 A 中红细胞悬液 2 滴及生理盐水 1 滴轻轻混匀。

置室温 30min 或 1000r/min 离心 1min 轻轻混合后，观察结果。

【实验结果】　阳性对照管 B 出现红细胞凝集，阴性对照管 B 和生理盐水对照管 B 均不凝集，受检管 B 出现凝集则为间接 Coombs 试验阳性，不出现凝集为阴性。

【注意事项】　抗人球蛋白血清应按要求选择合适稀释度，否则可产生前带或后带现象。

【思考题】

1. 不完全抗体有何特点？临床上检测不完全抗体的意义是什么？

2. 直接 Coombs 试验和间接 Coombs 试验有何异同点？各应用于什么情况？

实验五十　Ⅲ型超敏反应检测

Ⅲ型超敏反应又称免疫复合物型或血管炎型超敏反应，是由抗原抗体结合形成中等大小的可溶性免疫复合物沉积于局部或全身多处毛细血管基底膜后，激活补体，并在中性粒细胞、血小板和嗜碱性粒细胞等效应细胞参与下,引起的以充血水肿、局部坏死和中性粒细胞浸润为主要特征的炎症反应和组织损伤。

中等大小的可溶性免疫复合物(immune complex,IC)在体内的沉积是Ⅲ型超敏反应的始动因素和关键环节,检测体内的可溶性 IC,对免疫复合物病的诊断、发病机制研究、病情活动性观察、疗效和预后判断均有重要意义。循环免疫复合物的常用检测方法见表 12-1。下面以聚乙二醇(PEG)沉淀法为例,介绍循环免疫复合物的检测。

表 12-1 循环免疫复合物的常用检测方法

类别	原理	方法	敏感性(mg/L)	备注
物理法	分子大小	1. 超速离心	—	适于研究
		2. 分子超滤	—	适于研究
		3. 凝胶过滤	30	适于研究
	溶解度	1. PEG 沉淀	20	简单,粗定量
		2. PEG 比浊	20	易推广
补体法	固定补体	抗补体试验	0.1	常用,特异性差
	结合 C1q	1. C1q 固相法	0.1	C1q 不易精制
		2. C1q 液相法	10	不易普及
		3. C1q 偏离试验	1~5	不易普及
	胶固素	胶固素结合试验	1	敏感,稳定
抗球蛋白法	结合 RF	1. 凝胶扩散试验	100	定性,不敏感
		2. 固相抑制试验	1~20	不易普及
	结合 Ig	抗抗体法	2~3	不易普及
细胞法	Fc 受体	血小板凝集试验	1~4	需新鲜制备
	补体受体	1. Raji 细胞法	6	需维持细胞株
		2. 花环抑制试验	10	影响因素多

循环免疫复合物的测定(PEG 比浊法)

【实验目的】 掌握聚乙二醇(PEG)沉淀法检测循环免疫复合物(circulating immune complex,CIC)的原理,了解其测定方法及实际应用中的优缺点。

【实验原理】 PEG 是一种无电荷的线性分子结构多糖,为乙二醇的聚合物,有较强脱水作用。血清中加入 3%~4% 浓度的 PEG,可相对选择性地沉淀 CIC。PEG 还可抑制 CIC 解离,促进 CIC 进一步聚合成更大的凝聚物,使溶液浊度增加或使大分子的 IC 沉淀。用分光光度计测定浊度,可反映 CIC 含量。

【实验材料】

1. 0.1mol/L pH 8.4 硼酸缓冲液 四硼酸钠($Na_2B_4O_7 \cdot 10H_2O$)4.29g,硼酸(H_3BO_3)3.4g,溶后加蒸馏水 1000ml,用 G3 或 G4 玻璃器过滤。

2. 4.1% PEG 溶液 称取 PEG(分子量 6000)4.1g,NaF 1.0g,溶解于 100ml 硼酸缓冲液中。

3. 微量移液器、试管、吸管、橡皮头;分光光度计、普通冰箱等。

4. 待测血清 不同 CIC 含量血清可由临床筛选获得,不宜冻融。

【实验方法】
1. 将待测血清做 1∶3 稀释（0.2ml 血清 +0.4ml 硼酸缓冲液）。
2. 按表 12-2 加样，此时 PEG 最终浓度为 3.73%。

表 12-2　PEG 比浊法测定 CIC 操作方法　　　　　　　　　　　　单位：ml

加入物	测定管	对照管
1∶3 稀释血清	0.2	0.2
4.1% PEG	2.0	—
pH8.4 硼酸缓冲液	—	2.0

3. 按表 12-2 加样后混匀，置 4℃冰箱 1h 后取出，室温放置 10～15 min。
4. 用 0.5cm×1cm 比色杯在分光光度计上测两管 A_{495} 值，以硼酸缓冲液调零。

【实验结果】
待测血清浊度值 =（测定管 A 值 – 对照管 A 值）×100

注：通常以大于正常人浊度值均值加 2 个标准差为 CIC 阳性。

【注意事项】
1. 4.1% PEG 能沉淀较小的 CIC，2% PEG 只能沉淀较大的 CIC，但浓度大于 5%，PEG 选择性沉淀 CIC 的特性即消失，导致假阳性出现。
2. 4℃时 CIC 沉淀最佳，室温每升高 1℃，A 值下降 0.02，故应注意室温对结果的影响。
3. 低密度脂蛋白可引起浊度增加，故应空腹采血。
4. 高 γ 球蛋白血症以及血清标本反复冻融均易造成假阳性。
5. CIC 定量可采用热聚合 IgG（heat agglutination human IgG，HAHG）为标准品制作标准曲线，但 HAHG 对免疫复合物的代表性有限，实验结果会有偏差。

检测方法评价：PEG 沉淀法快速简便，易于普及，敏感度可达 20mg/L HAHG；但易受多种大分子蛋白和温度的干扰，重复性和特异性不高，宜做 CIC 的筛查。CIC 的检测方法种类繁多，其原理、敏感性和特异性各不相同；目前尚无一种同时具备敏感性高、特异性强、重复性好、操作简便优点的检测 CIC 的方法，建议临床上检测 CIC 时，最好采取 2～3 种方法同时进行测定，综合判断，可能更具参考价值。

实验五十一　Ⅳ型超敏反应检测

Ⅳ型超敏反应又称迟发型超敏反应（delayed type hypersensitivity，DTH），是 T 细胞介导的免疫应答，与抗体和补体无关。效应 T 细胞与特异性抗原结合后，引起单个核细胞浸润和组织损伤为主要特征的炎症反应。DTH 发生较慢，通常在接触抗原后 24～72h 出现炎症反应。结核菌素试验的原理属于Ⅳ型超敏反应。

结核菌素试验

【实验目的】　掌握结核菌素试验的原理、判断方法及临床意义；了解Ⅳ型超敏反应发生机制。

【实验原理】　结核菌素试验是最常用的迟发型超敏反应皮肤试验，是体内测定机体细胞免疫功能状态的方法之一。结核菌素是结核杆菌的菌体成分，注入机体后，如受试者曾经受过结核杆菌的感染，则结核菌素与致敏淋巴细胞特异性结合，释放淋巴因子，在注射局部形成迟发型超敏反应性炎症，出现红肿、硬结；如受试者未受过结核杆菌感染或未接种过卡介苗（BCG），则无超敏反应发生。故结核菌素试验可用来测定机体是否有过结核杆菌的感染或判定 BCG 的接种效果，亦可用于检测机体的细胞免疫功能状态。

【实验材料】
1. 豚鼠（约 250g）。
2. BCG、旧结核菌素（old tuberculin，OT）、注射器、乙醇、针头等。
3. 纯蛋白衍生物（purified protein derivative，PPD） 有 PPDC 和 BCGPPD 两种，前者由人结核分枝杆菌提取，后者由 BCG 制成，每 0.1ml 含 5 单位。

【实验方法】
1. 豚鼠 皮下接种 BCG 1~2 次，1 个月后取同一豚鼠，剃去腹部一部分毛，用 75% 乙醇消毒后，于皮内注射 0.1ml 1∶1000 稀释的结核菌素。
2. 人类 取 PPDC 和 BCGPPD 各 5 单位，分别注入两前臂皮内（目前仍有沿用单侧注射 PPD 的方法）。
3. 注射后 48~72h 观察结果。

【实验结果】 豚鼠：注射部位有红肿、硬结，其直径超过 10mm 时，即为阳性反应；无任何变化或红肿硬结小于 5mm，则为阴性反应。

人类：红肿、硬结≤5mm 者，为阴性反应；>5mm 者为阳性；≥15mm 者为强阳性。两侧红肿中，若 PPDC 侧大于 BCGPPD 侧时为感染，反之则可能为接种 BCG 所致。

【注意事项】
1. 本试验不宜用于结核活动期患者，特别是结核活动期婴幼儿。
2. 常规试验阴性者，可分别再用 1∶1000、1∶100 旧结核菌素做皮试，若仍为阴性者方可判断为阴性反应。
3. 结核菌素试剂有两种，一种为 OT，主要成分是结核蛋白；另一种为 PPD，是 OT 经三氯乙酸沉淀后的纯化物。人类的结核菌素试验目前多采用 PPD 法。

【思考题】
1. 结核菌素试验的临床应用有哪些方面？结核菌素试验强阳性有何临床意义？
2. 为什么结核菌素试验可用于检测机体的细胞免疫功能状态？

（张 艳 王 川 李冉辉）

第四篇　研究创新性实验

"创新是民族进步的灵魂",创新性实验教学是高等学校本科教育教学质量与教学改革工程的重要组成部分,创新性实验旨在充分发挥学生自主学习和创新实验的能力,鼓励学生结合学科专业,引导学生深入了解实验、参与实验,在其过程中调动学生学习的主动性、积极性和创造性,激发学生的创新思维和创新意识,形成创新教育的氛围,建设创新教育文化,进一步推动高等教育教学改革,提高教学质量。

创新性实验设计的基本程序主要包括选题、实验设计、项目实施、实验总结。

第13章　树突状细胞的诱生与鉴定

树突状细胞（dendritic cell,DC）是美国学者 Steinman 于 1973 年首先发现的,因其成熟时伸出许多树突状或伪足样突起而得名（图 13-1,彩图 23）。DC 是目前发现的功能最强的专职性抗原提呈细胞,它能够显著刺激初始 T 细胞增殖,因而被称为机体适应性免疫应答的始动者。此外,DC 还表达丰富的免疫识别受体,能敏感地识别入侵的病原体,快速释放大量细胞因子而参与固有免疫应答,因此,DC 被视为连接固有免疫和适应性免疫的"桥梁"。近年来发现,DC 在肿瘤治疗、器官移植和艾滋病防治等多方面显示了令人鼓舞的临床应用前景,使得 DC 的研究受到更为广泛的关注。

实验五十二　树突状细胞的诱生与鉴定

【实验原理】DC 的诱生：无论是鼠类还是人类,DC 均来源于骨髓造血干细胞（图 13-2,彩图 24）,研究表明,DC 的前体细胞是 $CD34^+$ 的造血干细胞。1992 年,Steinman 等发现了利用重组粒细胞/巨噬细胞集落刺激因子（GM-CSF）,可从小鼠骨髓中大规模培养和制备 DC,极大地促进了对 DC 的研究。人 DC 有三个来源：骨髓、外周血和新生儿脐带血；小鼠 DC 可来源于骨髓、脾脏、外周血和胸腺等,其中骨髓来源最丰富,且分布广泛。

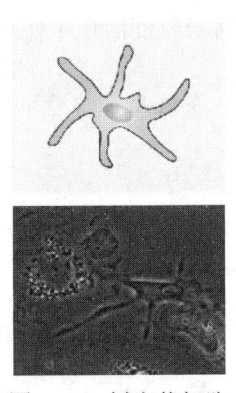

图 13-1　树突状细胞

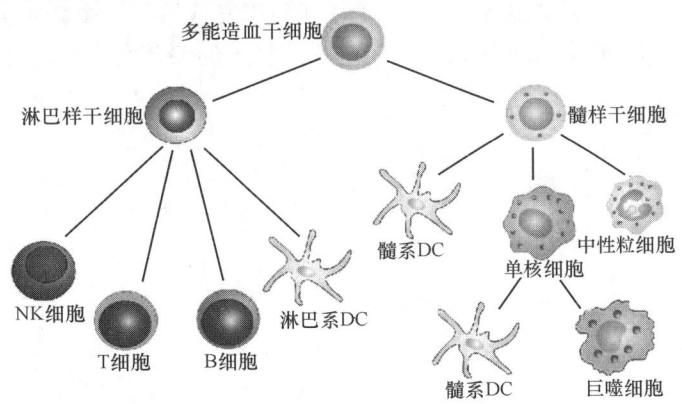

图 13-2　树突状细胞的来源

DC 的鉴定：从人骨髓获得 $CD34^+$ 的细胞；或取人外周血或新生儿脐带血,在有 GM-CSF 和 TNF-α 存在的条件下,体外培养 14d,分化成熟为 $CD1a^+$、$CD83^+$、$HLA-DR^+$ 的细胞,即为 DC（血液中的单核细胞在 GM-CSF 和 IL-4 作用下也可转化为 DC）。取小鼠骨髓中的造血干细胞，在 GM-CSF 和 IL-4 作用下向 DC 方向分化，进一步在 TNF-α 或 LPS 刺激下，由未成熟 DC 向成熟 DC 发育。

【实验讨论】

1. 指导教师引导学生复习有关 DC 的基础知识，然后讲解 DC 诱生与鉴定的原理和方法，重点介绍研究 DC 的临床应用价值。

DC 在临床中的应用：①治疗感染性疾病：将病原体抗原在体外与 DC 混合而使 DC 致敏，再通过过继回输的方式激活抗感染免疫应答，以治疗由该病原体引起的疾病。②治疗肿瘤：在体外将肿瘤抗原与 DC 混合，使 DC 致敏，再将致敏的 DC 回输到肿瘤患者体内以治疗肿瘤。③在移植免疫中的应用：根据未成熟 DC 倾向于诱导免疫耐受，而成熟 DC 倾向于引发免疫排斥的特点，预先除去移植物中的 DC，或用未成熟 DC 诱导免疫耐受，均可延长同种移植物的存活时间。④DC 在自身免疫病和超敏反应性疾病的发生发展中起一定促进作用，根据这一特点，阻断或降低 DC 的抗原提呈细胞功能，或用未成熟 DC 诱导特异性外周免疫耐受，可防治该类疾病。

2. 学生进行分组讨论

（1）从人类或小鼠获得 DC 的方法有哪些？

（2）怎样确定所获得的细胞就是 DC？

（3）有什么办法获得 $CD34^+$ 的造血干细胞？

（4）如何利用未成熟 DC 和成熟 DC 的特点来为临床实践服务？

（5）如何理解 DC 是 T 细胞介导的细胞免疫应答的始动者这一说法？

（6）如何设计一个从小鼠获得 DC 并对其进行鉴定的实验方案？

3. 指导教师对学生讨论中提出的一些具有共性的问题进行集中解答，并对学生设计的实验方案进行点评。

【课外作业】

1. 分组查阅文献，进一步完善 DC 的诱生和鉴定的实验方案。

2. 指导老师介绍目前 DC 研究的几个热点问题，学生课后查阅相关资料：

（1）DC 基因的研究：发现与 DC 分化和功能有关的新基因。

（2）DC 信号转导通路的研究：发现与免疫应答和免疫调节有关的新受体。

（3）DC 功能调节的研究：DC 如何引发或抑制一个特定类型的免疫应答。

（4）DC 临床应用研究：研制疗效稳定的 DC 疫苗，研究 DC 在临床免疫治疗中作用。

（陆春雪　唐双阳　雷爱华）

第 14 章　骨髓移植的 HLA 配型

器官移植被誉为 21 世纪 "医学之巅"，目前人类已能开展心脏、肾脏、肝脏、肺脏、骨髓、血管等几乎所有重要脏器的移植，器官移植已经成为终末期器官功能衰竭患者的有效治疗手段。

HLA 基因复合体是人体多态性最丰富的基因系统，根据 2019 年 3 月的统计，HLA 共有 22 548 个等位基因，其中等位基因数最多的是 HLA-B 座位（7562 个），其次是 HLA-A（6291 个）。骨髓移植物中含大量免疫细胞，若供、受者 HLA 不相配，所导致的移植物抗宿主反应（graft versus host reaction，GVHR）特别强烈，且不易被免疫抑制剂所控制，故对 HLA 的配型要求也特别高。

实验五十三　骨髓移植的 HLA 配型

【实验原理】　经典的 HLA 基因座位有 HLA-A、B、C（Ⅰ类基因）和 HLA-DR、DQ、DP（Ⅱ类基因），骨髓移植时主要进行 HLA-A、HLA-B 和 HLA-DR 三对基因位点的配型。HLA-A 和 HLA-B 相配的位点数越多，移植物存活率就越高；不论 HLA-A 和 HLA-B 位点的相配情况如何，HLA-DR 的相配更为重要。一般而言，器官移植时，HLA 位点相配的重要性依次为 HLA-DR、HLA-B 和 HLA-A 位点。

目前的 HLA 分型技术还难以检出某些同种抗原的差异，故有必要进行交叉配型，这在骨髓移植中尤为重要。

【实验方法】

1. HLA 的 DNA 分型法：适用于对 HLA-A、HLA-B 和 HLA-DR 三对基因位点的分型，见实验四十七。

2. 骨髓供、受者的交叉配型：见第三篇 第 11 章 实验四十六的 "单向 MLC 法"。将供者和受者的淋巴细胞互为反应细胞，即做两组单向 MLC，两组中任何一组反应过强，均表示供者选择不当。

【实验讨论】

1. 指导教师引导学生复习有关 HLA 的基础知识，然后讲解 HLA 的遗传特点及骨髓移植前供、受者 HLA 配型的临床意义。

HLA 的遗传特点：高度多态性；单体型遗传；连锁不平衡。上述遗传特点决定了筛选造血干细胞（骨髓）供者的策略：① HLA 具有高度多态性，故在无关个体中筛选出合适供者十分困难；② HLA 基因为单体型遗传，故在同胞兄弟姐妹中筛选到 HLA 完全相同的供者的概率最高。

2. 学生进行分组讨论

（1）骨髓移植前为什么要进行 HLA 配型？

（2）HLA 配型的原理是什么？

（3）HLA 配型目前常采用哪些方法？

（4）如何解决骨髓移植时骨髓供者来源困难的问题？

（5）建立中华骨髓库（中国造血干细胞捐献者资料库）有何意义？我们能为丰富中华骨髓库的资源做些什么？

（6）如何设计一个骨髓移植前 HLA 配型的实验方案？

3. 指导教师对学生讨论中提出的一些具有共性的问题进行集中解答，并对学生设计的实验方案进行点评。

【课外作业】

1. 分组查阅文献，进一步完善 HLA 配型的实验方案。

2. 为什么器官移植时通常只做 HLA-A、HLA-B 和 HLA-DR 三对基因位点的配型？（即为什么不做 HLA-C 和 HLA-DQ、DP 位点的配型？）

（张　艳　唐双阳）

参考文献

曹雪涛, 2024. 医学免疫学. 8 版. 北京: 人民卫生出版社.

曹雪涛, 2010. 免疫学技术及其应用. 北京: 科学出版社.

胡四海, 张艳, 2016. 医学免疫学实验. 2 版. 北京: 科学出版社.

胡维新, 刘静, 2021. 医学分子生物学. 3 版. 北京: 科学出版社.

李凡, 季旻珺, 2022. 基础医学实验教程. 3 版. 北京: 高等教育出版社.

李金明, 刘辉, 2020. 临床免疫学检验技术. 北京: 人民卫生出版社.

柳忠辉, 吴雄文, 2020. 医学免疫学实验技术. 3 版. 北京: 人民卫生出版社.

吕世静, 李会强, 2020. 临床免疫学检验. 4 版. 北京: 中国医药科技出版社.

齐静姣, 2018. 医学免疫学实验. 北京: 清华大学出版社.

秦娜琳, 杜联峰, 2018. 免疫学实验教程. 2 版. 北京: 高等教育出版社.

司传平, 2022. 医学免疫学. 5 版. 北京: 人民卫生出版社.

余新炳, 2015. 实验室生物安全. 北京: 高等教育出版社.

赵鲁航, 周以侹, 2021. 分子医学实验教程. 杭州: 浙江大学出版社.

邹义洲, 胡东, 2022. 医学免疫学. 2 版. 北京: 中国医药科技出版社.

M. R. 格林, J. 萨姆布鲁克, 2017. 分子克隆实验指南. 4 版. 贺福初, 主译. 北京: 科学出版社.

附录 免疫学实验常用试剂及配制方法

一、常用缓冲液的配制

1. 磷酸缓冲液（phosphate buffer，PB）

（1）pH 7.2 0.01mol/L PB

Na_2HPO_4（无水磷酸氢二钠）	1.016g
$NaH_2PO_4 \cdot 2H_2O$（二水磷酸二氢钠）	0.44g
加蒸馏水至	1000ml

（2）pH 5.0 磷酸氢二钠-枸橼酸盐缓冲液

0.2mol/L Na_2HPO_4（28.4g/L）	25.7ml
0.1mol/L 枸橼酸（19.2g/L）	24.3ml
蒸馏水	50ml

2. 磷酸缓冲盐溶液（phosphate-buffered saline，PBS）

NaCl（氯化钠）	8g
KCl（氯化钾）	0.2g
Na_2HPO_4（无水磷酸氢二钠）	1.44g
KH_2PO_4（磷酸二氢钾）	0.24g

在 800ml 蒸馏水中溶解，通过微量添加 NaOH 或 HCl 调节溶液的 pH 至 7.2～7.4，加水定容至 1L，高压灭菌，室温保存备用。

附 PBST，分别量取 0.5ml Tween-20、1000ml PBS 置于 1L 烧杯中，充分混匀后使用。

3. 生理盐水（physiological saline，NS）（0.9%NaCl 或 150mmol/LNaCl）

NaCl	9g
蒸馏水	1000ml

高压灭菌后保存。

4. 巴比妥缓冲液

（1）pH 7.4 巴比妥缓冲液

巴比妥钠	0.228g
巴比妥	0.188g
NaCl	4.250g
$MgCl_2$	0.084g
$CaCl_2$	0.140g
加蒸馏水至	500ml

（2）pH 8.6 0.05mol/L 巴比妥缓冲液（离子强度 0.05）

巴比妥	1.84g

巴比妥钠	10.3g
加蒸馏水至	1000ml

5. pH 8.4 0.01mol/L 硼酸缓冲液

硼砂（四硼酸钠）	6.4g
硼酸	5.1g
加蒸馏水至	1000ml

6. pH 7.2 Tris-NH$_4$Cl 缓冲液

三羟甲基氨基甲烷（Tris）	10.3g
NH$_4$Cl	3.735g
加蒸馏水至	500ml

7. Tris 缓冲盐溶液（TBS，25mmol/L Tris）

NaCl	8.0g
KCl	0.2g
Tris	3g
酚红	0.015g
H$_2$O	800ml

用 1mol/L HCl 调节溶液的 pH 至 7.4，加水定容至 1L。

注：TBST 是含 0.05%Tween-20 的 TBS（不添加酚红）。分别量取 0.5ml Tween-20，1000ml TBS 置于 1L 烧杯中，充分混匀后使用。

8. 电泳缓冲液

（1）50×Tris-乙酸（TAE）

Tris 碱	242g
冰醋酸	57.1ml
0.5mol/L EDTA（pH 8.0）	100ml

蒸馏水定容至 1L。

（2）10×Tris-磷酸（TPE）

Tris 碱	108g
85% 磷酸（1.679g/ml）	15.5ml
0.5mol/L EDTA（pH 8.0）	40ml

蒸馏水定容至 1L。

（3）5×Tris-硼酸（TBE）

Tris 碱	54g
硼酸	27.5g
0.5mol/L EDTA（pH 8.0）	20ml

蒸馏水定容至 1L。

（4）5×Tris-甘氨酸缓冲液

Tris 碱	15.1g
甘氨酸（电泳级）	94g
10%SDS（电泳级）	50ml

蒸馏水定容至 1L。

注：Tris-甘氨酸缓冲液用于 SDS-聚丙烯酰胺凝胶电泳。

二、常用染色液的配制

1. 0.4% 锥虫蓝染液（又名台盼蓝染液，trypan blue solution） 配制方法：称取锥虫蓝 0.8g，先用蒸馏水将其配成 0.8% 溶液置于磨口瓶中盖严，贮存于 37℃ 恒温箱中。使用前加等体积的 1.8% 的 NaCl 溶液充分混匀，离心后取上清液供染色用。

2. 瑞氏染色液（美蓝-伊红 Y） 配制方法：称取瑞氏色素 0.1g、并量取甲醇 60ml。先将染料放于乳钵中研细，加入少量甲醇再研，待染料全部溶解，倒入棕色瓶内，并用余下的甲醇将乳钵中染料逐一洗入棕色瓶内。加入 3ml 中性甘油，可防止染色时甲醇蒸发过快，同时可使细胞染色较清晰。染色液保存时间越长，染色效果就越好。

3. 吉姆萨母液

吉姆萨粉	1g
甘油	66ml
甲醇	66ml

配制方法：将吉姆萨粉先溶于少量甘油，在研钵内研磨 30min 以上，至看不见颗粒为止；再将全部剩余甘油倒入，于 56℃ 温箱内保温 2h。然后加入甲醇，搅匀后保存于棕色瓶中。母液配制后在冰箱可长期保存，一般刚配制的母液染色效果欠佳，保存时间越长越好。临用时用 PBS 稀释 10 倍，随配随用。

4. 瑞氏-吉姆萨染液

瑞氏色素	0.3g
吉姆萨粉	0.03g
甲醇	100ml

配制方法：将两种粉末放入乳钵内，加入少量甲醇，充分研磨使粉末溶解，未溶解的再加入少量甲醇研磨，直至染料溶完、甲醇全部用完为止。新配制的染料偏碱，放置越久，染色越好。须盖紧瓶盖以免甲醇挥发或氧化成甲酸。

5. 氨基黑染色液

氨基黑	1g
1mol/L 乙酸	500ml
0.1mol/L 乙酸钠	500ml

配制方法：染料溶解在乙酸液中，然后加入乙酸钠溶液。

6. 0.4% 酚红液

配制方法：称取 0.4g 酚红置研钵中研碎，逐渐加入 0.1mol/L NaOH 并不断研磨，直到所有的颗粒几乎完全溶解，最后加入 0.1mol/L NaOH 11.28ml，然后倒入容量瓶中，并加蒸馏水至 100ml，棕色瓶保存备用。

7. 噻唑蓝（MTT）

MTT	500mg
PBS	100ml

配制方法：在磁力搅拌器上搅拌至完全溶解，用 0.22μm 的微孔滤膜过滤除菌，分装，4℃保存，2 周内有效。

8. 考马斯亮蓝 R-250 染色液 称取 1g 考马斯亮蓝 R-250，置于 1L 烧杯中；量取 250ml 异丙醇加入上述烧杯中，搅拌溶解；再加入 100ml 冰醋酸，搅拌均匀；加入 650ml 蒸馏水，搅拌均匀，用滤纸除去颗粒物质后，室温保存。

9. 考马斯亮蓝染色脱色液（destaining solution） 组分浓度 10%（V/V）乙酸，5%（V/V）乙醇：量取乙酸 100ml、乙醇 50ml，加蒸馏水充分混合后定容至 1L。

10. HE 染色液及染色法

（1）染色液

1）苏木素染色液（hematoxylin solution）：称取 1g 苏木素溶于 10ml 无水乙醇内，另取硫酸铝钾 20g 加热溶解于 200ml 蒸馏水内。将苏木素乙醇溶液加于硫酸铝钾水溶液内，加热至沸腾，然后加氧化汞 0.5g 于其中。待溶液呈紫红色时，迅速用冷水浴冷却，加冰醋酸 8ml 于其中。移至试剂瓶中备用。

2）1% 盐酸乙醇溶液：用 70% 乙醇稀释浓盐酸至 1%。

3）0.2% 氨水溶液：于 25ml 蒸馏水中加 2 滴浓氨水即可。

4）伊红 Y 染色液（eosin Y solution）：称取 0.5g 伊红 Y 溶于 100ml 95% 乙醇内，置磨口瓶内，塞紧，于 37℃温箱待全部溶解后即可使用。

（2）染色法

1）将待染涂片放入苏木素染色液中浸泡 5~10min。取出，用蒸馏水洗涤。

2）盐酸乙醇脱色：浸泡染片于 1% 盐酸乙醇内，立即提起，再浸入，再立即提起，水洗。

3）浸染片于 0.2% 氨水中 1~2min，水洗。

4）涂片用伊红 Y 染色液复染 3~5min，水洗。

三、常用细胞培养/保存液的配制

1. 无 Ca^{2+} 及 Mg^{2+} Hank's 液

NaCl	8g
KCl	0.4g
$Na_2HPO_4 \cdot 12H_2O$	0.12g
KH_2PO_4	0.06g
葡萄糖	1g
1% 酚红	2.0ml

将上述成分溶于 1000ml 双蒸水，分装于 500ml 玻璃瓶内，高压灭菌，4℃冰箱保存，临用时用无菌的 3.5%$NaHCO_3$ 调 pH 至 7.2~7.4。

2. HEPES（4-羟乙基哌嗪乙磺酸）缓冲液（1mol/L）

HEPES	238.3g
蒸馏水	1000ml

注：此为100×储存液，过滤除菌，分装，4℃保存。

3. 0.05%胰蛋白酶-0.2%EDTA细胞消化液

（1）A液 5%胰蛋白酶

胰蛋白酶（Trypsin）	5g
PBS	100ml

过滤除菌后保存。

（2）B液 0.2%EDTA（乙二胺四乙酸二钠）

EDTA	0.2g
蒸馏水	100ml

充分搅拌，用NaOH调节pH至8.0。

高压灭菌后保存。

取A液1份，加B液99份，混匀，分装，-20℃保存。

4. 青霉素、链霉素液

青霉素	100万单位
链霉素	1g
无菌三蒸水	100ml

分装后-20℃保存，配液时加入。

5. 阿氏红细胞保存液（Alsever's solution） 称葡萄糖2.05g、枸橼酸三钠0.8g、枸橼酸0.055g、氯化钠0.42g，置100ml容量瓶内，加少量蒸馏水，加热助溶。冷却后再加蒸馏水至100ml，混匀。分装在三角瓶内，高压灭菌20min，4℃保存备用。

6. 淋巴细胞营养液

RPMI-1640培养基	88ml
小牛血清（56℃ 30min 灭活）	10ml
青、链霉素（各2万单位/ml）	1ml
3%谷氨酰胺溶液	1ml

加适量5%$NaHCO_3$溶液调节至pH7.4左右。

四、ELISA相关试剂的配制

1. 包被液 pH 9.6，0.05mol/L碳酸盐缓冲液。

Na_2CO_3	1.59g
$NaHCO_3$	2.93g
加蒸馏水至	1000ml

2. 洗涤液 采用PBST（含0.05%Tween-20的PBS）。

3. 封闭液（5% 脱脂乳） 配制方法：脱脂乳 50g，加 PBS 至 1000ml。

4. 邻苯二胺（OPD）显色液

（1）A 液（pH 5.0 磷酸盐-枸橼酸缓冲液）

0.1mol/L 枸橼酸	9.7ml
0.2mol/L Na$_2$HPO$_4$	10.3ml

（2）B 液

A 液	5ml
OPD	2mg
完全溶解后加入 30%H$_2$O$_2$	7.5μl

注：显色液需临用前配制。

5. 二氨基联苯胺（DAB）- H$_2$O$_2$ 显色液

DAB	6mg
0.01mol/L Tris-HCl（pH 7.6）	9ml
0.3%（W/V）NiCl$_2$	1ml
30% H$_2$O$_2$	10μl

注：显色液溶液需临用前配制。

6. 5-溴-4-氯-3-吲哚-磷酸盐/硝基四氮唑蓝显色液（BCIP/NBT 显色液）

储存液：

NBT：0.5g NBT 溶解于 10ml 的 75% 乙醇中。

BCIP：0.5g BCIP 溶解于 10ml 的 70% 二甲基甲酰胺。

储存液 4℃ 下可保存 1 年。

显色液工作液：

取 66μl NBT 储存液与 34μl BCIP 储存液加入到 10ml ALP 缓冲液中，充分混匀。

7. 终止液（2mol/L H$_2$SO$_4$） 配制方法：600ml 双蒸水中，缓慢滴加 100ml 浓硫酸，并不断搅拌，补足双蒸水至 900ml。

8. ECL 溶液

250mmol/L 鲁米诺储存液：鲁米诺（Luminol）44mg，DMSO 10ml，混匀溶解后分装，-20℃ 避光保存。

90.9mmol/L 对香豆酸储存液：对香豆酸（P-coumaric acid）75mg，DMSO 5ml，混匀溶解后分装，-20℃ 避光保存。

ECL 试剂 A 液配制：1mol/L Tris（pH 8.5）1ml，250mmol/L 鲁米诺 100μl，90.9mmol/L 香豆酸 44μl，蒸馏水定容至 10ml。

ECL 试剂 B 液配制：1mol/L Tris（pH 8.5）1 ml，30% H$_2$O$_2$ 6.1μl，蒸馏水定容至 10 ml。

五、免疫细胞分离液的配制

Percoll 细胞分离液的配制

将 1 份 10×PBS 与 9 份 Percoll 储存液混合，制成等渗 Percoll 悬液，此悬液被设定为 100% Percoll，其密度为 1.1294 g/ml。利用 1×PBS 或细胞培养液稀释 100% Percoll，可获得适宜密度的细胞分层液，用于细胞的分离，其浓度与密度的关系如下：

70% Percoll 密度 1.090g/ml
60% Percoll 密度 1.077g/ml
50% Percoll 密度 1.067g/ml
40% Percoll 密度 1.056g/ml
30% Percoll 密度 1.043g/ml
20% Percoll 密度 1.037g/ml

六、其他溶液的配制

1. 闪烁液

对三联苯	3g
1,4-双（5-苯基-2-噁唑基）苯（POPOP）	0.1g
二甲苯（分析纯）	1000ml

将对三联苯及POPOP溶解于二甲苯内，储于棕色磨口试剂瓶内，避光保存。此闪烁液可重复使用多次。

2. 10mg/ml 溴化乙锭（ethidium bromide，EB） 在100ml蒸馏水中加入1g EB，磁力搅拌数小时以确保其完全溶解，然后转移至铝箔包裹的容器或棕色瓶中，于室温保存。

3. 10% 十二烷基硫酸钠（SDS） 在900ml蒸馏水中溶解100g电泳级SDS，加热至68℃助溶，HCl调节溶液pH至7.2，加水定容至1L，分装备用。

注：SDS的微细晶粒易于扩散，称量时要戴面罩，称量完毕后要清除残留在称量工作区和天平上的SDS。10%的SDS溶液无须灭菌。

4. 清洁液的配制 清洁液分强液和弱液两种，根据用途不同可自由选择。

（1）弱液

重铬酸钾	50g
浓硫酸	90ml
蒸馏水	1000ml

（2）强液

重铬酸钾	120g
浓硫酸	160ml
蒸馏水	1000ml

配制方法：先将重铬酸钾加入蒸馏水中，然后加入浓硫酸，边加边搅拌。

注：由于加入浓硫酸后产生高热，故加硫酸时要慢，见发热过剧则稍停，冷却后再继续加。容器要用耐酸塑料或陶器制品，并加盖。需要浸泡的玻璃器皿一定要干燥。如果清洁液经过长期使用已呈黑色，表明已经失效，不宜再用。由于清洁液具有强腐蚀性，操作时一定要特别小心。

（唐双阳　蔡恒玲　陈超群）

彩 图

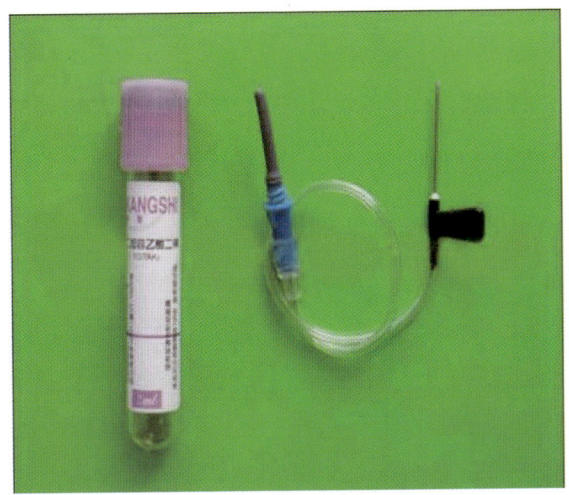

彩图 1　负压采血法器具

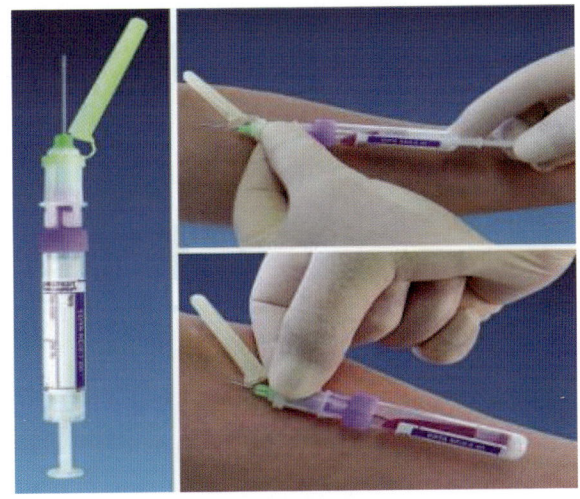

彩图 2　负压采血法

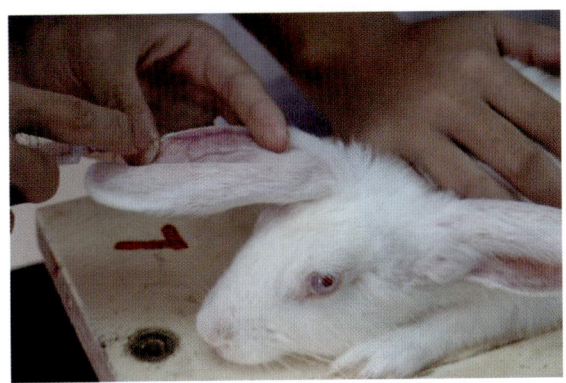

彩图 3　耳缘静脉采血

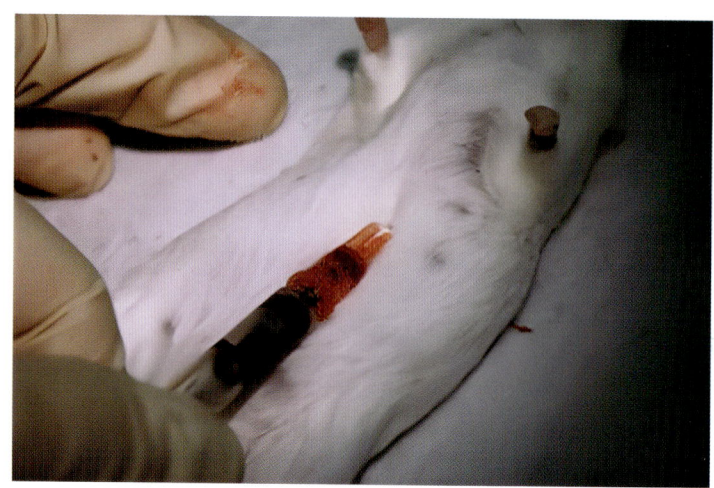

彩图 4　心脏穿刺采血

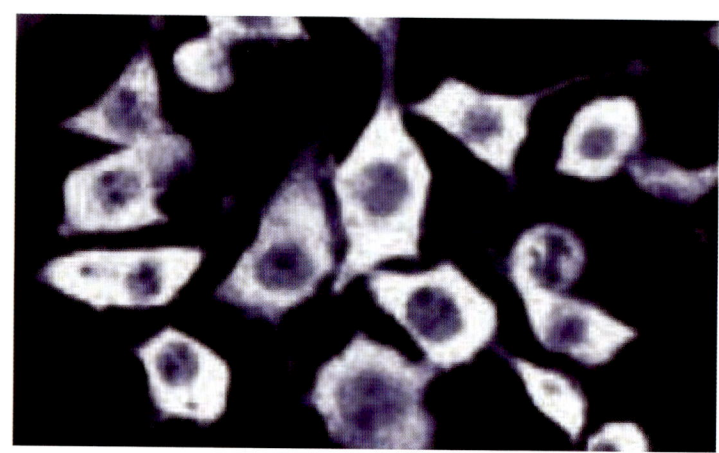

彩图 5　小鼠腹腔巨噬细胞（10×40）

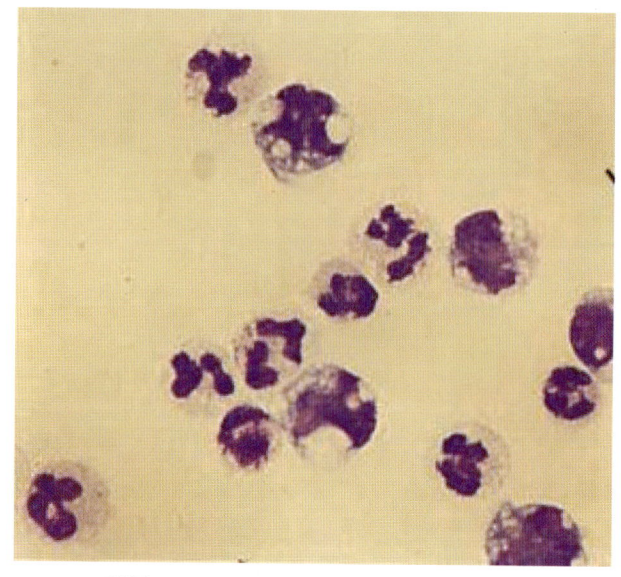

彩图 6　小鼠腹腔中性粒细胞（10×40）

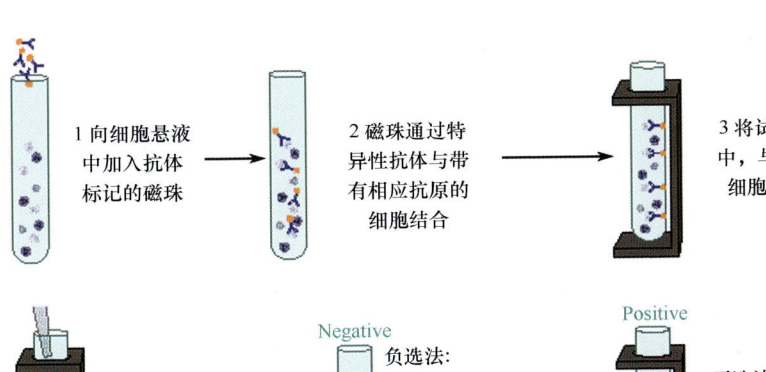

彩图7 免疫激活磁珠分选法基本过程

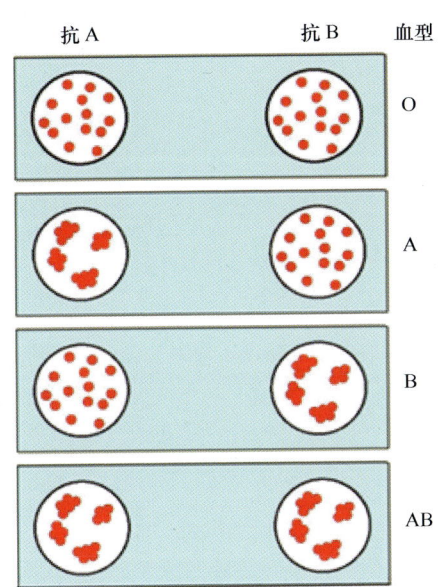

彩图8 玻片凝集鉴定ABO血型

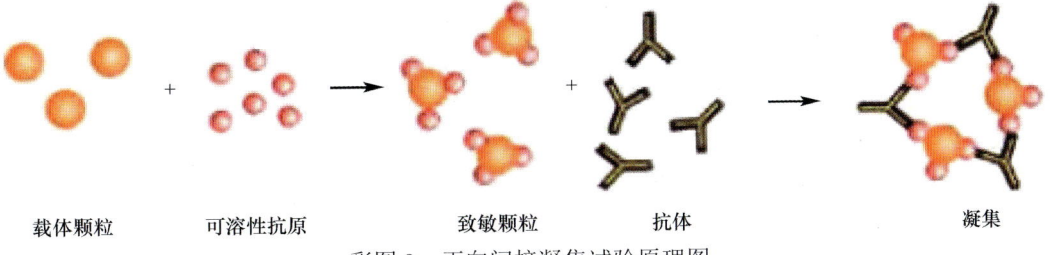

彩图9 正向间接凝集试验原理图

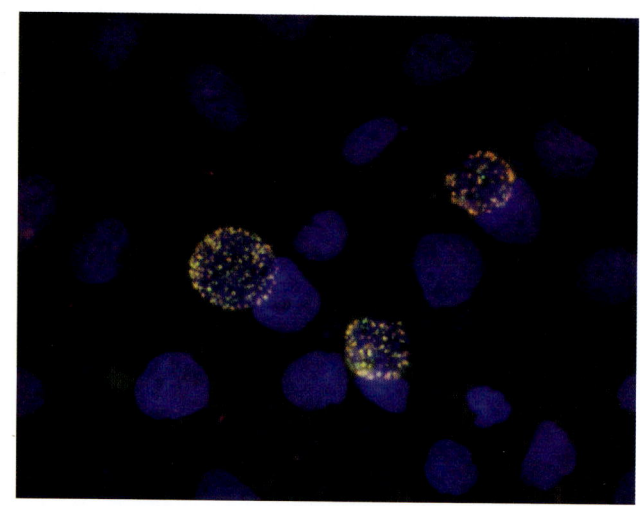

彩图 10　IFA 检测沙眼衣原体效应蛋白

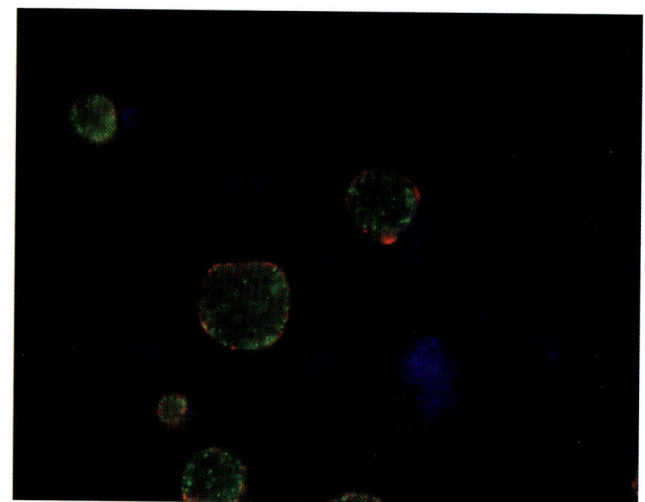

彩图 11　IFA 检测沙眼衣原体效应蛋白—Inc 蛋白

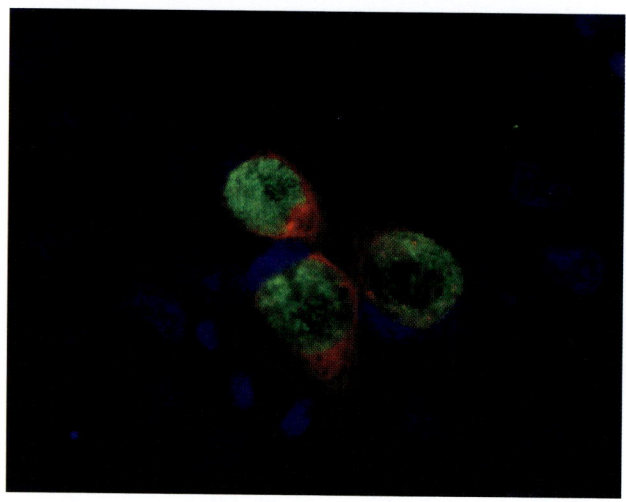

彩图 12　IFA 检测沙眼衣原体效应蛋白——分泌蛋白

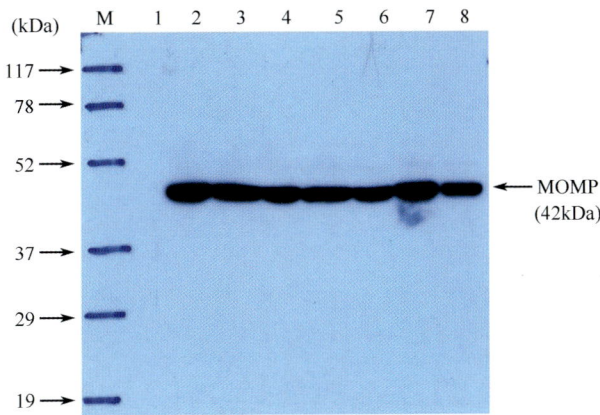

彩图 13　免疫印迹检测衣原体主要外膜蛋白（MOMP）

M：预染的蛋白质分子量标准；1：HeLa 细胞裂解物；2~8：衣原体感染 HeLa 细胞裂解物

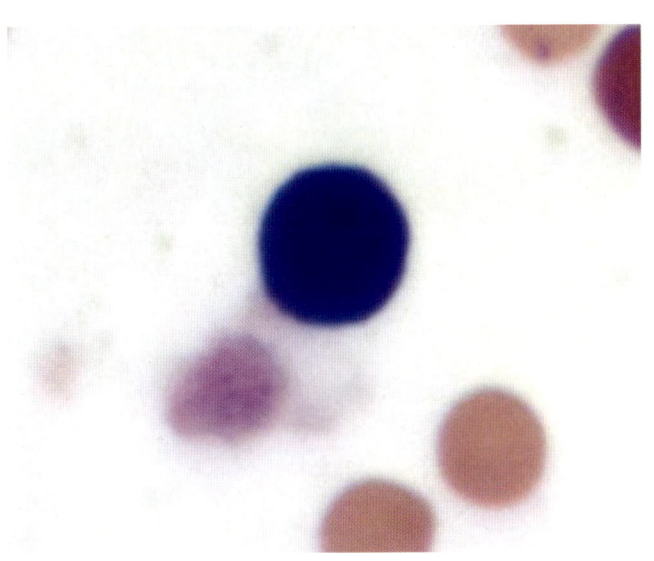

彩图 14　未转化淋巴细胞

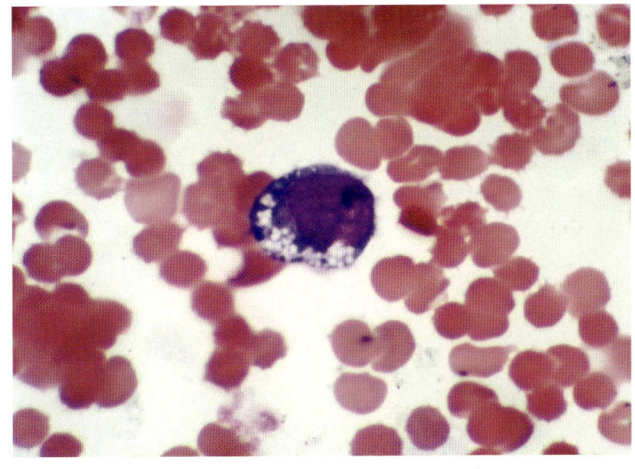

彩图 15　淋巴母细胞

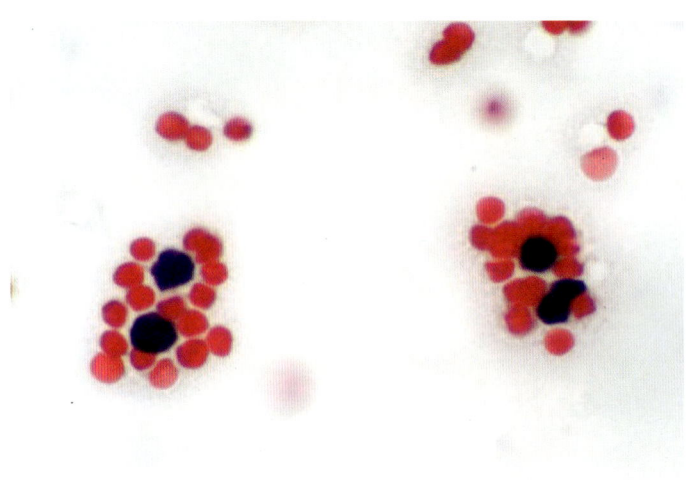

彩图 16　E 花环形成细胞

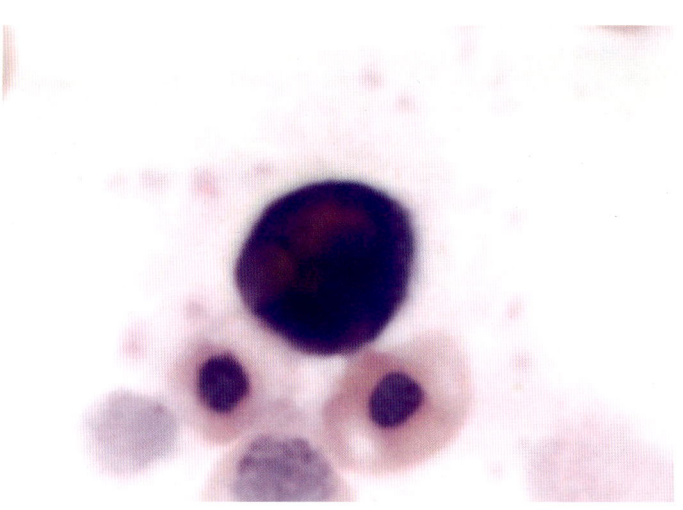

彩图 17　巨噬细胞吞噬鸡红细胞（大吞噬现象）

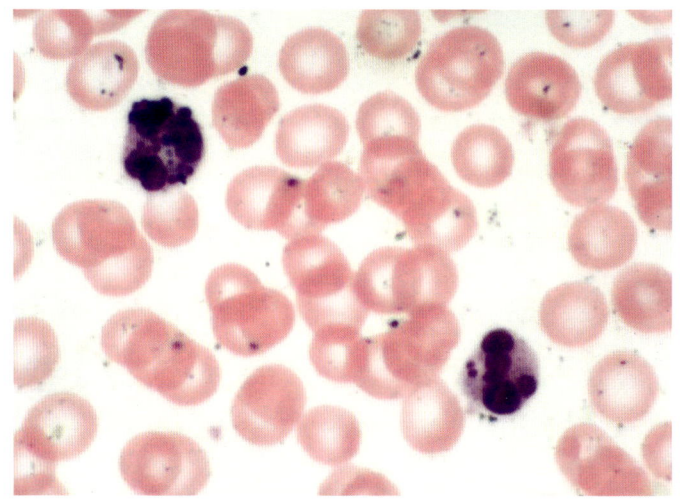

彩图 18　中性粒细胞吞噬葡萄球菌（小吞噬现象）